兹以本书献给祖国与亿万中老年华人华侨同胞

并纪念毕生与多种严重疾病抗争、实践"与病长相存"及"病得健康"理念，新近以93岁高龄平静地在睡眠中辞世的母亲

（作者母亲毛瑞雯毕生与多种疾病进行了顽强的抗争，面对肺结核、癌症、高血压、房颤、心功能不全、老年性记忆力降低……她从未退却。虽然病魔夺去了她的一侧肺与一只眼，但最终她都赢得了胜利，为患同样疾病的病友战胜疾病增添了勇气。她抗争病魔的经历，是各种慢性病患者能够做到"与病长相存"，或者说"病得健康"的一个范例。）

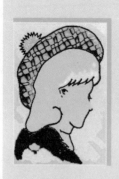

　　该图由奥地利心理学家 Gerhard H. Fischer 原创。读者以不同的视角，可以看到同一顶帽子下的这个人有着三张不同的脸（父、母与女儿）。本书用其表示疾病与健康可以在同一患者身上共存的理念，即：疾病是绝对的，健康是相对的，世界上没有绝对健康的人。一个人即使病了，也要健康地生活，要避免因医疗干预手段造成疾病的恶化或其他严重副作用。

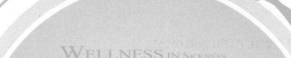

病得健康

疾病缠身时的对策

[美] 金观源 著

中国科学技术出版社
·北 京·

图书在版编目（CIP）数据

病得健康：疾病缠身时的对策／［美］金观源著．
—北京：中国科学技术出版社，2012.4
（"名医讲堂·求医助己"系列）
ISBN 978-7-5046-6051-0

Ⅰ．①病… Ⅱ．①金… Ⅲ．①疾病-防治
Ⅳ．① R4

中国版本图书馆 CIP 数据核字 (2012) 第 052522 号
著作权合同登记号：01-2012-3341

出 版 人	苏 青
责任编辑	张 楠 高雪岩
责任校对	凌红霞
责任印制	张建农
封面设计	中文天地

出 版	中国科学技术出版社
发 行	科学普及出版社
地 址	北京市海淀区中关村南大街16号
邮 编	100081
发行电话	010-62173865
传 真	010-62179148
投稿电话	010-62176522
网 址	http://www.cspbooks.com.cn

开 本	787mm×1092mm 1/16
字 数	243千字
印 张	18.5
版 次	2012年6月第1版
印 次	2012年6月第1次印刷
印 刷	北京长宁印刷有限公司
书 号	ISBN 978-7-5046-6051-0/R·1570
定 价	36.00元

内容提要

　　这是一位美籍华裔医学家给您的临床忠告。当一个人患病时，医疗干预并非都是必要或恰当的。不恰当的医疗干预可以使原先的疾病"雪上加霜"。现代医学的发展已经认识到过度检测、过度干预的严重危害，包括药物毒副作用；当一些严重疾病，如高血压、糖尿病乃至癌症缠身时，急于对抗的心理也经常妨害与病"和平共处"战略的执行，导致疾病恶化。此外，临床治病时，躯体的自我康复能力经常被忽略，应用各种自然疗法时则又缺乏谨慎。纠正处置疾病的这些错误方法的对策，体现的就是"病得健康"的新理念。每一个关心自己健康的人，尤其是中老年患者，一定要把握好 21 世纪就医的这一新理念。它不仅能使自己驾轻就熟地配合医生正确的决策，而且可以不为各种"神奇"的医药广告所动心，不再在鱼目混珠的保健市场随波逐流。

　　本书是国内第一部以系统医学观点表述疾病防治的科普读物，内容新颖有趣，文字深入浅出，实用性强，适合每一个关心自己健康的读者，尤其是中老年人。

病了还能健康吗？

近年来，高科技的巨大成就不仅推动了医学的高速发展，也带来了一系列意料之外的医学危机。

首先是对病人过度检查与过度治疗的危害。2011 年 8 月，美国《新闻周刊》刊文指出，冠脉支架、换膝手术，甚至是无所不在的核磁共振检查，以及某些常规的检验与做法，不仅价格昂贵，而且可能对病人健康有害，由此呼吁病人对医生说"不"，认为"这一个词可以挽救病人的生命"。

其次是滥用药物的危害。2011 年 9 月，《洛杉矶时报》的一篇报告透露，死于药物滥用的美国人已多于死于车祸者。这主要是因为，在医学药物化的今天，滥用处方药事件的持续激增，使得因麻醉剂（合法的或非法的）致死的美国人数字猛增，在 2009 年，这个数字为37 485 人，而同年因车祸丧生的只有 36 284 人。

被称为"白衣天使"的医生，向来被病人当作救星，在以现代医学为主流医学的美国，竟然呼吁病人不要总是听医生的话，这是多么的不可思议！一切药物的开发与运用，都是为了疾病的防治，竟然会成为"杀人"的工具，而且死于滥用药物的人数超过了车祸遇难者人数，这又是多么的骇人听闻！

医生的误导、误诊、误治或药物滥用，可以使人死于无形之中。这不得不使我们每一个人，尤其是已经患有各种各样疾病的患者忧心忡忡：我们经常要看医生，天天要服用各种各样的药物，是否也会有同样危险呢？一个前所未有的新问题摆到了我们每个人的面前。没病的人自然要保持健康，有病的人也要寻求健康地活着。医源性的副反应，可以使原有的疾病"雪上加霜"。我们千万不能未被疾病所害，而受害于医源性原因。这就是"病得健康"的追求。

疾病与健康，通常认为是身体状态对立的两个方面，故病了就不可能健康。本书的书名之所以选择《病得健康》，不是为了故弄玄虚、标新立异，而是通过近 10 年的系统医学研究，我们越来越深刻地体会到对于疾病的本质要重新认识，对于疾病与健康之间的关系也要进行系统分析。

如何理解"病得健康"？它起码包括以下几个含义：

首先，疾病是绝对的，健康是相对的。世界上没有绝对健康的人。西方有一个笑话，说一位老太太称赞她的家庭医生十分高明，每次看她时都能发现一种她自己以前没有觉察到的新病。确实，没有一个人，尤其是老年人，可以说自己永远或完全是健康的。对此，用一句话来归纳，那就是："有病易，无病难"。近年来系统医学的研究，已经提出可以把"健康"定义为机体功能或结构处于稳定的状态（稳态），所谓疾病则是由于维持稳态的机制出了问题，导致稳态的持续偏离。但疾病发生后，通常有向两个相对方向变化的可能：或是好转与痊愈；或是恶化与蔓延，包括并发症的发生，最终导致死亡。在这层意义上来说，病得健康，就是要努力使疾病向好的方向移动，而杜绝或预防向坏的方向发展。

其次，即使病了，也要健康地生活。当今的临床疾病谱正面临着重大的改变，即从急性传染性疾病到慢性病的转变。纵观人类文明社会出现以后的整个疾病史，早期基本上以传染性疾病为主，各种各样的病毒性、细菌性传染病是对人类最大的威胁，包括早期的肺结核、天花，2003 年的 SARS 以及最近的新型流感。随着医药的进步，特别是疫苗的发明，使得人类能够把这些传染性疾病基本控制住。世界卫生组织在 20 世纪 70 年代宣布，人类已经消灭了天花。当今社会慢性病患者在迅速地、显著地增加，对大部分国家来说，目前人体健康最大的威胁，不再是传染病，而是慢性病，即慢性非传染性疾病，包括肿瘤、神经退行性疾病（如老年痴呆症）、代谢性疾病（如肥胖和糖尿病）和心脑血管疾病等。慢性病或老年病，虽不像传染病会瞬间爆发，人们有几年甚至几十年的时间来进行防范，但是一旦得了病也不大可能在短时间里治好。因此，对于大多数慢性病要有正确的战略、战术，如打"持久战"一样，要重视生活方式的改善。

第三，当无法通过简单的干预手段使疾病痊愈时，对于是否采取激烈的干预手段要慎重。要考虑是否能与病"和平共处"，要避免因干预手段造成的疾病恶化或其他严重副作用（如医源性疾病）；而且，"塞翁失马，焉知非福"。有时，机体也会受惠于某些疾病，如患某些传染病后导致的免疫力提高；还有"久病成医"的好处，如因为长期患病而增加了对疾病的"知晓"程度与行为预防知识，可以比别人明显减少受某些严重疾病威胁的概率。

总之，我们深信，疾病与健康是可以相互转化的，不仅大多数疾病会痊愈或受到控制，即使是不治之症，我们也有机会与它们长期共存，保持较好的生活质量。我们提倡"病得健康"，是想告诉人们要尽可能地做自己身体的主人。世界上没有谁会比你自己更了解你的身体！也没有谁会比你自己更关心你的健康！当患病的时候，你需要医生的治疗，是医生治疗的对象，也是疾病的载体，更是康复的主体，无论采用何种医疗干预，都必须通过你的身体、你的康复能力来实现。所以，能否早日痊愈，能否与病"和平共处"，能否避免医源性疾病，都离不开你对疾病的理解，离不开你自己在疾病防治过程中的主观能动性。你的角色与医生同等重要！

让"病得健康"作为我们每一个人的座右铭吧！

金观源
2011 年 12 月
于美国密尔沃基

目　录

目

录

目

录

I 健康：躯体的智慧

> "只有懂得躯体的智慧，我们才能达到控制疾病与痛苦的目的。"
>
> ——施塔林　伦敦大学教授（1866～1927）

我们每一个人，从出生到死亡，一生中不可避免地要经受内外环境的频繁扰动或者说疾病的煎熬，但大多数时候都能顽强地挺过去，这主要归功于我们躯体的抗病能力。人体天生具有的这种能力，美国生理学家坎农（1871～1945）将其表述为"稳态机制"，1932年发表在《躯体的智慧》一书中。十余年后，美国数学家维纳（1894～1964）发表《控制论》，又对稳态机制作了进一步的阐释。自那以后，稳态（也称为内稳态），作为人体这个复杂生物系统最具智慧的代表，为现代医学大厦的发展铺筑了牢固的基石。

人类躯体自古就被看作是小宇宙，与大自然或者说宇宙同样神秘，我国古代就有"天人感应"之说。要搞清楚躯体的智慧，不是一朝一夕可以达到的。通过现代医学工程系统的比较性研究，目前对躯体智慧的了解已经比坎农或维纳的时代更为深入，如强健性是稳态的另一种表述。现在认识到不仅健康状态的维持依赖着生理、生化功能的强健性，而且许多流行的慢性病之所以难以治愈，也是因为躯体功能固有的强健性被致病因素劫持，变成了疾病稳定态的结果。由此，要想在内外呼应的扰动环境下保持健康，或者在疾病发生以后，尽快地恢复健康或与病"和平共处"，我们必须多学习与掌握一些关于自身躯体智慧的知识。

1 内环境与稳态

人类躯体的智慧，最突出地表现在"不管风吹浪打，我自岿然不动"，这是一个健康人体的形象写照。用系统论的术语来说，就是不管内外环境的扰动而维持自身系统状态或功能的稳定。这是包括人体在内的所有生命有机体共有的一个显著特点，在系统论中称为**强健性**或**鲁棒性**，也就是早先由法国生理学家贝纳德（1813～1878）发现的内**环境稳定性**与坎农提出的**稳态**。

贝纳德在 19 世纪的实验中发现，一切生命组织都有一个奇妙的共

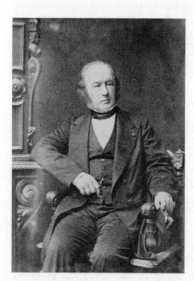

生理学之父——贝纳德
（C. Bernard）

性，就是它们的内环境在外界发生改变时能够保持稳定不变。贝纳德感觉到这对于说明有机体奇妙的整体性有着重大意义，于 1857 年正式提出**内环境**的概念。他认为包括人类在内的生物有两个环境，一个是内环境，另一个是外环境。我们人类生活在昼夜变动、四季交替的外环境中，而身体的各种组织却生活于体内的内环境里。按照贝纳德关于内环境的定义，它是指在血液、淋巴液与全部体液（包括组织液）这三个依序相续的**细胞外液**，即位于细胞膜外，不包含细胞，且不与外界相通的环境。而细胞

膜以内的液体（细胞内液）与细胞内部的物质（如各种酶、血红蛋白）都不属于内环境。此外，人体的呼吸道、肺泡腔、消化道、尿道等因与外界相通，故这些腔内的分泌或排泄液体，如痰液、消化液、尿液、汗液、泪液、乳汁等也不属于内环境。

由此定义，体内不同组织的细胞还可从它们存在的具体位置来进一步分析其生活的内环境。如红细胞的内环境是血浆；组织细胞（如心肌细胞）的内环境是组织液；毛细血管壁细胞的内环境是血浆和组织液；毛细淋巴管壁细胞的内环境是组织液和淋巴，等等。显然，血浆是内环境中最活跃的部分。

贝纳德还提出，内环境的稳定是生命存在的前提；内环境要经常同外环境保持平衡，否则生命现象就要发生紊乱。他曾以哲学家的口吻写道："内环境的稳定性乃是自由和独立生命的条件。"贝纳德一生对实验生理学的贡献卓著，被誉为现代生理学之父。他逝世时，法国为其举行了国葬。然而，由贝纳德提出的这个"意义深远的格言"，即有关内环境稳定性的思想，当时在法国以外鲜为人知，被世人忽略近70年之久。

20世纪30年代，内环境稳定对于生命系统的重要性再次由美国生理学家坎农提出。坎农原是沿着自己的研究道路前进的。经过几十年的探索，他才恍然大悟，发现其全部工作都是当年贝纳德思想的证明。坎农的证明是多方面的，其中最杰出的例子是他应用完善的手术为动脉去除交感神经支配的实验。

坎农发现，包括人类这样复杂的有机体在内的组织系统，似乎是生活在一个奇怪的悖论之中。一方面，作为整体，人体生存需要一系列十分严酷的内部条件。例如，"当脑血管中的血流发生短时间的停滞时，就可导致脑的某一部分活动突然故障，从而发生昏迷和知觉丧失。"躯体生命的存在除了需要大脑供血量稳定外，还要求血液中水、盐含量的恒定，血蛋白的恒定，以及血液酸碱度（pH 值）的恒定、体温的恒定、血氧量的恒定等，即内环境的稳定。一旦身体内这些条件长期偏离所必需的恒定值，生命将死亡。另一方面，这些维持生命所需的内部条件却又处于一系列内部和外部的干扰之中。例如，人既可以生活在干旱的沙漠中，又可以生活在潮湿地区；外界温度也会忽高忽低（赤日炎炎或冰冻三尺）；对于生活在高原上的人和生活在平原上的人来说，他们所吸进的空气含氧的浓度也是大不一样的。然而，我们的身体却有着惊人的能力来克服外界条件的多变性和内环境要求恒定之间的矛盾。这就是生命组织的适应性。

坎农曾颇为感叹地写道："当考虑到我们有机体结构的高度不稳定性，考虑到机体对最轻微的外力所引起纷乱的敏感性，以及考虑到在不利情况下它会迅速解体等情况时，对于人居然还能存活几十年的事实，似乎是令人不可思议的"，特别是认识到有机体这种结构"本身并不是永恒不变的，而是在动态的磨损和裂解中不断地解体，又借修复作用不断重建时，更使人感到惊奇"。

由此，坎农提出，任何生命组织都必须具有一种基本的性质，那就是其组织内部必须是稳态。他在《躯体的智慧》一书中这样写道："在物体内部保持恒定的状态，通常叫做'平衡'。这个词用于相对简单的物理化学状态时，表示在一个闭合的系统中已知的各种力已处于平衡。然而，对于生物来说，保持生命体内大多数稳定状态协调一致的生理学过程是如此之复杂，如此之专门化，如包括脑、神经、心、肺、肾、脾等器官都要协调一致地工作，致使我要提出一个专门名称'稳态'来表示。这个词不是指某种固定不变的事物或一种

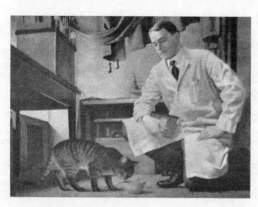

美国生理学家——坎农（W. B. Cannon）

停滞的状态，而是表示一种可变而又保持相对恒定的情况。"

坎农的这段话，明确地指出"稳态"的概念不同于"平衡"。稳态要比平衡有更深层的涵义。如果用简图表示的话，平衡是一个"天平"，而稳态则是"方向盘"或"船舵"，即只有通过动态的调节才能保持航线不变，或者说动态的平衡。

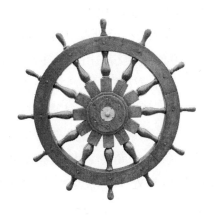 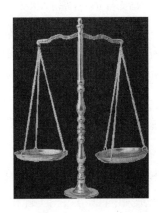

稳态与平衡

由于稳态概念是从内环境的概念推导出来的，稳态通常也翻译为内稳态。稳态的重要性可以简单地理解为，因为人体各种生命活动是以细胞代谢为基础的，细胞代谢本质上是细胞内各种生化反应的总和。内环境为这些生化反应的进行提供了必要的物质和条件。当内环境保持稳态时，如正常人血浆酸碱度（pH）为 7.35 ~ 7.45，血浆渗透压约为 300 mOsm/kg H_2O（相当于 7 个大气压），体温 37℃ 等，细胞的代谢活动才能正常进行；当内环境稳态失调时，细胞代谢活动就会受到影响。因此，稳态被认为是人体进行正常生命活动或者说维持健康的必要条件。

在本书的后续各章中，我们将以大量的实例来阐明，稳态是人体健康的基础，而稳态的持久偏离则可导致各种疾病。在疾病状态下或者说患病时，一切合理的干预治疗应该是以恢复正常稳态为目标的。

有时即使正常稳态难以恢复，也要在一个离原先平衡点不远处实现新的稳态。这就是基于稳态概念的"病得健康"。

2 "拮抗装置"之谜

如果跟着贝纳德、坎农的研究思路去回顾，我们可以看到，当贝纳德断言体液是保持躯体稳定性的条件时，不论他讲的是哪种体液，不论该体液的存在是有管道还是无管道的，他所表述的内环境是材料，而非机制（或者说行为）。作为机制来表述的稳态，是坎农首先提出的，他称之为**拮抗装置**，并且断言躯体内这类拮抗装置非常多，而且一般是多重的，非常复杂。

坎农指出，生命体各部分生存所需条件的苛刻，与其整体的稳定性并不矛盾，虽然这些条件也许每时每刻都处于干扰之中（干扰可以来自外部和内部），但有机体具备这样一种能力：这些条件一旦发生偏离，其偏离会迅速得到纠正。比如，当我们持续进行 20 分钟强烈的肌肉运动时，可以产生巨大的热量，倘若这些热量不能及时散发掉的话，它们足以把身体内的蛋白质凝固起来，就像一个煮熟的鸡蛋那样。此外，连续的肌肉强烈活动，还会在运动的肌肉内产生大量的乳酸（即酸奶中的酸），如果我们的躯体没有另外的一套机制来对抗的话，那么该乳酸数量之大足以在瞬间把血液中的碱全部中和掉，成为一种祸害。

坎农把躯体维持稳态的这种机制称为拮抗装置。他认为，也许正是这种拮抗装置的存在，才能把各个部分组织成一个整体，使得生命和组织系统能在各种各样内外干扰下长期存在。正因为如此，空气极为干燥地区的居民在保持他们的体液上并无多大困难；攀登高山探险或高空飞行的人，尽管其周围环境的氧分压已经明显降低，但不会有严重的缺氧。

坎农的思路是对的。对于身体每一种功能的稳态，都可以找到相应的拮抗装置。譬如，血糖的稳态，起码有胰岛素与高血糖素作用的对抗；动脉血压的稳态，起码有缩血管物质（去甲肾上腺素、血管紧张素、加压素、内皮素等）与舒血管物质（心钠素、缓激肽、前列腺素、一氧化氮等）作用的对抗。为了维持体温的稳态，我们的身体具有分别升高体温与降低体温的两套不同装置：血管收缩以减少热辐射与骨骼肌快速收缩（肌肉颤动）以增加产热；皮肤血管扩张则增加热辐射，出汗（汗腺分泌）蒸发则带走热量、冷却身体。

但遗憾的是，由于坎农沿袭了贝纳德只注重内环境的传统，没能足够重视神经系统在维持稳态中的作用。他只把神经系统看作保持稳态机制中次要与辅助的工具，而不是主导的地位。其实，在诸如体温稳态的维持过程中，必须有神经系统的参与，尤其是在中枢神经系统——脑的控制下，才能实现这两类装置的拮抗作用（图 1－1）。也正是因为这一疏忽，后人把贝纳德与坎农创建的稳态称为"没有脑袋的生理学"。

由坎农提出的拮抗装置之谜，后来被先后涉足哲学、数学、物理学和工程学，最后才转入生理学研究的美国数学家维纳以负反馈原理揭开。

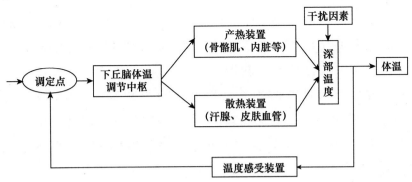

图 1－1　体温的负反馈控制系统

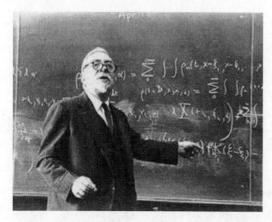

控制论创始人——维纳（N. Wiener）

维纳通过他所接触到的一些神经系统疾病，如小脑震颤症、帕金森氏症候群以及它们带来的姿态反馈失常等问题的研究，把物理学中反馈原理推广应用到生理学中，对这些疾病中的生理异常机制作出了机械模拟与数学阐释，称为正反馈。正反馈的对立面是负反馈。于是，负反馈就成为正常生理状态下机体维持稳态的机制。1948年，维纳发表《控制论》一书，系统地论证了这一观点。所以，真正阐释实现稳态的机制是负反馈原理归功于维纳——这个在多个领域中都取得了丰硕成果，称得上是20世纪多才多艺和学识渊博的科学巨人。

反馈是一个闭环系统，即控制部分发出信号指示受控部分发生活动，受控部分则发出反馈信号返回到控制部分，使控制部分能根据反馈信号来改变自己的活动，从而对受控部分的活动进行调节。它包括正、负反馈两种机制。

其实，在变化无穷的外环境中维持内环境稳态的现象被观察到以后，所谓拮抗装置的认知被"信息反馈"原理所替代，是必然的结果。譬如，动物在生死存亡之际的搏斗过程之中，需要非常灵敏与精巧的稳态调控过程，只有由神经系统为主导的负反馈调节系统才能胜任，这是远非任何力学上的拮抗装置所能比拟的。显然，这一替代，体现了医学思维方法的革命，即从17世纪的机械论向先进的控制论、信息论、系统论的发展。

而且，有了这个替代之后，稳态的认识不再局限于内环境的稳定过程，至今已经逐渐扩展到机体生存的方方面面，如既可以是躯体的整体行为，也可以是体内系统各个水平或层次的表现，包括从器官到细胞，乃至基因与分子水平的结构与功能。稳态也就变成了有机体的一刻不会停止、一刻也不能破坏的东西。对于生命系统来说，它是生和死的界限：稳态保持就是健康，稳态破裂就是死亡。

综上所述，从贝纳德到坎农，再到维纳，提出了生命过程中无处不在的稳态概念及其机制，为现代医学的快速发展奠定了基石。反馈原理揭开了拮抗装置之谜，同事也警示人们，这一机制的障碍或部分破坏无疑将导致疾病。

3 强健的生命系统

在复杂系统中，经常应用另一个词——**强健性**来表述系统的稳定性。它几乎等同于稳态的概念，但具有更广泛的内涵，在 21 世纪初崛起的系统生物学或系统医学中，它比稳态更多地出现在各种专著或论文中。

强健性，也经常音译为**鲁棒性**(Robust)，一般用来描述事物的稳定性，就是说在遇到某种干扰时，该事物的性质能够比较稳定。它是在异常和危险情况下系统生存的关键。比如说，要判断一个计算机软件是否具有强健性，可以看它在出现输入错误、磁盘故障、网络过载或遭受有意攻击的情况下，能否不死机、不崩溃；否则，该软件就不是强健的。

在包括人类在内的复杂生物系统内，生物强健性与稳态的定义几乎相同，是指在受到外部扰动或内部参数扰动等干扰时，生物系统保持其结构和功能稳定的一种特性。目前已经发现生物强健性普遍存在于生物系统的整体、器官、组织、细胞、分子等各种层次，如细菌趋化、细胞周期、细胞信号通讯、基因突变、生物发育、基因网络等。换言之，生物系统已被发现从基因开关到生理反应的各级水平都是强健的。在高度强健的系统中，即使其特别的结构遭到破坏，也只导致其行为有轻微的改变。所以，强健性是生物系统的基本组织原则之一。强健的生物系统，不仅对于内部参数的变化相对不敏感，而且也能适应外环境的变化。我们的躯体正是因为具有这种强健性的设计，表现出强大的抗病功能与自愈能力，十分有利于自身的生存、种族的繁衍以及机体功能与结构的进化。

在系统医学中应用生命系统的强健性来分析健康与疾病的关系，有时比应用稳态可以得出更多的结论，比如系统的脆弱性是强健性的对立面，如果说健康经常是强健性的表现的话，那么显示脆弱性的时候就容易得病（参见本章"4 无奈的脆弱性"）。作为患者，多了解一些我们躯体的这种强健特性，对于防治疾病与尽快康复是十分有益的。

在稳态理论中，我们已知道稳态的实现是依赖负反馈原理。那么，对于与稳态等同但具有更广泛涵义的生物系统强健性来说，它又是通过什么机制来实现的呢？现在知道，包括人体在内的复杂的生命系统所具有的强健性机制，可以用工程控制系统的四个设计特征来解释，它们分别是反馈控制、冗余、模块化以及结构稳定性。

（1）反馈控制

反馈控制，是生物复杂系统实现功能稳态或强健性的最重要的一类机制。复杂工程系统中使用了多种控制模式。前馈与反馈控制是两种主要的控制模式，二者在生物学系统中无处不在。前馈控制是一种开环控制，其中预先定义好的动作序列被特定刺激触发。反馈是一种高级的控制，其构成闭环获得期望的系统控制。负反馈系统探测期望输出和实际输出之间的差别，通过调节输入来消除这种差别。和前馈控制相比，反馈控制更加先进，并能确保系统正确控制，故是工程系统中最广泛使用的增加系统稳定性和强健性的方法。我们体内的各种维生功能也都是依赖负反馈对抗干扰，维持稳态。

（2）多重保险的冗余设计

冗余设计，是我们躯体保持强健性、维持健康状态的另一个重要机制。它可以简单地比喻为"双保险"或"多重保险"。

生物系统可以通过多条途径来实现相同的功能，当其中一条途径发生问题时，可以通过其他具有类似功能的途径来完成任务，这就是冗余机制。换言之，**冗余通过提供多条通路来完成功能，抵抗对系统组件的损伤，从而提高系统强健性**。

在我们的躯体内，无论是器官、整体还是基因或生物分子水平，也都存在着冗余设计。如我们重要的器官都有两个：两个肾、两个肺、两只眼、两个耳朵、两只手、两条腿，还有两个大脑半球等。细胞也提供冗余性，如细胞内许多自动单位起相同的作用。复制基因以及类似功能基因也是冗余的例子。如有多个基因编码相似的蛋白质，或多个网络具有互补的功能。

冗余设计的重要性，可以从体表感觉神经支配与冠状动脉侧支循环的建立来说明。许多人都有经验，在脊髓损伤时，我们躯体的皮肤感觉是不容易完全丧失的，其原因就在于体表感觉的节段性支配中存在冗余设计。皮节是一个脊髓后根（脊髓节段）支配的皮肤区域。在我们躯体所具有的 31 个皮节，与神经根节段数相同。由于体表感觉在躯体防卫功能中的重要性（图 1－2），每一皮节均由 3 个相邻的神经根重叠支配。因此，除非该三个节段的神经根都遭破坏，相应皮节的感觉不会完全消失。

冠状动脉（简称冠脉）是供给心脏血液的动脉，起于主动脉根部，分

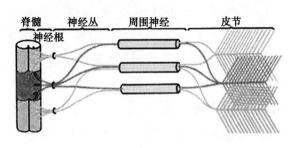

图 1－2 感觉皮节的神经根重叠支配

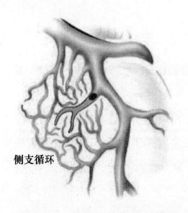

图 1-3 心脏冠脉的侧支循环
（译自 my. clevelandclinic. org）

左右两支，行于心脏表面。在冠脉及其分支之间存在着许多侧支或吻合支，它是一种潜在的管道，在冠脉供血良好时，并不参与冠脉的循环。当冠脉主干发生狭窄或阻塞，它们才开放，血液通过这些侧支绕过阻塞部位输送到阻塞血管远端的心肌区域。随着流过的血液越多，它们逐渐变粗，血流量逐渐增大，便可取代阻塞的主干维持对心脏的供血，这些重新建立起来的循环称为冠脉的侧支循环（图 1-3）。这些冠脉侧支的存在，显然就是为了维持躯体强健性的一种冗余设计，对于心肌梗死发生后的自我康复有重要的临床意义。

（3）模块化的"防火墙"

除冗余设计外，系统模块化也是维持机体强健性的一种机制，就是把具有相同或相似功能的系统部件分隔成相对独立的模块，以利于降低内外扰动对整个系统的影响。这就好比是建立了一座座的防火墙，一旦其中某一个模块发生故障时，可以避免故障的无限扩散而导致整个系统无法挽回的崩溃；同时，还可以通过启用尚未发生障碍的其他模块来补偿系统主要部分的失效。

人体系统的模块化是普遍存在的，如同计算机一样，也包括硬件与软件两方面。从硬件角度看，每个细胞就是一个模块，而且细胞内的生化网络由于其空间定位的隔离被进一步模块化。

在系统水平，我们的每一个内脏系统，如循环系统、消化系统、呼吸系统等都是独立的模块。某一系统的功能失常或系统崩溃，不会迅速蔓延到其他部分，导致整体死亡。如胸腔与腹腔解剖上的分隔，可以在很大程度上阻止细菌性胸膜炎（或胸水）向腹腔，或者腹膜炎

（或腹水）向胸腔的蔓延。

血脑屏障，也是硬件模块化的典例。血脑屏障是指脑毛细血管阻止某些溶质（多半是有害的）由血液进入脑组织的结构。血液中的各种溶质从脑毛细血管进入脑组织，有难有易；有些很快通过，有些较慢，有些则完全不能通过，这种有选择性的通透现象是血脑屏障存在的证据。现在知道，血脑屏障通常是由软脑膜、脑毛细血管壁和星状

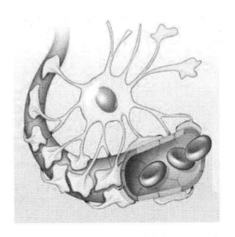

图 1-4　血脑屏障

胶质细胞形成的胶质膜构成（图1-4）。与血脑屏障类似的硬件模块化还有胎盘屏障、血肺屏障（肺部与血液之间存在的屏障）、血睾屏障（睾丸中血管和精细管之间的物理屏障）等，都是保护正常生理活动的重要屏障。

至于躯体内的软件模块化方面，可以从调控同一目标的不同功能或机制来理解。如在体温调节的负反馈控制系统中，无论是产热（血管收缩减少热辐射与肌肉颤动）还是散热（皮肤血管扩张增加热辐射与出汗）途径，都不止一条，而且其工作的形式都不相同，它们可以分别被看作是我们的躯体为了维持体温强健性所设计的冗余性与模块化处置。正是由于这些机制，不管天气变化与能量开支多少，我们的躯体才能维持内部体温的恒定。

对生命系统模块化设计的深入认识，将有助于理解为什么许多慢性病也是全身性疾病的原因，以及某些恶性疾病会快速发展与恶化的原理。比如，正是由于那些多部位或全身分布的匀质性组织经常是疾病蔓延或发展到全身的渠道，癌症沿淋巴管道的转移，高血压病并发症会残酷攻击心、脑、肾血管，2型糖尿病时全身肌肉均可发生胰岛素

抵抗，等等。诸如此类的例子，表明生命系统具有强健性的同时，也具有脆弱的一面。

（4）结构稳定性

看到以上几种生命系统强健性机制的奇妙，或许你已惊叹不已。其实，还有更为神奇的，那就是生命系统**结构的稳定性**，也称为结构的稳态。它是比一般所知的功能（状态）稳定性高一个层次的概念，除了必须考虑系统状态的稳定性（是否处于稳态）外，还必须考虑保持稳态存在的各种复杂调节机制（即自稳机制）本身的稳定性。

自 1972 年托姆的名著《结构稳定性和形态形成学》问世，结构稳定性概念的重要性才被控制论、系统论和生物学家认识到。它是复杂系统本身所具有的一种巧妙的维持结构稳定的特性。当功能稳态受到扰动而发生偏离（如发生疾病）时，只要偏离程度不是很大（或者说病得不是很重），机体可以通过这种结构稳定性在一定程度上纠正功能稳态的偏离，致使疾病自愈。所以，人体的结构稳定性，也可以看作是机体的一种自我修复机制。

对结构稳定性的理解并不容易，但简单说来，它主要指组成系统或系统部件的各个部分之间立体的、时间－空间上相互关系的稳定性。它在复杂系统中普遍地存在。

系统论在表述结构稳定性时，经常使用一个称为**吸引子**的术语。吸引子是一个数学概念，描述运动的收敛类型，存在于相平面。一个由相互作用单位（如神经元）组成的系统，在接受一个小的瞬态扰动时，通常只会暂时改变其状态，事后可恢复到与原先相同的状态，即其随时间的演变走向稳定的状态。这种状态被称为吸引子。图 1 - 5 是一个神经网络的吸引子模型，以"能量函数"来描述神经活动模式的空间。该能量函数的每个低谷（洼）是该系统的一个稳定（吸引子）状态，而在山谷的峰顶部则是一种不稳定的状态。

吸引子的术语，至今已越来越多地被神经生理学家用来描述稳定的、立体或时间－空间上的神经回路动态。这种描述不只是起图示的作用，而且可以为某些神经模型提供定量化的计算，如生物钟现象的昼夜节律中枢发生器。在临床中，某些顽固性疾病经久难愈，就好像一颗弹子落在病态吸引子

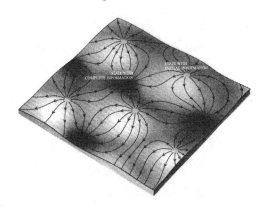

图 1－5 神经网络的吸引子模型
（Tank D W and Hopfield J J, 1987）

的"洼"内，可称为"被劫持的稳态"或者疾病稳定态。只有跳出常规疗法的思路，才有可能把它从病态的洼里推出来，经不稳定的峰顶或直接回到另一个稳定的、属于正常态的"洼"（痊愈）。

综上所述，我们的躯体，正是因为具有这些结构与功能强健的机制，才显得具有智慧，既能对付外界有害的环境条件，又能抵御来自体内的可能发生同样危害的情况，从而健康地活下去。

4　无奈的脆弱性

尽管我们的躯体具有上述维持健康的各种智慧，疾病的幽灵仍然在我们的身边转悠，不时地侵扰着我们，无人能够幸免。这又是为什么呢？

大致说来，有两方面原因，一是由于我们的躯体在表现出强健性的同时也有脆弱性的一面，强健性与脆弱性可以看作是同一个硬币的两个面。二是由基因与环境暴露相关的内外扰动会协同作用，它们既可以攻击躯体脆弱的环节导致发病，也可以通过劫持原本表现为强健的机制使疾病变得难以治愈。

这里我们先来分析第一方面原因：人体系统中无奈存在的脆弱性。

我们知道，当前高发的糖尿病、代谢综合征、高血压、关节退行性疾病等，都与现代的生活方式有密切的关系。在人类的长期进化或生存中，我们身体所习惯的内外干扰是与现代生活方式所带来的扰动截然相反的。譬如，我们的身体习惯的是饥饿（不稳定的食物供应、素食为主）或田园生活（慢节奏、体力活动为主），还有感染等，这些可以说是我们机体经常遇到的扰动。通过适应它们，我们的身体系统（如消化、循环、运动、免疫系统等）在这些方面表现出强健性。而对于现代社会生活方式特有的扰动（如营养过剩、快节奏生活、脑力劳动为主、过于干净的环境等），我们的身体由于没有适应，故显然是脆弱的。也就是说，在这些新扰动的刺激下，我们的身体很容易出现稳态的偏离，即发病。下面我们从具体的例子来看身体系统的这些脆弱性与一些现代病发生的关系。

（1）代谢综合征、肥胖病与糖尿病

在生活中，我们常常能观察到许多患者同时有多种心血管疾病的危险因素，包括糖代谢障碍（空腹血糖受损、糖耐量异常、2 型糖尿病）、脂代谢异常（血甘油三酯浓度升高、极低密度脂蛋白浓度升高、高密度脂蛋白胆固醇水平降低）、高血压、向心性肥胖等。它们不是碰巧聚在一起，而是一种综合征。它好发于现代文明社会，1998 年世界卫生组织推荐使用代谢综合征来命名它，其中心环节为胰岛素抵抗（图 1 - 6）。

为什么代谢综合征患者会发生胰岛素抵抗呢？从公共卫生学的角度来看，过量进食和静坐（体力活

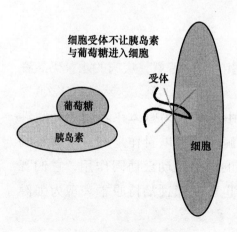

图 1 - 6　胰岛素抵抗

动少）的现代生活方式，是该病迅速增多的主要影响因素。它可以解释为对抗常见扰动（不稳定的食物与感染）的强健性与对抗不常见扰动（高能食物与低能利用的生活方式）的脆弱性之间的权衡。由于哺乳动物的进化多半是在接近饥饿的条件下发生的，习惯了饥饿的人类自然经受不起高能量食物摄入与低能量利用的生活方式的扰动。

可以想象，持久过多的能量供应与摄入，必然会给主要起降血糖作用的胰岛素带来很大的负担。胰岛素系统能够发生的适应反应无非是两种选择，一是减少胰岛素的分泌，二是使所有胰岛素的靶组织对胰岛素作用产生抵抗。显然，如果肝脏或肌肉组织不对胰岛素的作用产生抵抗，那么肝脏或肌肉内合成的糖元将会满载或过量。等糖元全部储存满时，剩余的热量便会以脂肪细胞形式吸收储存。近年的研究提示，肥胖时脂肪组织产生的细胞因子可能是引起全身性胰岛素抵抗及 B 细胞分泌功能障碍的原因。在这些细胞因子中，备受关注的有α-肿瘤坏死因子及瘦素。

此外，在进化过程中，我们的身体对调节血糖的拮抗装置也形成了对强健性机制的偏重，即有利于血糖的升高而不是降低。譬如，降血糖的激素只有胰岛素一个，而升高血糖的激素除高血糖素外，还有糖皮质激素、甲状腺素、生长激素等。

综上所述，关于能量代谢的强健性与脆弱性或许可以归纳为一句话：我们的身体不怕饿，就怕饱；我们的身体对血糖低的扰动表现出强健，而对血糖高的扰动显示出脆弱而无能。其实，代谢综合征、肥胖症、2 型糖尿病以及伴有胰岛素抵抗的一些原发性高血压的发病都与过量进食和体力活动少的现代生活方式密切相关。所以，那些高危个体（体重超重者或有家族病史者）应该从青壮年甚至儿童期就开始调节饮食，控制体重，坚持锻炼。

（2）原发性高血压

现代高血压病的多发，可以从我们身体对各种应激刺激表现出来的脆弱性以及体内的降血压机制不及升血压机制来解释。

应激有四大类：代谢应激、心理应激、氧化应激与炎症应激。在进化过程中，我们的身体对经常遇到的某些应激刺激已经适应，如代谢应激中的饥饿与寒冷、心理应激中的紧急应对（应急）、炎症应激中的常见细菌感染等，表现出强健性；但对另一些不常遇到的应激刺激则没有适应，如代谢应激中的过食、心理应激中的长期紧张，还有由于人类寿命延长后才越来越明显的氧化应激、炎症应激中的非感染性炎症等，从而表现出脆弱性。长期的应激刺激，已经被认识到是导致正常动脉血压稳态发生持续偏离的主要的环境扰动。

（3）低感染风险、艾滋病与自身免疫性疾病

人类在长期进化与生存的斗争中，感染也是经常遇到的扰动之一。因此，我们的身体建立了对抗感染的一整套强健的防御系统，主要是免疫系统。尤其是自抗生素发明之后，我们更是不怕感染。那么，我们的身体现在又怕什么呢？怕的是由于抗生素大量运用之后，身体缺乏感染的环境，导致免疫反应的"懒惰"行为——**免疫功能低下**。艾滋病是免疫功能低下疾病的代表。北野宏明等曾指出，我们的身体"为强化对抗营养不良与相关感染性危险的强健性而进化来的这种适应性，现在当暴露在供过于求的食物和低感染风险的条件下是脆弱的"。

此外，我们的身体对于**免疫反应过度**（如各种自身免疫性疾病）也表现出脆弱性。自身免疫性疾病，是指机体对自身抗原发生免疫反应而导致自身组织损害所引起的疾病。属于自身免疫性疾病的有甲状腺炎、甲状腺功能亢进、胰岛素依赖型糖尿病、重症肌无力、溃疡性结肠炎、恶性贫血伴慢性萎缩性胃炎、系统性红斑狼疮、口眼

干燥综合征、类风湿性关节炎、强直性脊柱炎、硬皮病、结节性多动脉炎等。

（4）生物钟扰乱所致的疾病

生物钟（或者生物节律）扰乱容易导致疾病的机制，也可以从身体的脆弱性得到理解。习惯于"日出而作，日落而息"的人类，一旦夜以继日地工作，夜生活并非是机体习惯的预见性环境，机体的功能自然落到了脆弱的一面。如果长期存在身体功能的昼夜节律与环境扰动的不一致，也就可以促使许多疾病的发生。有研究证明，如果生物钟因跨时区飞行、上夜班等原因被扰乱，常会引起新陈代谢紊乱和不舒服，甚至有可能导致糖尿病等疾病。

（5）遗传基因与疾病的易感性

现在知道，许多慢性病的发生都有遗传基因方面的原因，譬如与某些高血压（如 H 型高血压）及其并发症（如脑卒中）高发关系紧密的高同型半胱氨酸血症，以及高盐敏感性等，在一定的人群（如中国人）中特别明显。这通常称为疾病的易感性。我们身体内存在的各种脆弱性与强健性一样，都是可以通过基因遗传的，自从它们出现起，会一代又一代地影响我们的健康。这是一个无奈的现实。

在人的一生中，强健性与脆弱性的对立关系也可以随男女不同的衰老特点而发生转变。如女性年轻时为维持种族衍续，在生殖方面表现出强健性，一旦生殖功能消失（绝经期后）则开始衰减，逐渐转化为脆弱性，可以出现一系列与雌激素减少有关或高发的疾病。而成年男性年轻时为维持种族生存而具有体力方面的强健性，一旦体力不支（不能干重活）时，身体也表现出脆弱性，可以出现一系列躯体部件尤其是运动器官的磨损。与女性相比，男性的生殖功能则可以延续很久，但在维持种族衍续上不是主导的。

总之，人类在长期的进化过程中，对那些经常发生的内外扰动逐渐建立起具有强健性的反应系统，这是复杂的生命系统善于学习或适应环境变化而产生的必然结果。对于那些不经常发生的内外扰动，自然就不会形成这样的反应系统，故表现出脆弱性的一面，使无处不在的内外扰动有可能导致人体功能或结构稳态的偏离，即疾病的发生与发展。

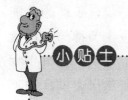

H型高血压

2008年胡大一教授在《中华内科杂志》中，将伴有血浆同型半胱氨酸升高（Hcy≥10μmol/L）的原发性高血压定义为H型高血压。同型半胱氨酸被称为21世纪的胆固醇，它的英文第一个字母是H。它是蛋氨酸在人体细胞代谢过程中的中间产物，在人体血液中的含量超过一定浓度时，可以给小血管密集的大脑带来致命的威胁。H型高血压患者，是脑卒中的最高危人群。为了有效地降低同型半胱氨酸水平，控制H型高血压，降低脑卒中死亡率，服用叶酸是目前最好的对策。

5 被劫持的强健性

作为躯体的智慧之一，生命系统的强健性，已被发现存在于从基因开关到生理反应的各级水平，在动态环境中对各种正常功能提供保护。但是，它有时也会被"敌人"所用，用于维持异常状态。或者说被某疾病过程所"收编"，使该疾病难于治愈。这称为**被劫持的强健性**。

譬如，我们身体内存在的肾素–血管紧张素–醛固酮系统，是一个从肾素开始到生成醛固酮为止的调节机制。它在生理情况下对血压、水盐代谢起着重要调控作用。但在病理情况下，该系统的过度激活则与高血压、动脉粥样硬化、心力衰竭等的发生密切相关。

癌症是另一个例子。我们身体组织固有的细胞周期调节机制，原本的设计是为正常组织提供强健性，包括组织创伤后再生的能力，但是，为创建正常组织强健性的这一机制，能够被劫持去促进癌症。癌症发生时，能够被看作正是"征用"了这种机制的反馈回路，使癌性组织在其细胞存活和繁殖方面表现出越来越高的强健性。而且，癌细胞的生长与存活在对抗各种扰动方面，也表现为极大的强健性。它们被细胞周期的"发动机"驱动着自行增殖而不与外环境沟通，故其对外部干预（如抗癌药物）不敏感。此外，许多抗癌药物失效的原因，也可以从人体正常功能（如防御系统）的强健性来解释。譬如，我们固有的脑血屏障可以阻止一些有效药物进入脑组织去杀灭癌细胞。组织细胞中存在的细胞色素 P450，作为药物代谢过程中的关键酶，可以影响各种外源性化学物质的代谢。还有那通过反馈与冗余机制来调节药物靶浓度的基因调控回路动力学，等等。所以，要把病人从稳定的病态（也称为**疾病稳定态**）移回到健康状态，我们必须对包括人体在内的生物系统的强健性有深入与系统水平的理解。

综合本节与前节内容，我们可以看到，临床上许多疾病的容易发生正是由于正常生物系统设计中无奈存在的脆弱性，而病态的发展与难治也可以是以被劫持的强健性机制为中介的。当然，疾病的发生与发展，也可以是这些强健性机制直接被破坏的结果。譬如，临床上常见的神经性高血压，可以由动脉压力感受性反射削弱引起，即反馈控制减弱所致；由于在不同神经元之间起绝缘作用的髓鞘变性、消失所致的多发性硬化症，则可以看作是模块性设计的损害；一侧膝关节疼痛或网球肘导致另一侧膝关节或上臂疼痛，显然属于代偿部件的过度使用，即冗余性的破坏，等等。

以上这些分析病因的思路，是从系统生物学关于强健性与脆弱性的认识出发的，而目前临床上通用的分析方法是基于遗传基因与环境暴露的关系，即大多数疾病被认为是这两类病因里应外合的结果。其实，这并不矛盾。无论是从强健性被破坏或劫持的角度，还是脆弱性的角度，说的都是身体的内因，多具有基因遗传的特性；而破坏、劫持或征用它们的扰动，正是那些外环境的暴露因子，也就是通常所指的外因。

6　里应外合的病因

临床上经常会遇到，某种疾病的"幽灵"似乎在某家族中游荡，使其内部一代又一代发生着相同的疾病，如红绿色盲、血友病、白化病等。这个"幽灵"就是**致病基因**。基因，是存在于细胞染色体上，具有遗传功能的特定核苷酸序列的 DNA 片段。每一个基因都有着与众不同的特定的功能，如某些基因是决定身高的，而另一些基因则决定了肤色。致病基因则是导致疾病的主要基因。现已发现由致病基因引起的遗传病有 6000 余种，它们也称**单基因病**。

进一步的研究发现，除单基因病外，更多的是多基因病。而且，不论单基因病或多基因病，在发病过程中实际上都涉及很多基因的作用，只是被涉及基因的作用有主有次，有前有后。那些跟人类疾病有关系的基因，通称为疾病相关基因。因此，在基因研究的观念上发生了根本性变化，认识到欲搞清任何一种疾病发生、发展的机理或健康状态的机理，必须从基因组层次上搞清涉及疾病或健康状态的所有基因的变化规律，而不只是研究某个基因，由此孕育出人类基因组计划这一最伟大的科学工程。

随着人类基因组计划研究的完成，现在已经知道，大多数常见病，如恶性肿瘤、心脑血管病、精神性疾病、糖尿病、哮喘、风湿病、免疫性疾病、老年痴呆症等都是基因病。一方面，这些患者具有对健康不利的遗传体质，并且都可以找到对应的、与疾病发生相关的基因型，称为**疾病易感基因**。另一方面，这些疾病的发生又离不开遗传体质与多种环境因素共同的作用，即是由相关易感基因在外界环境因素诱导下引发的。换言之，它们的发生、发展都是环境暴露因素和疾病易感基因里应外合的结果。

从易感基因与环境暴露因子里应外合来理解疾病的发生，起码有两重涵义。

第一，**疾病的易感基因不等于致病基因**，带有易感基因的机体并不一定发病。易感性基因的特点是基因突变本身并不直接导致疾病的发生，而只造成机体患病的潜在危险性增加，一旦环境有害因素作用于机体，可导致疾病发生。如吸烟与肺癌的关系就是这样：个体易感性决定为什么有的人吸烟后得肺癌，而有的人吸烟后则不得。所以，研究携带易感基因的同时，还必须研究环境暴露因子与发病的关系。

第二，**遗传易感性与环境暴露之间存在相互作用**（图1-7）。这可以体现在环境暴露会促使易感基因的突变。即易感基因突变不只是天生的，也可以出现在环境暴露之后。如许多获得性基因病，由病原微生物侵入人体所致，如艾滋病、乙型肝炎、结核病，等等。

常见的环境暴露因子，包括感染、化学、物理、营养与行为四个方面，故除病原微生物外，还包括放射线、化学诱变剂（如苯，甲醛）、紫外线（日晒），以及各种不良生活方式或习惯，如吸烟、酗酒、不平衡的饮食结构、缺乏体育锻炼、生物钟扰乱、各种应激，等等。它们都属于可能导致基因突变的外因。

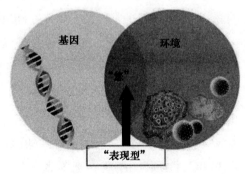

图1-7　易感基因与环境的相互作用

　　下面举两个例子来看这两类病因是如何里应外合导致疾病的。首先来看原发性高血压的发生与发展。现在知道，对于大多数原发性高血压患者来说，正常血压稳态的打破，很可能是长期、反复的应激状态导致血压波动性增加开始的。但应激并非唯一的动因，遗传就是另一个重要因素，或者说是内因。通过高血压患者家系调查发现，双亲均患有高血压者，子女患高血压概率高达45%；双亲一方患高血压病者，子女患高血压的概率是28%；而双亲血压正常者，子女患高血压的概率仅为3%。高血压属于多基因遗传性疾病。由遗传决定的高血压易感性可以表现在各方面，例如中国人多见的盐敏感体质容易发生肾性盐、水潴留。衰老是另一个内因。在中老年人多见高血压病，而且多有动脉硬化等血管状态的不可逆变化。动脉血压的中枢调定点设置与调节功能，都可以受遗传因素与衰老的影响。由此，高血压病的形成与发展，显然是由环境外因（应激）与内因（遗传因素、器官老化）相互作用的结果。

　　再如，糖尿病的高发也是遗传内因与环境暴露外因里应外合的结果。一方面，糖尿病具有明显遗传易感性（尤其是临床上最常见的2型糖尿病）。家系研究发现，有糖尿病阳性家属史的人群，其糖尿病患病率显著高于家属史阴性人群。而双亲均有糖尿病者，子女患糖尿病的概率是普通人的15～20倍。另一方面，促使糖尿病高发的环境暴露因素，主要是日常饮食的营养失衡和少运动。

　　明确了疾病发生的两类动因之后，我们就可以采取相应的对策来防范。要知道哪些疾病带有家族遗传性，现在已经可以做基因检测，虽然还不是所有的疾病都能查出来，目前已经找到了1000多种与疾病相关联的致病基因或易感基因，并且检测准确率已经高达99.9999%。即使发现携带某种疾病的易感基因，只要及早采取避免或减少环境暴露的针对性预防措施，比如改善生活方式、避免接触有害因素等，还是能够延缓或避免疾病的发生的。先发制病的基因疗法，更是为提前预防一些严重疾病的危害开辟了一条充满希望之路。

7 疾病定义的困惑

什么是疾病？这似乎是一个人人皆知的问题。比如，病就是不舒服，病就是体检或化验指标不正常。然而，要真正说清什么是病，还的确不容易。且不说古代的传统医学，当时由于缺乏先进的科技手段，对疾病的认识主要停留在朴素、原始的类比之中，即使现代医学发展到今天，对许多疾病的病因追根溯源，已经到了基因与分子的水平，仍然没有对疾病的本质作出很好的概括。

疾病的涵义一直在不断地发展。历史上，疾病指的是一系列的症状。随着临床知识的不断增加，医生们开始对疾病进行分类，同时也考虑到了致病因子，主张根据疾病的病理病因特点来命名疾病。例如，在 20 世纪以前医生们把精神分裂症和梅毒造成的精神错乱当作同一种疾病。直到 20 世纪初才把那些没有伴随智力减退的精神症状定义为精神分裂症。而且精神分裂症这个病的定义也在不断地变化和完善，如后来发现精神分裂症与遗传因素有关。随着人类基因组计划研究的深入，发现了越来越多的与疾病相关的遗传变异。遗传学异常经常被认为是疾病的基本点。

按照目前最常应用的定义，疾病是人体正常形态与功能的偏离。现代医学已经应用各种仪器对人体的各种生物参数（包括智能）进行了检测。其数值大体上服从统计学中的常态分布规律，即可以计算出一个均值和95% 健康个体的所在范围。习惯上称这个范围为正常值（图1－8），超出这个范围的上下限，即过高或过低，便属于不正常的范围。在许多情况下，这个定义是适用的。但是，人的个体差异和生物变异很大，有时这一定义就不适用。如正常人心脏的大小有一定范围，许多疾病可以造成心脏扩大，但对于运动员来说，超过正常大小

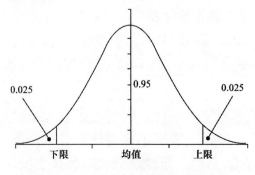

0.025   0.95   0.025

下限   均值   上限

图1-8 统计学95%置信的正常范围

的心脏伴有心动过缓（慢至每分钟40次左右）并非病态；这种偏离正常值属于个体差异。

自从认识到生命存在的基本前提是内环境的稳定，即所谓健康就是身体能够抗拒内外干扰保持内环境稳定的状态。作为健康的对立面，目前的教科书上，功能或机构稳态的偏移已开始被用来解释病态。但这种说法也不完全确切，因为在各种内外扰动因子（病因）的作用下，我们身体的各种正常指标难免会出现短暂的偏移，如运动期间动脉血压的剧烈升高、进食后血糖的瞬间上升等，不过因为它们大都会很快恢复正常，故稳态的这类偏离并不是病态。所以，较为确切地说，稳态的持续偏移才是病态。但"持续"多久才算，也很难定义。病有急性与慢性之分，急性疾病的稳态偏移也许并不持久，而只有慢性病才有稳态的持久偏移。

由此，关于疾病的定义显然需要更确切的说法。最近的研究提出，身体任何的功能或结构具有状态稳定性与结构稳定性两个方面。状态稳定性即平时我们所说的稳态，而结构稳定性指的是维持稳态的机制。显然，所谓疾病，应该是维持稳态的机制（简称维稳机制）出了问题（受到扰动或部分受损）但尚未完全破坏时的状态。换言之，疾病可以定义为维持稳态的机制在内外环境致病因子作用下部分破坏而发生的生命活动障碍。一旦维稳机制完全破坏，生命系统崩溃即发生死亡。疾病的这一定义，也同样适用当我们把强健性机制作为正常功能的核心来看待健康的本质。如在系统生物学的构架中，疾病被看作是生物系统强健性遭受破坏或被劫持时的状态。

从上述疾病的定义出发，大家也就容易理解为什么既然病了，还要谈什么"病得健康"。这正是因为疾病状态下，虽然维稳机制受到了一定程度的损害但还未完全破坏。维稳机制本身也是一种稳态（结构稳定性），它也具有自我修复的功能。在发病后，只要采取适宜的对策，包括治疗期间不去伤害或者有意地强化这种自我修复机制，则所患的疾病就会逐渐好转、康复或者至少维持稳定。所以，所谓"病得健康"，其实就是要求患者在治疗过程中一定要配合医生以修复维稳机制或者不任其恶化为首任。

8 亚健康状态

说到疾病与健康的对立，还必须提一下国内流行的亚健康。世界卫生组织提出："健康不仅仅是没有疾病，而是在躯体、心理和社会方面都保持完好的状态。"国内外的研究表明，现代社会符合健康这一定义者不过占人群总数的15%左右。有趣的是，人群中已被确诊为患病的也占15%左右。如果把健康和疾病看作是生命过程两端的话，那么生命过程就像一个两头尖的橄榄，中间凸出的一大块（大约有70%的人群），正是处于健康与疾病之间的过渡状态，国内称其为亚健康状态。

通俗地说，亚健康多指无临床症状和体征，或者有病症感觉而无临床检查证据，但已有潜在发病倾向的状态。有人把亚健康状态描述为下述四大形式：一是非疾病原因的疲劳和虚弱状态；二是介于健康与疾病之间的中间状态或疾病前状态；三是在生理、心理、社会适应能力和道德上的欠完美状态；四是与

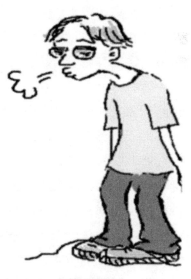

亚健康状态

年龄不相称的结构或功能的衰退状态。亚健康可以是这四种形式的任何一种或者是它们的综合表现，临床上确认它时务必注意以下四点。

第一，因为亚健康的主要表现是平时感到疲劳，首先要与临床上常见的慢性疲劳综合征相区别。亚健康至今尚无诊断标准，而慢性疲劳综合征具有国际统一标准，它在 18 岁以上成人中的发生率仅为 0.004%，而亚健康则为 70%，两者间差距甚大；而且，国内描述的亚健康状态多数可通过积极干预而恢复健康，而慢性疲劳综合征则仅有 30% 可以恢复健康。

第二，要把亚健康与亚临床区别开来。亚临床是有主观检查证据而没有明显临床症状，如一些中老年人有亚临床颈动脉硬化时，颈动脉超声检查发现有较明显的颈动脉内中膜增厚，甚至有斑块形成，但无临床表现。而亚健康状态者可以具有头痛、头晕和胸闷不适等主诉，但血管心脏超声及心电图检查都不会发现异常。

第三，要避免把正常人的个体差异和生物变异误认为是亚健康甚至划为疾病。譬如，一个长期缺乏体力活动的脑力工作者不能适应常人能够胜任的体力活动，稍有劳累就腰酸背痛，这不一定是亚健康，更不一定是有病。

第四，因为亚健康或可称为"未老先衰"，而中老年人开始衰老的时间与衰老速度有很大的个体差异，故亚健康与正常的衰老经常很难区别，或者可以说多数老年人都处于亚健康状态。

处于中间状态的亚健康究竟是朝健康还是疾病方向转变，依赖于身体维稳机制的强健程度。维稳机制也就是平时我们常说的自我修复机制。当自我修复机制足够强健时，身体可向健康转化；反之，则患病。所以，设法强化身体的自我修复机制，是减少亚健康人群，预防它向疾病转化的根本对策。

综上所述，我们的躯体维持健康的智慧可以从控制论、系统论等现代科学的不同角度来诠释。稳态、强健性等新概念的引入，相互补充、相互印证，不仅使我们对生命系统的认识更为深入，而且对探索疾病的发生机制与临床防治也具有极为重大的意义。当我们对躯体的智慧与疾病本质有真正理解的时候，就能对于疾病的防治对策作出最佳的选择。

Ⅱ 与病魔抗争的谋略

"当危险逼近时，善于抓住时机迎头邀击
它要比犹豫躲闪更有利。因为犹豫的结果恰恰
是错过了克服它的机会。"

——弗朗西斯·培根 英国哲学家（1561～1626）

　　自从我们来到人世间，疾病的幽灵始终在我们的身边转悠，不时
地侵扰着我们，无人能够幸免。如果要说有区别的话，只是所患疾病
种类的不同、疾病性质的不同，或者说对身体危害的程度不同。疾病
种类很多，按世界卫生组织 1978 年颁布的《疾病分类与手术名称》
（第9版）记载的疾病名称就有上万个，新的疾病还在不断发现中，如
获得性免疫缺陷综合征就是 1981 年发现后补进去的。

　　当病魔无情地降临时，有的患者恐慌不安、难以寝食；有的患者
默默地接受与忍耐；也有的患者冷静地思索，配合医生寻找治疗方法，
顽强地与病魔抗争……尽管最后的结局也许是同样的，但与病魔顽强
抗争的患者经常多几分胜算；或者有较高的生活质量或较长的生存期；
或者起码在生命的最后时刻，会觉得无愧于自己的一生，即使在病魔
面前，也没有放弃"尽人事"的努力。与病魔抗争，我们依赖的是科
学，是医学，虽然患者不可能像医生那样精通疾病的防治，但要掌握

与疾病抗争的一些基本谋略还是容易做到的。这里介绍一些作为患者应该记住并且值得去做的基本原则。

1 现代疾病的特殊性

"知己知彼，百战不殆"。在与身体的敌人——病魔抗争之前，我们首先要了解对手是谁以及它们的主要特点。

（1）慢性病为主

当前，现代医学面临的最大挑战，是临床疾病谱重点的改变。纵观人类文明社会出现以后的整个疾病史，早期基本上以传染性疾病为主，在当今社会，慢性病患者却在迅速地、显著地增加。对大部分国家来说，目前威胁人体健康最大的是慢性病，即慢性非传染性疾病，包括肿瘤、神经退行性疾病（如老年痴呆）、代谢性疾病（如肥胖和糖尿病）和心脑血管疾病等。

2009 年的一份关于"慢性疾病对美国健康和繁荣的影响"的统计与评论报告，概述了美国慢性疾病的流行趋势。根据该报告，目前美国超过 1.33 亿或 45% 的人口至少有一种慢性疾病，26% 有多种慢性疾病。慢性疾病是死亡和伤残的首要原因，占所有的 70% ，并是 2005 年五大死亡原因（心脏病、恶性肿瘤、脑血管疾病、呼吸系统疾病、内分泌营养代谢疾病）中的四个。而且，慢性病率预计将基于以下几种因素继续上升，它们是：儿童肥胖、不良生活方式以及缺乏或未强调预防等。美国最令人担忧的趋势之一是儿童肥胖的增加，它在过去的 20 年中增加了 3 倍，导致儿童慢性疾病在过去 40 年中翻了两番。由于儿童肥胖的增加，美国的下一代人患慢性疾病的风险更大了。预计到 2023 年，癌症、精神失常、糖尿病的患者增幅将超过 50% ，心脏疾病患者增长将超过 40% ，高血压和肺疾患患者增长将超过 30% ，而中风

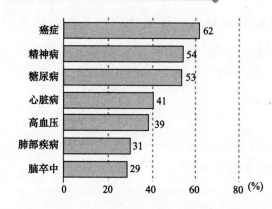

**图 2 - 1　估计在 2003～2023 年间增加的
7 类最常见慢性病病例**
（译自 http://www.aacc.org）

的发病率上升将超过 25%（图 2 - 1）。现代疾病的第一个特点是，大多数病是慢性病。

为什么当今慢性病变成了主要疾病？起码有两方面的原因。一是人类寿命延长导致身体老化。随着卫生条件的改善、医学的进步和传染病的控制，现代人的平均寿命大大延长。

统计资料表明，几乎所有类型的慢性病发生与发展都与年龄的增加紧密相关。如果把人体比作机器，那么随着机器运行时间的增加（即老龄化），身体的各种零部件将逐渐老化、磨损，出问题的概率必然会增加。所以，许多慢性病也是老年病。研究已经表明，衰老与炎症是导致多数慢性病的主要根源（参见第Ⅴ章"3　控制慢性炎症"）。

另一方面，慢性病的流行与现代社会的环境影响有密切关系。随着科技与经济的发展，人类正不知不觉地改变传统的田园生活方式，以适应现代社会。我们不再是"日出而作，日落而息"，替代的是没日没夜地工作、上网，一切运动都被现代工具所代替，以及荤素不平衡的餐餐饱食，等等。由此，人的能量代谢、新陈代谢等都处于紊乱状态。也正是这个原因，大多数现代疾病也被称为"社会病"。

（2）多因素致病

现代疾病的另一个特点是，所有的慢性病都属于复杂性疾病，即不是由单独一个因素导致的，而是多因素作用的结果。英国《自然》杂志在 2008 年 6 月曾登载文章提出，"由一种基因导致一类疾病的时代已经一去不复返了"。这一观点对理解现代疾病非常重要。肿瘤被普遍认为来自多基因突变。一项采用当前先进的 DNA 序列测量技术研究肺癌细胞基因组的结果揭示，在一种肺癌细胞里就存在着 2 万多个碱基突变。所谓的多因素不仅仅是遗传因素，还包括我们所处的环境因素。

（3）全身性的疾病

现代疾病的第三个特点是它们的全身性，即大多数慢性病不只是身体的一个部位或某个分子出了问题，而是整个系统出了问题。换言之，它们的复杂表现为全身多部位的参与。许多看似局部性的慢性病实际上是全身性疾病。以糖尿病的发病为例，血糖稳态的扰乱或破坏，通常涉及肝脏、脂肪、肌肉对胰岛素响应能力的降低，以及胰岛分泌胰岛素能力的下降。最近的研究揭示，中枢神经系统和免疫系统的异常也在 2 型糖尿病发生中扮演了重要角色。也就是说，慢性病的临床症状可以是体内多部件功能失常以后的综合性结果。肿瘤与原发性高血压的发生与发展也是同样。它们不是一蹴而就，而是稳态偏离并不断演化的结果。

总之，人类遭遇的现代病的上述现状，无论是其作为慢性病、老年病、社会病的特点，还是其复杂性、全身性的性质，都亟须现代医学的研究思路与防治模式有一个大的转变。慢性病或老年病，虽不像传染病会瞬间爆发，人们有几年甚至几十年的时间来进行防范，但是一旦得了病也不大可能在短时间里治好。作为社会病，它们的防治又离不开全社会的关注以及不良生活方式的改善。由于它们的复杂性与全身性，患同一种疾病的不同病人可以有各自不同的致病原因与临床表现，需要从标准化的经验模式向注重个体特异性的新模式转变。这就是当前正在兴起的个体化医学。

2 我的病，我做主

大家都熟悉一句话"我的事情，我做主"。那么如果我的事情是
"生病"，这句话是否还成立呢？我以为是的，也就是"我的病，我做
主"，或"我的健康，我做主"，除非疾病来得突然，患者本人处于昏
迷或者无法决策的状态。

为什么这么说呢？因为患者是疾病的载体，与疾病休戚相关而且
对自己的状态最了解。患者不仅应该有自己病情的知情权、决策权，
而且只有患者的积极参与，许多疾病的治疗过程才能顺利进行，疗效
才有可能得以实现。在治疗疾病时，一些重要的、可能造成伤害的、
副作用比较大的治疗措施或方案在实施前，按规定医生要先与病人或
家人进行沟通，使病人或家人了解治疗方案的必要性、利与弊。由于
病人享有对自己疾病的知情权、同意或拒绝治疗权，医生制定的治疗
方案能否实施，关键在于取得病人的同意。病人不同意，医生不能实
施。这与过去只由医生说了算的时代相比是一大进步。

（1）做好自己的主

在生病的时候，需要患者自己做主的事儿很多，从选择就医的医
院、医生到检测内容的认同与治疗方案的确定，都离不开患者的决断。
遵守医嘱、按时服药或改善不良生活方式的行为疗法，自然也需要患
者本人的积极参与。此外，在商业化社会的今天，由于一些医生利欲
熏心，包括大处方在内的过度检查、过度治疗等层出不穷，对患者的
身体有害无益。此时，我们更不能把自己的命运完全托付给医院或医生，
经常需要对医生说"不"（参见第Ⅱ章"9 对过度干预说'不'"）。

其实，对于慢性病患者来说，尤其需要自己做主的，主要是对良
好生活方式与行为的选择。如图2-2所示，"我的世界"是指居住的

物理环境，包括住的房子、喝的水、呼吸的空气、工作和玩的地方，都是影响健康的环境因素。"我的身体"，指的是基因构成和家族健康史等独特因素。它们决定了个人的医疗条件、出生缺陷和发育残疾、慢性疾病（如心脏疾病、糖尿病或其他遗传性疾病）的个人易感性。而"我的选择"是指选择良好的生活方式和行为，包括不吸烟、充分锻炼和健康饮食。它们在环境（我的世界）与基因（我的身体）的相互作用中起十分重要的作用，对人的整体健康作出贡献。通常，它与生活环境归类在一起，都属于外因（参见第 I 章"6　里应外合的病因"）。

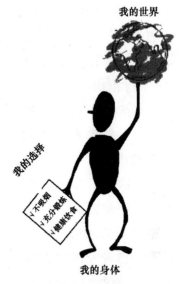

图 2-2　我的选择

　　此外，一些绝症患者在明知任何抢救措施仅仅不过使自己"苟延残喘"的时候，为了活得尊严，宁愿放弃临终抢救，即希望安乐死。这也属于"我的病，我做主"的内涵之一。

（2）难免"身不由己"

　　但是，在一个人生病的时候，"身不由己"的情况也经常发生。

　　20 世纪 70 年代，我国的一位高级干部，平时身体很好，一次到上海出差时体检发现有一个胸主动脉瘤，估计已经有很多年病史了，但自己完全没有不适的症状。回北京后由组织上决定手术治疗。在那"一切由组织决定"的年代，这位老干部就这样被送进了手术室。尽管手术前选择了最好的治疗方案，并且准备了当时最好的进口人造血管材料等，手术进行中，由于切除主动脉瘤后发现残存的主动脉组织糜烂，难以与人工血管吻合，缝一段，碎一段，最终不幸死于手术台上。

当然，如果这位患者不做手术，主动脉瘤随时可能破裂。但如果该患者当年能够"自己做主"，并了解该手术的极大风险，当时并无症状的他很可能会采取保守疗法，还能多活几年。

"身不由己"的最常见情况，是患者正在接受检查或治疗过程中，由于麻醉或意识丧失不能决策，此时通常由直系家属代为做主。临床上常见一些患者由于胸前区不适，怀疑有冠状动脉阻塞，在做心导管检查确认后，医生建议立即通过该导管放置冠脉内支架。此时患者本人无法决策，多由在场的家属签字授权。在危重病人的急救场合，这类例子更是不胜枚举。显然，在大多数情况下，这类"身不由己"的决策对于及时治疗是完全必要而且有效的。这类情况发生之前，如果可能，患者应该预先确定能为自己作出正确决断的人并授权之。如果家人缺乏这方面的知识或判断力，并非一定要委托家人。

长期以来，国内似乎有一个不约之规，那就是医生发现患者得了癌症或其他严重疾病时通常只告诉患者家属，而瞒着患者本人。其原本是好意，担心患者一下子接受不了"不治之症"的"判决"，情绪会发生很大的波动，从而影响病情。但是，这样做的弊端也很多，如因为对患者瞒着病情，患者自然就不可能参与治疗决策，更不可能主动、积极地配合治疗。其实，许多癌症患者自己早已觉察到家人在瞒着自己，但为了不让家人难过而故意装着不知情，大家隔着一层窗户纸就是不捅破。结果一些患者到临终都没能坦然地与家人表白自己面对死神的平静与勇气。

(3) "做主"之前做好"功课"

病人在行使自己的权力时常表现为两种情况。一种是仔细听取医生的讲解，权衡利弊，全面评价，正确行使自己的权力，选择正确的治疗方案，快速解除病痛；二是不能正确行使权力，或道听途说、固执己见，或前怕狼后怕虎、因小失大，无理由地拒绝医生提出的治疗方案，结果延误治疗，加重病情，不仅增加医疗费用，甚至危及生命。

显然生病时能否由患者做主、患者能否做好自己的主，与患者的年龄、文化程度、对医学知识的了解程度等密切相关。患者对于医学常识一无所知时，自然不可能自己做主。

对于我们大多数人来说，都是医学的"门外汉"。且不说那些文化程度低甚至目不识丁的老人，即使是知识分子或"白领"，如果平时不关心健康，对疾病尤其是那些复杂性疾病的知识最多也是"一知半解"、"似懂非懂"。所以，一旦被怀疑或诊断为某种慢性病或疑难疾病，患者本人的首要任务是去认真学习一下有关疾病的基础知识（图2-3），变"无知"为"知"，对该疾病的病因、发病过程、症状、诊断标准、治疗手段、并发症与预后等懂得越多越好。其实，这也是"我做主"之前，患者必须预先完成的"功课"。对自己的疾病没有充分了解之前，做任何选择都是没有意义的。

学习途径很多，一个最简便方法是上网查"百科全书"，维基百科或百度百科等，虽然这些关于疾病的百科介绍也多是读者写作或编辑的，没有经过专家审阅，但其中许多写得很全面，甚至很前沿，可以给患者一个简单扼要而且全面、科学的有关疾病的轮廓。另一个捷径是读有关疾病的防治指南，如《高血压防治指南》、《糖尿病防治指南》等。这些指南都是医学专业协会组织有关专家根据最新研究与临床试验的结果编写的，不但反映了全世界最新的科学进展，而且体现了本国患者的特点。它们介绍的也正是目前各级医院的医生诊治该病的基本原则与方法，而且对于患者如何配合治疗也有详细的指导，故是患者"学病"的最好入门书。

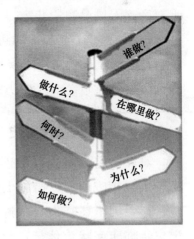

图2-3 在决策之前必须知道的信息

最后必须记住，"我的病，我做主"的主要精神是：不要把自己的命运轻易交给别人，尤其是自己可以进行选择的情况下。但是，凡涉及疾病的治疗和处理，一定要留给你的医生去做，因为医生最清楚该如何去做。

3　寻求疾病动因

当前流行的大多数慢性病，病因都很复杂，既有遗传因素，也与环境暴露（包括不良生活方式）有密切关系。作为最了解自己身体的患者本人，一定要主动地配合医生来寻求自己患病的各种动因。以下是一些患者本人可以做的工作。

（1）为自己制作一份"病历家谱"

不少疾病都会在家族内部遗传。在没有基因检测条件的情况下，最简单的方法是通过追溯家族其他成员的患病情况即家属史的方法来推算自己易患疾病的种类。例如，双亲都有风湿病的儿童，其发病率高于双亲都无风湿病的儿童。有关单卵双胞胎的研究发现，其中一个患风湿病，则另一个有20%的可能亦将发病。因此，编一份"病历家谱"，了解自己的家族病史，对疾病的早期预防和发现很重要。目前，有近1/3的美国人已开始自编"病历家谱"，他们着重搜集亲属的疾病信息。

（2）回忆病原接触史

对许多传染病或过敏性疾病，尽早确定病原接触史，对于及时诊断与采取相应的治疗措施十分关键。

一个例子是肝炎。急性无黄疸型肝炎的诊断，通常要根据流行病学史、临床症状、体征、化验及病原学检测结果综合判断，并排除其他疾病。流行病学史主要指密切接触史和注射史等。密切接触史是指与

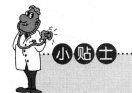

小贴士

病历家谱

糖尿病 糖尿病具有家族遗传的易感性。据调查，糖尿病患者亲属的发病率比非糖尿病患者亲属高17倍，且2型糖尿病患者的遗传倾向更为显著。

血脂异常和高血压 如果父母双方中的一人患有血脂异常或高血压，其孩子的患病概率大约是50%；如果父母双方都患有血脂异常或高血压，那么孩子患病概率将会达到75%。

鼻炎 许多鼻科疾病都会遗传，比如最常见的过敏性鼻炎、慢性鼻炎和慢性鼻窦炎都有家族遗传倾向。

癌症 与遗传有密切关系的肿瘤可以分为两类：一类是完全由遗传基因决定的遗传性肿瘤；另一类虽然没有遗传的物质基础，但是有明显的遗传倾向。具有遗传倾向的肿瘤，会表现出明显的家族聚集性，家族中多代或一代中的多人会患有同样的癌症，如胃癌、肠癌、乳腺癌等。

龋齿 虽然龋齿本身是不遗传的，但容易患龋齿的体质却是遗传的。

除了上述疾病外，心脏病、过敏性疾病、出生缺陷、情感或行为障碍以及酗酒等，都可能在家族中遗传。

在编写"病历家谱"时，首先要记录家族中最重要成员的信息，包括父母、兄弟姐妹和自己的孩子；然后是次重要成员，包括（外）祖父母、舅叔姨姑、侄儿侄女、外甥外甥女等。搜集的信息越详细越好，比如成员的出生日期、死亡日期、健康状况、死因等。信息越确凿，对自己和家人健康的帮助就越大。

确诊病毒性肝炎患者（特别是急性期）同吃、同住、同生活或经常接触肝炎病毒污染物（如血液、粪便）或有性接触而未采取防护措施者。

注射史是指在半年内曾接受输血、血液制品及用未经严格消毒的针具注射或治疗等。

另一个例子是 2003 年流行的"严重急性呼吸道综合征"（英文简称 SARS）。SARS 冠状病毒主要是通过近距离飞沫传播与密切接触患者的分泌物（鼻黏液、尿液、粪便）传播。其中密切接触是最主要的因素，它可以发生在治疗、护理或探视患者期间，以及与患者共同生活时直接接触了患者的呼吸道分泌物或体液等。SARS 的大多数病例，都是经由在家中接触病人，或是医疗人员与感染者的体液有近距离直接接触而传染的。

（3）确定应激内涵

应激，通常也称为压力。过去只知道心理应激，指精神压力或工作压力（如紧张、焦虑、昼夜颠倒、时差）等导致的身体反应。近年对于应激的理解，已经深入到细胞、组织、器官与系统的各个层次，把应激扩展为代谢应激、氧化应激、炎症应激与心理应激四大类（图 2-4）。这四种应激过程及其相互作用被认为是导致许多相关疾病发展的主要诱因。下面以原发性高血压的发病机制为例，看看这四种应激时如何起作用的。

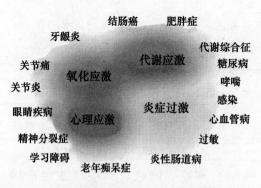

图 2-4 诱发疾病的四个主导过程
（译自 B. V. Ommen 等，2009）

首先是心理应激，也就是通常所说的社会 - 心理暴露因素的影响。大量临床观察和动物实验各方面的资料都已证明，高血压病的发生与精神应激和高级神经活动过度紧张有关。高血压病早期，单纯消除精神应激，常可使血压恢复正常。

其次是代谢应激与炎症应激，它们也都与高血压病的发生或发展有至关重要的联系。代谢应激，也称减肥应激，是一种通常由血糖下降或饥饿冲击导致的身体失衡。作为代谢应激的结果，胰岛素抵抗增加。当它持续一个较长时间时，会发生以血压升高为主要表现的代谢综合征。炎症应激，原本是身体的一种重要的防御机制，可认为是生理反应的一部分，但当炎症介质过度释放时，能造成局部和全身的损害。已有人提出，高血压是一种低度炎症性疾病，从高血压的发生、发展以及对靶器官的损害，尤其是动脉粥样硬化的发生，都与血管炎症有十分重要的联系。

至于氧化应激，是指机体遭受各种有害刺激时，活性氧在机体或细胞内蓄积造成的对人体组织和细胞结构的损害。它是人体在利用氧气过程中加诸自身的压力，是机体或细胞内自由基的产生和抗氧化防御之间严重失衡（即氧化还原状态的失衡），促氧化剂超过了抗氧化剂的能力而导致活性氧簇产生的增加。已有越来越多的证据支持氧化应激在原发性高血压发病中的作用，如活性氧簇参与了动脉粥样硬化血管病变各个阶段的形成过程，相应的靶点在血管损害。氧化应激的原因除日晒（紫外线辐射）过多等外因外，也与慢性或急性感染，以及不良生活方式（如吸烟、喝酒、进食过量、运动过度、营养物质缺乏等）有关（参见第Ⅴ章"4 对抗氧化应激"）。

现在知道，除高血压外，大部分与老化有关的疾病，如心脏病、癌症、骨关节炎、风湿性关节炎、糖尿病以及神经退化性疾病如阿尔茨海默病、帕金森病，都与体内氧化应激过强有关。

（4）反思自己的生活方式

许多现代病、慢性病的发生与发展，都与不良生活方式有密切关系。只有认识到自己的哪些不良生活方式已经或者正在影响自己的健康，或导致疾病的难以治愈，才能从源头上控制或预防这些疾病的发生或发展。

然而，所谓不良的生活方式，其内涵十分丰富，大家熟悉的如吸烟、嗜酒，就不用多说了。有些是大家不太熟悉的，如营养过剩、快节奏生活与摄盐过多等，其标准就不容易掌握了，有时还会因人而异。一般说来，有一个基本原则较容易掌握，那就是人类在长期进化过程中习惯的生活方式一般都是好的，否则就是不好的（参见第Ⅰ章"4 无奈的脆弱性"）。譬如，现代社会才有的高能量饮食与低能量利用的生活方式，包括摄食过多的高糖、高脂肪食品，平时不锻炼、不运动等，对于我们人类来说一定是不良的。

食盐摄入过多，也属于不良生活方式。人类的祖先最早是不知盐、不识盐的，在那个时代，"食草木之食，鸟兽之肉，饮其血，茹其毛"。人类是在品尝万物的过程中无意地品尝海水、盐土等时，尝到了咸味的鲜美，才将自然生成或制取的盐添加到食物中去，逐渐用盐作调味品。故我们的身体习惯的是少盐或不咸，如果在食品中加太多的盐，显然对身体是不利的。高盐摄入，已被认识到是现代社会高血压病的一大危险因子。

此外，夜生活或熬夜，也一定是一种不良的生活方式。生物钟扰乱容易导致疾病的机制，也可以由此得到理解。人类是昼行性动物，即白天工作，夜间休息。在有电灯之前，人类习惯于"日出而作，日落而息"。一旦有了电灯，夜生活或夜班制工作也就开始了。夜生活并非是机体预见性的扰动，身体对夜生活的反应自然是脆弱的，很容易受到伤害。

4 倾听"第二意见"

当一位患者经多方检查或转院会诊，最后被专家诊断患上了某种严重或复杂疾病时，心情总是十分沉重，恐惧与疑虑经常交错在一起，或是怀疑自己检查的结果，或是不相信主治医生的判断，尤其是面对医生提出的几种各有利弊的治疗方案（例如大手术或放疗、化疗等），要作出选择时，心里更是没有底，总想再听听其他专家的意见。这就是所谓的"听取第二意见"。

一般说来，在以下这些情况寻求第二个意见是可取的，甚至是必要的：当诊断复杂而不容易时；当你的医生建议的手术或医疗干预有较大风险，可能带来永久性或灾难性后果时；当你不相信主治医生的意见或者认为可能有一种他们忽略的诊断时；当你相信有其他侵入性与痛苦较少且同样有效的疗法或许可以替代时；当你的主治医生不是自己所患疾病的专家，而其他医生更有资格提供意见时；或者你只是感到困惑，不知道该怎么做时等。

听取第二意见，的确是一种明智的做法，尤其是面临那些危及生命或要改变今后生活的疾病和条件、需要自己作出重大决策时。如果第二意见与第一意见显著不同，还可以寻求第三甚至第四意见以明确之。它不仅可以帮助患者消除疑虑，下定决心，而且可以明确第一位专家没能详尽解释的各种理由，包括疾病预后、干预手段的效果、副反应、成功率，强化自己配合临床治疗的依从性。但它也有不利的一面，那就是会明显增加求医的费用以及可能耽搁及时治疗的时机。

如果你已准备好并希望得到第二个意见，可以要求你的医生（如果他或她不拒绝的话）或你所信任的人为你推荐合适的专家或医疗机构。为了方便患者寻求诊治的第二意见，以及减少旅行开支，在美国已经有一些专门的公司或医院从事远程网上咨询业务。

远程医疗第二意见服务的开展，对于广大患者来说，是个福音。因为它可以为患者提供更多的治疗选择，使患者更安心。

当然，听取第二意见，并非一定要通过远程医疗服务，如果当地医疗水平不错，也可以通过当地的不同医院或专家来进行。还有一点必须记住的：在寻求第二意见之前，请通过书籍和其他可信的信息来

源，先就自己所患疾病学习一下，变"无知"为"知"（参见第Ⅱ章
"2　我的病，我做主"）。

5　"三堂会审"来决策

在疾病的诊治过程中，如果来自不同医生或专家的第二意见与第
一意见明显冲突，还可通过"三堂会审"来做最后决断。

古代审案，凡遇到重大案件或者案件涉及大人物时，往往采取三堂
会审的途径。当一位患者面对可能患上某种严重疾病或者说是"不治之
症"时，为慎重起见，也最好有医学上的"三堂会审"，那就是通过多
学科专家的会诊来确诊。专家们可以是来自同一医院不同科室，也可以
是从其他医院请来的。以下是发生在 20 世纪 60 年代的一个真实故事。

1963 年，浙江大学一位教授的夫人左眼患了泪腺癌，在杭州当地
医院局部切片检查时未查出来，认为是良性的脂肪纤维混合瘤。几个
月后到上海五官科医院复诊时，经著名眼科教授郭秉宽确诊是泪腺癌，
并作了手术切除。由于那时已有癌症向周边区域的扩散，结果手术摘
除了整个右眼球（眼眶成形术），但即使这样大范围的切除，手术后还
在眼眶底部发现有癌细胞侵润，故又合并放疗（镭锭）3 个疗程。该
治疗方案非常成功，患者以后每 3 个月或
半年到该医院复诊，除伤口愈合极为缓慢
之外，没有发现癌症复发的任何迹象。患
者平时用纱罩覆盖残缺的眼眶，隔日用生
理盐水清洗一下伤口（在眼眶底部似有瘘
管开口，经常有少许液体渗出），也逐渐适
应了依赖一只眼睛生活的日子。

1968 年，距离手术已经 5 年过去了，
患者的左眼伤口依旧，自我感觉良好，但

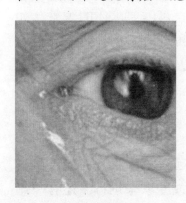

泪腺癌

由于自 1966 年"文化大革命"开始一直没再去医院复诊，心里总不放心，故决定专程去上海复诊一次。到了上海五官科医院，当时郭教授正遭批斗，天天在院内扫地，不再允许看病。门诊医生检视了患者眼眶伤口局部，触摸了一下头颈部的淋巴结部位，又给拍了几张颅骨 X 光片。后根据 X 光片子上有骨质侵蚀的表现，认为癌症可能已经转移到颅骨，建议患者去上海肿瘤医院复查。不相信该诊断的患者决意要听听郭教授的意见，不管医院的禁令，当天中午，患者由家属陪同拦截并祈求郭教授能再次救救自己。郭教授没有拒绝患者的请求，站在家门外仔细检视了患者的伤口与 X 光片，只说了两句话，第一句是"我认为没有转移"，第二句是"去上海肿瘤医院复诊吧"。听了郭教授的话，患者一下子心安了许多。

然而，事情还没有那么简单结束。第二天，患者立即去了上海肿瘤医院，同样是眼科门诊，又重新拍了颅骨光片，还加拍了胸片。谁知道结果出来后，患者听到的诊断还是"已经转移到了颅骨"，而且更有甚者，胸片显示："肺部也有癌症转移灶"。医院决定 3 天后组织一次有各科专家参与的会诊，作最后确诊。

患者及家属对肿瘤医院门诊医生的诊断始终不信。化学专业出身的丈夫认为，X 光片子上颅骨骨质被侵蚀的表现，很可能与当年应用的镭锭放疗有关，而肺部出现的病灶也许是患者早年得肺结核时应用气胸疗法使一侧肺萎缩硬化的表现。为了给会诊医生参考，特意回杭州带来了患者当年的肺部 X 光片，以便比较。

参与这次会诊的医生来自不同科室，既有眼科的、呼吸科的，也有放疗科的。大家仔细比较了不同年代拍摄的 X 光片，并根据患者届时的体征，最后的结论是"癌症没有转移的迹象"。患者与家属的担忧终于彻底解除了！那是一个晴朗的中午，一家三人在上海淮海路上吃了当时在杭州很难吃到的"五香牛肉面"，快快乐乐地乘下午的火车回家了。该故事自 1968 年至今又 40 多年过去了，患者业已 92 岁高龄，尽管眼部的伤口依旧，还是每天用一块纱布盖着，但它雄辩地证明，当年"癌症没有转移"的会诊结论是完全正确的。

从上述例子可以看到，一个医生或者一个科室的认识毕竟有限，尤其在医学专科越分越细的今天，很少有一个医生能说自己是全科专家。只有通过合作，通过相互讨论，才会弥补各自的不足，最大限度地正确认识疾病，掌握治疗疾病的最好途径。

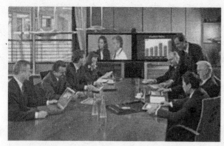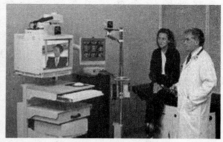

远程会议专家与手术医生讨论

其实，目前国内凡有一定规模的综合性医院，对于复杂或疑难的患者，大多已组建由多学科，如内科、外科、放疗医生还有影像学的专家一起参加的治疗团队，常规举行"单病种、多学科综合治疗"的会诊。比如，对于一个肿瘤患者，该不该做手术、手术做多大、怎么做，该不该做化疗、用什么方案，该不该用放疗、用多大剂量，多由该团队的集体讨论来决定。

这种由各科专家参与的团体合作，或者说临床上的"三堂会审"，体现的是"强强合作"、优势互补。它十分有利于对患者的复杂病情进行系统分析，从而把握个体化的治疗策略。

对于医疗条件较差的地区，现在的方向是发展远程医疗专家会诊系统。"三堂会诊"由此变成了"多堂会诊"，会诊的专家可以不在同一个会议室，可以在全国或全球不同医院；参加会诊的不仅是一个地区的专家，而是不同地点的不同专家。通过这类远程会诊系统，专家们资料共享，共同研讨，不仅可以进行决策，还能实时观摩、指导诊治手术的进行。

6　借鉴他人经验

现代医学的发展，离不开借鉴他人的经验，无论是失败的或是成功的，无论是个人的体验还是特定群体的临床试验结论。不仅医生在诊治疾病时要借鉴以往的文献资料，作为患者，也应该尽量吸取他人经验来增加自己的医学知识，为决策做准备。

他人的患病与诊治体验，主要来自两方面，一是周围病友的个人经历，二是医学文献上的临床报道总结。

自己患病时，对于患同一疾病的人或者说病友会特别关心，它体现的不仅是"同病相怜"，而且也是想从病友的经验中看看是否有值得自己借鉴的东西：病友的医生是谁？病友是怎么被诊断与治疗的？病友在治疗过程中有哪些副反应？最终效果如何？如此等等，病友的经验，通常都会对自己的决策发生一定的影响。

但病友的个人经验，毕竟有限，而且经常由于个体差异，很难对号入座。愿意学习的患者应该上网或到图书馆查阅有关疾病的各种医学文献资料，认真参考别人报道的诊治经验，尤其是那些高质量、大样本、经过统计学严格处理过的循证医学临床试验结论，因为它们的可信度最高，最有借鉴价值。

20 世纪 90 年代以来，循证医学的发展，促使人们对疾病的发生、发展规律有了更加深入的认识。循证医学强调"最佳证据"，即根据所有最好的证据来决定对每一例病人做何种治疗选择。因为与医学实践和决策相关的证据是多层次的，有些证据是可靠的，有些是不可靠的，有些是直接相关的，有些是间接相关的。因此，目前在现代医学中，收集全世界高质量的临床随机对照试验进行系统综述或荟萃分析（**Meta analysis**），

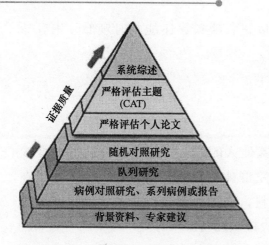

图2-5　循证医学证据可信度的金字塔

已经成为判断疗效的最高级别证据（图2-5）。循证医学的这些统计分析方法，由于可以消除个体或单中心临床研究存在的片面性，故在合理指导临床方面正在发挥越来越大的作用。

然而，参照"最佳证据"来为自己的决策服务，也不是一件容易的事。

首先，文献中报道的好疗效，用到自己身上不一定灵验。这主要有两个原因，一是大样本研究的结论都是经统计学处理得出来的，它包含了众多患者的个体差异，而你可能就是那些个体差异大的患者，故疗效可能低于研究结论中的平均值。换言之，随机化、大样本的研究通常只能对限定的群体而不是个别的患者作表述，即无法在科学的基础上作个体化的预言。由此，有人如此批评现有的统计方法："大样本导致一个统计学上精确的结果，但是无人知道谁属于这种情况。小样本虽然导致统计学上不可采纳的结果，但人们能较好地知道它适合于谁。在这两类忽视中，很难说哪一种较没有用处。"另一个原因是，获取最佳证据的随机化研究，通常是在一种特定的环境设置下对某种疗法的效果进行比较的。但这种特定的环境设置，经常无法与患者平时接受该疗法的环境设置完全一致。这就可能导致完全不同的结论。医学上有一些熟知的例子，即当检验某种药物的效果时，住院患者的疗效经常与在院外接受同样治疗的患者的疗效不同，或是疗效较好，或是疗效较差。疗效较好的原因之一是住院患者服药的依从性（如按时服药）通常要比在家里服药要高。疗效较差的原因有时可以用仓鼠的一种实验结果来解释。如已证明生活在正常社会环境下的仓鼠的伤口治愈较快，而当把它们置于一个玻璃管内，它们的伤口开始恶化。也就是说，住院患者好比是置于玻璃管内的仓鼠。由此可见，影响结论的这些环境因素在鉴定各种疗法效果的研究中经常存在，而且极为重要；但在随机化研究中，它们的影响经常没有被严肃地考虑进去。

其次，"最佳证据"有时也会给患者错误导向。2009年有关降压试验的荟萃分析得出的结论中，就有受到专家质疑的，如"并非只有高血压患者才需要降压"的结论。因为该分析发现，无论使用何种降压药物，血压下降10/5mmHg可减少1/4的冠状动脉性心脏病事件的风险、1/3的脑卒中风险、心力衰竭的风险也随之下降1/4。由此提出，对于那些伴有心血管风险且能从降低血压中获益的人群，如55岁以上时，不管血压是否≥140/90mmHg，甚至不量血压，都必须服用降压药，而且都能从降压中获益。芝加哥拉什大学医学院的詹姆斯·埃利奥特医生指出，放弃测量血压，仅根据个体心血管危险程度服降压药，就像倒洗澡水时把孩子一起泼掉一样，是一种良莠不分的绝对化做法。

所以，尽管循证医学的研究方法，如把多项试验一起作荟萃分析确实可以排除单一试验中可能发生的偏差，得出最佳证据或结论，但也可能会有鱼目混珠之弊病，在借鉴时要加以注意。

7 注重个体差异

在疾病的诊治过程中，患者要注意提醒医生关注自己的个体特点。

（1）医疗标准化及其弊端

前文已经说过，现代医学对临床最佳证据的评价，离不开医学统计的标准化处理，即无论是疾病的诊断与治疗，都有标准化的一套，包括诊断标准、化验正常值的标准、药物剂量标准、治疗措施标准等。

它们的建立大多来自大样本临床实践的统计结果，如90%～95%的置信限。这样做的益处是它的科学性。然而，医疗标准化也有一定的弊端，那就是容易忽略诊治个体化的重要性。因为个体化与标准化经常是对立的两方面，它们可分别表现为医学的艺术与科学。

之所以说医学是一种科学，也是一种艺术，是因为临床诊治过程中存在着各种随机性，由此带来许多不确定性（如诊断标准或疗效的变异）。例如，病人发烧加咳嗽不一定是细菌感染，它可能是病毒感染，可能是癌症，可能是风湿性疾病，也可能是病毒加上细菌的感染。几位医师来看同一位病人，他们可能说出几种不同的诊断，而且每个人都可说得头头是道。如果说医学作为科学的意涵在于各种医学研究结果的可重复性，那么其艺术的特征则在于临床经常存在的不确定性。临床的不确定性要求医师具有更多的经验与才能。因此，系统医学的一个重要原则是，临床诊治必须个体化。正确的诊断来自个体病案的仔细观察与分析，最佳的疗效来自因人而异的治疗对策或手段。

（2）个体化治疗的现状

再来看个体化的治疗。目前临床实践中普遍采用的经验型用药方式，个体间的差别难以体现。医生凭经验和治疗效果调整用药，需要对病人进行长时间观察和多次检测，才能找到最佳用药方式。这可能延误最佳治疗时机，并增大病人的经济损失。世界卫生组织的调查发现，约有一半左右的西药被不合理使用，每天都有用药不当导致死亡的案例出现。理想的治疗都应该是个体化的。"量体裁衣"一词是个体化治疗的代名词，它可以使每位病人获得最佳的治疗。近些年来，"基因导向性治疗"异军突起。它是根据病人的基因结构信息给药，尤其是发生变异的基因结构，针对性地选择药物，并确定最适合病人的用药剂量，故又称为"个体化药物治疗"。它能降低药物不良反应的发生概率，减少患者调整用药的次数和时间，减轻患者的痛苦和经济负担。

现在知道，我们每一个人之所以是独特的，在于每一个人具有与众不同的独特基因谱（或是表达谱）。遗传医学经过大量的实验，至今已筛选出影响一些药物不良反应及剂量效果的少数 DNA 序列变异，医学上称为位点。一个位点的基因结构影响的是多种药物的疗效，且每个病人每个位点都只需要进行一次检测，就可终身使用（图 2−6）。这给研究工作与个体化药物治疗的推广带来了便利条件。国际上利用生物芯片和计算机技术分析这些位点的遗传信息已经取得突破。据此，医

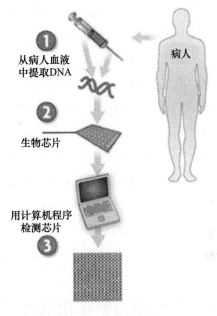

从病人血液中提取DNA

生物芯片

用计算机程序检测芯片

图 2−6　基因检测

生可以预测各种药物的效应，并精确地对病人合理用药，从而达到最理想的治疗效果。

（3）及时反馈个人信息

对于患者来说，为了配合医生进行个体化的治疗，无论是否已经采用基因检测技术，一个最直接、有效的方法是及时把自己的治疗反应（包括效果、副作用或耐受性等）反馈给医生。由于每个患者的肝肾功能不同，即使应用同一种药物，由药代动力学决定的血药浓度也会有很大差别。由于每个患者的病情与体质不同，对同一种药物的敏感性及耐受性也会明显不同。它们都是导致疗效与副反应有个体差异的原因。

现在的美国医生在选择应用抗生素之前，都尽可能通过咽喉涂片、尿或血液细菌培养等先确定所感染的细菌。国内很多患者因为经常应用抗生素，很熟悉自己的身体对哪种抗生素已经有抗药性。在动手术

之前，一些原先做过手术的人也可能知道自己的身体对手术治疗是否具有疤痕倾向。这些都应及时告诉你的主治医生。

此外，许多人都知道自己的身体中哪些部位最容易受伤，或者说自己最容易得什么病。笔者以"**命门软肋**"称之。在现代医学有一个类似的概念，称为"**疾病的易感性**"，但命门软肋或许是比疾病易感性有更广泛的涵义，还可以包括所谓的体质，泛指机体某方面的自愈能力。如有的人特别容易咳嗽，有的一辈子"拉稀"，有的脚踝动辄就会扭伤……人至老年，这些"软肋"更是首当其冲地受到侵袭，甚至威胁生命。显然，每个人的体质状态与长得高矮胖瘦等体征一样，一般是由遗传造成的。所以，我们多半可以根据自己的家属病史或遗传特点，以及本人长期的身体状况，寻找出本人身体的"软肋"。

8　遵医嘱与临床依从性

临床医生为了诊治病人的疾病，往往要给病人开出各种化验单、药物或其他治疗处方即医嘱。遵守医嘱的重要性，人人皆知。因为医生是疾病诊治的主体、决策者，对于任何一位患者来说，不论其是否具有医学知识，在患病时只有遵照主治医师的指令去做，认真配合治疗，如按时服药与改善生活方式等，才能最快地取得最佳的疗效。临床上有一个专有名词，称为**临床依从性**，即患者执行医嘱的程度，说的就是这回事。当它专指患者用药的行为时，则称为**用药依从性**。下面举个例子。

一位美籍华裔男性，62岁，因阴茎包皮突然水肿，并反复发热，虽找不到明显原因与其他炎症病灶，但血沉升高（52毫米/小时），C-反应蛋白升高（2.1毫克/分升），他的家庭医生怀疑是某种过敏性疾病合并炎症，给他处方口服类固醇激素强的松与抗生素头孢拉定。强的松的剂量与服法是：第1~3天，每天40毫克，下午一次性服用，与食物共进；以后剂量逐渐减少，第 4～6 天，每天 30 毫克；第 7～9 天，每天 20 毫克；最后 3 天（第 10～12 天），每天 10 毫克。头孢拉定的剂量与方法是，前 6 天是每次 500 毫克，每 6 小时 1 次，即 1 天 4 次，后 6 天是相同剂量，但减少为每 8 小时 1 次，即每日 3 次。医生之所以这样处方，是有其科学根据的：强的松是激素类药物，控制炎症效果快，但如长期服用则有明显副作用，而又不能立即停药，只有逐渐减量，才能防止炎症反跳。而应用抗生素头孢拉定是为了控制可能合并存在的细菌性感染，抗生素的足量应用既可以有效地杀灭敏感细菌，又可以避免抗药性的形成；最后几天的减少服用次数，则主要是维持一段时间的药效，以免炎症复发。该患者在严格执行上述处方医嘱后，病情迅速好转，第 2 天起体温恢复正常，第 4 天包皮水肿完全消退，停用药物后虽仍有一些激素撤销副作用出现（参见第Ⅱ章"11 '是药三分毒'"），但并未发生病情反复。

通常，患者得急性病时，类似上述例子，一般都容易执行医嘱，但如果得的是一种慢性病，那就经常会在执行医嘱或者说临床依从性上出现问题。世界卫生组织 2003 年的估计显示，在发展中国家的慢性疾病患者中只有大约 50% 遵守医嘱。特别是治疗哮喘、糖尿病和高血压的低依从性率，被认为是造成防治这些疾病困难大的主要原因。例如，在高血压的治疗过程中，有将近 1/2 的患者控制血压不能达标，不按照医嘱坚持服用降压药是其主要原因之一。由于高血压需要终身治疗，患者能否遵照医嘱坚持每天服药，关系到治疗的成败。

用药依从性差时，不仅治疗效果差，而且容易发生慢性疾病的并发症、抗药性等。许多高血压患者，服降压药时服时停，"三天打鱼，两天晒网"，血压高时吃几天，血压一降，马上停药，血压升高再服药，很容易导致血压较大幅度地波动，致使心、脑、肾发生严重并发症。

影响用药依从性的因素很多，有客观的也有主观的（图 2-7）。最

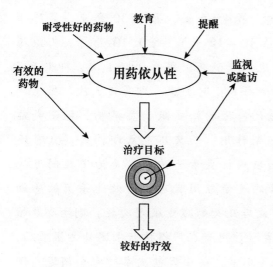

图2-7 改善用药依从性的途径

常见是因为药物副作用，病人服药后有不适症状，如腹泻、心悸、头昏等而停药。有的病人经短期治疗后，由于症状无明显改善故对治疗缺乏信心而中断治疗。一项研究报告，调血脂的他汀类药物开始应用时的依从率可达97%，但在6个月之后只有约50%的患者仍能依从。还有一些患者崇尚自然疗法，总认为服用太多药物对健康没有好处，故不按医嘱进行。此外，不依从的原因还有医疗服务方面的因素，如治疗措施过繁，患者年老健忘，不知如何按时服药或作某种治疗需排队等候，占用太多时间影响工作，以及医务人员服务态度欠佳等。只有针对具体原因解决这些矛盾，患者的临床依从性才能得到保障。

广义的临床依从性，除包括用药依从性之外，还涉及患者是否遵守医务人员对饮食、运动、吸烟及饮酒等生活方式的指导。现在知道，许多慢性病的发生与发展，都与不良生活方式有密切关系，故在治疗这些慢性病时，医生会同时给予改善生活方式的行为疗法处方。如对于高血压前期人群，美国的高血压防治新指南，不推荐采用药物治疗，但建议进行必要的行为干预，具体内容包括戒烟、限酒及维持健康体重；推荐低脂、低钠、高钾食物；同时增加体力活动（每天不少于30分钟的连续或累计的活动），主要是耐力活动，用阻抗训练作为补充，中等强度（40%～60%的氧气吸入存量）。通过这些健康的生活方式，经常能够控制高血压前期，使其不发展为高血压。

所以，患者必须如同遵守服药医嘱一样地全面执行医生的各种建议包括生活指南，才能取得最佳的治疗效果。

9 对过度干预说"不"

在看病的大多数场合，我们必须听从主治医生的医嘱，而且还要配合治疗。但在医疗技术飞速发展的今天，不少医生也未必能跟上医学新技术、新指南的要求，他们的医疗指令也有出错的时候。这时，不遵守医嘱或许反而较为安全。

譬如，对于有冠状动脉左干支狭窄的冠心病患者，国外诸多心血管疾病指南均将冠状动脉旁路移植术（CABG，即冠脉搭桥术）作为首选治疗策略（Ⅰa类推荐），而经皮冠状动脉介入治疗（PCI，即放置冠脉支架）仅为Ⅲ类推荐，仅用于药物治疗无效而无法接受 CABG 治疗者。然而，一些临床医生在对患者或家属交代病情时，未讲明这两种疗法各自的适应证，而只强调放置冠脉支架的创伤较小与无须开胸，这显然会误导患者作出选择（参见第Ⅳ章"7 冠脉支架与冠心病"）。

在 2011 年 8 月的《新闻周刊》中，沙龙·贝格利撰写了一篇题为"关于检验与治疗的新研究揭示了一个必须知晓的教训"的文章。该文根据最新的研究结果指出，冠脉支架、换膝手术，甚至是无所不在的

磁共振检查，以及某些常规的检验与做法，不仅价格昂贵，而且可能对病人有害。由此他阐述了对过度干预说"不"的重要性，要求病人考虑对医生说"不"，认为"这一个词可以挽救病人的生命"。

美国布朗大学医学院的名誉教授斯蒂芬·史密斯，告诫

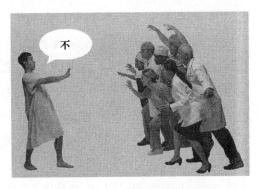

"不！"——一个能挽救您生命的词
（译自 Hugh Kretschmer 摄影，2011）

他的内科医生不要为诊断前列腺癌作 PSA 试验或为人群筛选心律失常做每年一次的心电图。因为这两个检验已经显示无益于挽救生命。相反，它们经常会导致作进一步检验的危险而漫长的探索历程。加州大学的内科教授丽塔·里德伯医生，是著名的《内科学文档》杂志的编委。尽管刚过了 50 岁生日，她也不想做乳房 X 光筛检，而到了这个年龄的女性通常都被建议做该项检查。她认为该检查有太多的假阳性（对怀疑阳性的部位作病理活检后发现并无异常），而且肿瘤可能会自行退缩，尚缺少证据表明该检查可以挽救生命。

这些医生之所以这么认为，不是反对医学，也不是想节省自己需要承担的部分医疗费用，更不是试图从疯涨的医疗开销里赚钱发财。他们是想通过自己的个人行为传递这样一种信息："治疗越多经常意味着健康越差"，同时使更多的人知晓他们作为生物医学研究者与医生所能起到的作用。

丽塔·里德伯医生指出，"在许多医学领域，不作检查、不用成像以及不治疗，实际上导致了较好的健康结果"。换言之，"少就是多（less is more）"。美国医学会下属的《内科学文档》杂志已经发表了关于那些对身体有较多伤害的医学检验与治疗手段的研究报告。

如果把"少治疗可能导致较好的健康"反过来说，也就是"多治疗可能伤害健康"。该说法与病人想通过医学筛检或治疗而受惠的期望背道而驰。在过去的二三十年间，许多有望预防疾病与延长寿命的新技术与药物蜂拥上市，强化了民众的这种期望。我们中的大多数人，对于医生提议的检验，只要是有能力检测潜伏的肿瘤、堵塞的动脉或心律失常的，从来不三思而后行。总是以为，先知道疾病的存在，然后得到治疗，这比毫不知情地经受威胁要好。这就是我们大多数人的逻辑。

事实上，对于大多数健康人来说，某些检验经常导致更多的检验，后者又可导致基于可能存在的某个问题进行医疗干预，但这个问题可能最终会自行消失或被证明对生命没有伤害。美国国家心肺血液研究所的心脏病专家迈克尔·劳尔医生指出，病人在以下场合尤其容易被愚弄，即当一种筛检查出或一种干预治疗了某种异常后，他们的健康状态改善了。而实际上那个异常并不一定就是病因，或者并不对未来的健康造成威胁。他说："我们所做的一切，有可能错误地把某些无病的人分类成了病人。"例如，为筛检前列腺癌做 PSA 检测（每年有2000 多万美国男性做该检测），为慢性背痛做 CT 成像与手术，为鼻窦感染服用简单的抗生素，诸如此类的大量检测与治疗，现在被证明是有害的，或者仅起安慰剂作用（详见本书第Ⅳ章）。

所以，患者就诊的时候，有时也需要对医生说"不"，即不接受有可能过度干预的手段或不必要检测的项目。但是，对患者来说，要对医生说"不"，最大的困难是通常缺乏医学知识，尤其是对新技术、新药物利弊的一无所知。

为了从源头——医生方面杜绝过度干预，近年来美国医师联盟（NPA）发起题为"促进临床实践良好管理"的研究项目，分别在家庭医学、内科、小儿科率先对医生的行为作出规范。它们包括：对腰痛患者做成像检查的限制；对急性轻、中度的鼻窦炎不常规开抗生素处方；对低风险的病人不做心电图或心脏成像的年度检查；开始应用降脂药物治疗时，使用通用的药物；告诉患者不要使用非处方的咳嗽药和感冒药；推荐使用糖皮质激素吸入剂控制哮喘；65 岁以下女性和 70岁以下男性，如没有危险因素，不用做骨密度扫描来筛检骨质疏松症等；甚至为健康成人做全血检测也罗列其中。当今的全血检测包括 15种左右的酶、蛋白质、脂类等。仅从概率上说，如果同时检测了 20 种血液指标，某个结果落到了正常值之外，经常是单纯的实验室误差（参见第Ⅳ章"19 不良的临床常规"）。所以，如果有一天，在所有医疗领域，医生的行为都得到诸如上述的规范，那也就无须等患者来说"不"了。

在西方还有一句谚语："把医生当作自己的会计师，而不是律师。"这句话的意思是不要百分之百地服从医生的指令，而应该把医生的话当作是自己会计师的忠告，是否要执行则由自己来决断。

10 谨防医源性疾病

许多人到死都不明白一件事，那就是疾病最常见的原因之一，竟是来自医治本身！但这又经常是真的。用以描述这一问题的医学术语是"**医源性疾病**"，即由医生或医治过程引起的疾病。前文所述的"过度干预"对身体的伤害，其实就属于医源性疾病。

严格说来，医源性疾病系指由于医护人员的诊断、治疗或预防措施不当而引起的疾病，包括医院获得性感染、药物所致的药源性疾病或营养缺乏症等。

要说明医源性疾病的危害性，有一个十分有说服力的例子，那就是医生罢工时死亡率减少的事实。1976 年，哥伦比亚的堡高塔市的医生罢工 52 天，当地死亡率下降了 35%。同年在美国洛杉矶，当医生对医疗事故保险涨价不满而罢工示威时，全市病人死亡率下降了 18%。加州大学的米尔·尔罗密默医生调查市内 17 家医院后所作的报告显示：在罢工期间，每一家医院平均减少了 60% 的手术。此外还有报道，死亡率下降与医生罢工日期的长短成正比。例如，在加拿大曼尼巴涛巴省的医生罢工 2 周，当地死亡率下降 20%，不列颠哥伦比亚省的医生罢工 3 周，当地死亡率下降 30%。医师罢工，死亡率降低——这或许是现代医学的黑色幽默，但它表明，医源性疾病的危害不容轻视。

医源性疾病的病因有：①与诊断有关：如医生的误（漏）诊；②与药物有关：不合理用药引起，有时合理用药也可发生药物不良反应；③与手术有关：如手术适应证或方法错误，操作失误或术后处理不当；④与器械有关：如在使用腔道窥镜或导管等技术中，引起组织器官损伤或各种并发症；或非创伤性处理不当，如止血带使用过久，石膏绷带包扎过紧，均可造成损伤；⑤与放射或理疗有关：包括 X 射线、γ 射线、核素及各种理疗方法的使用不当或照射量过大、防护不周；⑥与用语有关：医护人员使用医学用语不当引起病人心理创伤；⑦与预防措施有关：如免疫制剂的使用或接种方法不当。一般说来，医源性疾病可发生在防治疾病的任何环节中，大致可分为**诊断性医源性疾病和治疗性医源性疾病**两大类。

图 2 - 8 是由技术原因引起的疾病，主要由动静脉导管、外科手术与膀胱导尿管引起，分别占 46% 、29% 与 17% 。

近年来还认识到，CT 检查也可能是一种由技术原因引起的疾病（参见第Ⅳ章"11　CT 与癌症"）。由此提示医疗干预的高度发展可以造成不确定性的增加，从而增加医源性疾病的发生率。

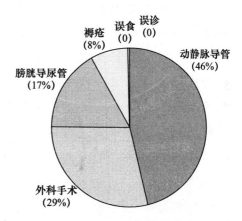

图 2 - 8　技术原因所致的医源性疾病

医源性疾病可以发生在医院诊治期间，也可以发生在院外或家中。在医院内发生的医源性疾病中最多见的是**医院获得性感染**，指病人在住院期间获得的感染，简称医院内感染或院内感染。院内感染是一个全球性问题，感染率随国家经济情况和医学水平而异，为3% ~ 25%。据 1989 年统计，我国住院病人院内感染发病率约 9.7% ，感染率近10% 。医院死亡病例的 1/4 ~ 1/3 直接死于院内感染。

在家中发生的医源性疾病，主要与药物使用有关，表现为**药源性疾病**（参见第Ⅱ章"11　'是药三分毒'"）。但也有与饮食不当相关的。以下是一个真实的故事。

　　玛丽是一位 56 岁白人女性。2 个月前她的家庭医生建议她采用高

蛋白饮食来减肥。高蛋白饮食减肥法曾在美国风行过一阵，其原理是采用高蛋白但低糖的方式来达到减肥的目的。由于它有很大的副作用，现在已很少应用。但仍有不少不愿靠运动与节食来减肥的人喜欢这种方式。该患者几乎是在采用该法减肥的同时（也是 2 个月前），右足踝关节发生肿痛，影响行走。因 X 光片检查没有发现骨折，玛丽的家庭医生认为是韧带扭伤后炎症，但她服用抗炎药物无效。玛丽来笔者处就诊时，笔者发现其同足拇趾也肿胀而且局部皮肤红热，呈典型的痛风足。因为痛风是由嘌呤代谢紊乱引起的，而高蛋白饮食多富含嘌呤类物质，很容易诱发痛风，绝经后女性也与男性一样容易发生痛风。笔者建议查其尿酸，果然明显升高。笔者推断其踝关节的肿痛很可能，也是由痛风引起。后经数次针灸治疗，并建议其不再采用高蛋白饮食，不到两周时间，踝关节肿痛全消，拇趾肿痛也明显好转。这个病例，显然是由于治疗干预不当（为减肥采用高蛋白饮食）所导致的医源性疾病（痛风）。

11 "是药三分毒"

目前，在西方发达国家，几乎每个人从出生开始一直到死，都被药物治疗着。如 40% 的德国人连续接受药物治疗，65 岁以上的老年人中，该百分率为 80%，还不包括非处方药。因药物副作用致死的，已达总人口死亡率的 3%。这种状态被称为现代医学的"药物化危机"。以药物治疗为主的现代医学，越来越显示出两大弊病：首先是药物成瘾，其次是药物副作用或药源性疾病。因为几乎所有药物都可能引起不良反应，只是反应程度和频度有所不同而已。"是药三分毒"，是对它们最生动的描述。

（1）药物成瘾

在越来越"医学药物化"的今天，对处方药物的成瘾已变成西方国家的主要问题。据估计，大约140万~190万的德国人在治疗后变成对某种药物成瘾，以及死于合法药物的人数多于死于非法药物的人数。这个数目还不包括那些终身因某些症状与疾病接受治疗的患者。

图2-9引自美国药物滥用和精神健康服务管理委员会2007年关于药物应用与健康的全国研究报告。可以看到在270万由非法药物引起的成瘾病人中，由大麻引起的占第1位（56.0%），而由止痛药与吸入剂引起的分别为第2（19%）、第3位（10.7%）。

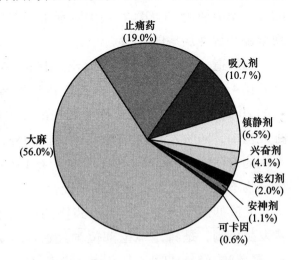

图2-9　美国270万人非法药物引起的成瘾

（2）药物副作用或药源性疾病

药源性疾病，系在防治或诊断疾病过程中，由于使用药物而产生不利于患者引起不良反应。20世纪40年代，临床用药以对症治疗和短程疗法为主，因此很少出现严重的药物不良反应。自从青霉素问世以后，药物治疗进入了一个新纪元，合并用药和长期疗法不断增加，从而使药物不良反应的发生率和严重性日益突出，但并未引起人们的重视。1961年发生的"反应停事件"是人们认识药物不良反应问题的转折点。反应停（thalidomide或沙利度胺）曾在全球范围内用于治疗孕妇晨吐，因其可导致严重新生儿畸形而被禁用。但一种药物从其投入使用到认识它的危险性，经常要经过一段漫长的时间。例如，早年使用氯仿作为吸入麻醉剂，引起突然死亡，但从认识该危险性到以氟烷取代它，经历了 100 年之久。

随着医药工业的发展，大量合成药物的不断问世，药物不良反应的发生率有所增加。图 2 – 10 显示了由药物副作用导致的疾病可以占到全部药源性疾病的 64% 。

据报道，全球每年死于不合理用药的有 750 万人，位居死亡人数排行的第 4 位。我国因药物不良反应住院的病人每年约 250 万人，因此死亡的 20 万人，每年发生药物性耳聋的儿童约 3 万多人。在 100 多万聋哑儿童中，50% 左右是药物致聋。在国外，由于药物不良反应而急症入院的占住院病人的 3% 左右，且约有 15% ~30% 患者在住院期间因产生药物不良反应而延长住院期或死亡。

大量抑郁症的发生，也与药物的滥用不无关系。由于抑郁症的主要发生机制，是特定中枢部位神经递质的紊乱，即脑内单胺，主要指 5 – 羟色胺（5 – HT）、去甲肾上腺素（NA）减少或活性降低，它可以与狂躁症（5 – HT、NA 增多或增强）相互转化，而许多常用药物已知或未知地影响着脑内各种神经递质的水平，故甚至可以说，它们是目前最为普遍的一种药源性疾病。如 20 世纪 50 年代用利血平（reserpine）治疗高血压，结果 25% 有抑郁状态，后证明利血平是单胺排空药。

药物不良反应的类

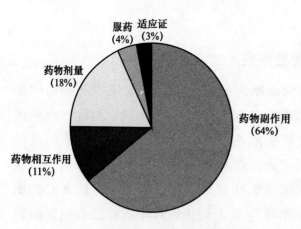

图 2 – 10　药物副作用导致的疾病

型大致有以下四类：

第一类型反应与药物的药理特性和剂量有关。药物在常用剂量时，除治疗作用外，常出现一些与治疗作用无关的副作用，如使用阿托品时出现口干和视觉模糊。有些药则在剂量过大或用药时间过长后产生毒性反应。毒性反应一般很轻，如恶心、呕吐、头晕、目眩、失眠、耳鸣等，有时不易与副作用区别。严重毒性反应常见对肝、肾、心血管系统或造血系统损害。

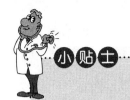

小贴士

某些药物不良反应

①在连续使用苯妥英钠治疗癫痫过程中如不定期检查血象，会因白细胞明显减少或肝损害造成死亡。②皮质激素用于防治炎症，但同时也延缓伤口愈合。③药物不良反应在儿童中常见，这是由于根据体重计算剂量不正确所致。④在正常情况下，肝脏能使类固醇激素分解灭能，但长期应用不仅能使肝功能发生障碍，还可使肝脏发生变性、增生、坏死以致广发肝细胞癌变。⑤前列腺癌患者长期应用雄激素治疗，可引起男性乳癌。⑥更年期综合征患者用雌激素治疗，会导致子官内膜癌变。

第二类反应是极少数具有过敏体质或特异体质的病人，在服用常用量或低于常用量药物时发生的过敏反应。这些反应与药物的药理作用无关，在正规药物筛选过程中也不易发现，一旦发生常很严重。例如青霉素注射引起的休克反应，链霉素引起第Ⅷ对脑神经损伤等。

第三类反应是药物治疗后的继发反应。例如长期使用广谱抗生素后，敏感的菌群被消灭，而不敏感的菌群或真菌大量繁殖，导致继发感染，例如念珠菌病、葡萄球菌肠炎。

第四类反应为药物相互作用引起。两种以上药物同时并用或先后使用所产生的效应称为药物相互作用。相互作用可以是有益的，也可以是有害的。有害的相互作用有两类：一类为药物之间药理作用不同，以致使其中某一种药物作用改变，例如噻嗪类利尿剂与洋地黄同用，前者引起低血钾，以致在服用洋地黄维持量时有出现心律失常的潜在危险；另一类为两种或两种以上药物具有同样药理作用，以致引起累积反应，常见于中枢神经系统抑制药物。

以上说的都是西药。其实，天然的药材包括中草药，只要当"药"用于治病，也同样存在"是药三分毒"的问题，虽然它们的毒性或副作用可能比化学合成的西药要少些、轻些，但在大剂量或长期服用时，也可以十分明显（参见第Ⅶ章"6　中药的返璞归真"），务必引起重视。

12　亡羊补牢的"吃与动"

"亡羊补牢"的成语，告诫人们失误时若及时采取补救措施，则可以避免继续出现损失。生病时也是同样。因为许多现代病都是慢性病，其发病与发展都与不良生活方式有着密切的关系，而且仅靠药物不足以治愈或控制其发展，改善不良生活方式是"亡羊补牢"最佳的自救途径。

在前文分析躯体的智慧时，我们已经了解到躯体的稳态或强健性是维持健康的机制，我们身体对长期进化中习惯的环境扰动（素食为主的饮食结构、体力活动等）表现为强健，而对不常见的扰动（营养过剩、脑力劳动等）表现为脆弱（参见第Ⅰ章"4　无奈的脆弱性"）。所以，不健康的饮食与少运动是两种最主要的不良生活方式。为了慢性病的恢复或预防，采取健康地"吃"与适度地"动"，是两种最主要的补救途径。

首先来看健康的饮食结构或饮食习惯。图2－11是2011年哈佛大学公共卫生学院与医学院共同推荐给美国人的一盘健康食品的细节。这一盘食物包括蔬菜、全粒谷物（或称粗粮）、健康蛋白质与水果四大类。它要求蔬菜量越大、种类越多越好，但马铃薯与炸薯条除外。要吃粗粮（如棕色米、粗面粉面包与全谷糊），但限制细粮（如白米与白面包）。健康的蛋白质可选择

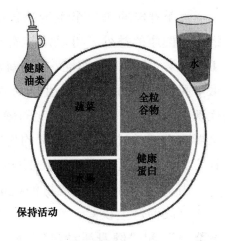

图2－11　哈佛大学推荐的一盘健康食品

鱼、猪肉、豆类与坚果，但限制红肉与避免熏肉、冷荤与其他加工肉。要吃大量各种颜色的水果。此外，要用健康的食用油（如橄榄油与菜油）烹饪、拌色拉，但限制奶油，不用转化脂肪，还要喝水、茶或咖啡（少加或不加糖），限制牛奶或奶制品（每天1～2份，牛奶每份8盎司①，奶制品每份1～1.5盎司）与果汁（每天一小杯，大约8盎司），避免糖饮料。

　　不要小看这一盘食品，它是根据最新、最有力的科学证据提出的，即目前的研究证明采用一种以植物为主的饮食习惯（含有丰富的蔬菜、粗粮、健康的脂肪和蛋白质）可以降低体重增加和慢性疾病的风险。目前在美国和全世界都面临着肥胖流行，如在美国，2/3的大人与1/3的孩子是超重或肥胖的。这一盘食品，显然是既控制热量摄入又保证必需营养物质供应的最佳营养建议。在该食品盘的左下角，还有一句提醒语：保持活动（stay active），即除了吃健康的饮食与适度满足自己的卡路里需求外，保持体力活动，是控制体重的另一半秘密。

_____

①　1英液盎司＝28.413毫升

亡羊补牢的第二个主要途径是进行适度的运动锻炼。适度运动或锻炼对健康的益处，可以从其有利于克服机体系统的脆弱性（参见第Ⅰ章"4　无奈的脆弱性"）来解释。那么，什么才算是适度的运动或锻炼呢？为预防由于不良生活方式导致的慢性病（如糖尿病、高血压、代谢综合征等）而进行适度的健身运动，既要达到运动的治疗作用，又要防止运动过度可能带来的伤害。因此，它必须针对个体特点来设计方案，确定适合本人的最佳身体活动量。

由于常被用来表示能量消耗量的"卡路里（kcal）"会随每个人的体重不同而产生误差，目前国际上流行的一些运动指南，多采用"代谢当量"和"健身活动量"，而不采用"卡路里"来作为身体活动量的表示单位。例如，体重40千克的人和80千克的人在做同样内容的体力活动时所消耗的热量有2倍之差，应用"健身活动量"的概念就可以避免这种误差。

具体来说，健身活动量（exercise，Ex）等于代谢当量（或代谢指数）与活动时间（单位必须是小时）的乘积：

健身活动量（Ex）= 代谢当量（met）×小时

其中所谓的"代谢当量（metabolic equivalent）"，也称为"代谢指数"，缩写为MET（发音为梅脱）。它是指运动时的代谢率与安静时代谢率的比值，用于表示各种活动的相对能量代谢水准，也是除了心率和自觉运动强度以外的另一种表示运动强度的方法，其单位为梅脱。例如，1梅脱被定义为每千克体重每分钟消耗3.5毫升氧气，大概相当于一个人在安静状态下坐着，没有任何活动时的每分钟氧气消耗量。一个5梅脱的活动则表示运动时氧气的消耗量是安静状态时的5倍。许多有氧训练器械都会用它来显示运动强度，估算热量消耗。

下面来举几个例子看看应用健身活动量来设计锻炼方案的优越性。比如，一些强度很高的运动，例如400米全力跑步时，可达到12梅脱，如果持续2分钟（0.033小时），12乘以0.033可得出0.4单位的健身活动量。这说明该项运动方案的强度太高，时间太短，故健身活动量很低。对糖尿病患者就不适合用此方案，因为运动期间血中的乳酸浓度可以达到 15mmol/L，同时血糖水平也会升高，另外，它给运动器官带来的压力和受伤概率都很大。

再如，中速步行（4 梅脱）持续 30 分钟（0.5 小时）时，为 2 个单位健身活动量（Ex）。它是前述 400 米跑步 2 分钟时的健身活动量（0.4 单位）的 5 倍，但血中的乳酸浓度不会超过 4mmol/L。一般认为，这是一次有氧代谢运动的最佳标准。

各种运动的代谢当量请参见表 2－1。

表 2－1　各类身体活动的代谢当量

健身运动	生活活动 （运动以外的身体活动）	代谢当量
	安静坐着	1
瑜伽、体操伸展运动	坐车、看电视	2
排球、保龄球	做饭、洗衣服、浇花、编织、手工劳动、地毯吸尘	3
快步走、太极拳、水中运动	清扫院子	4
高尔夫球、垒球、棒球	步行购物、与孩子玩、洗车	5
爵士舞、交谊舞、蛙式慢游泳、乒乓球、羽毛球	骑车、擦地板或浴缸	6
登山、露营、有氧体操、举重	移动、搬运家具	7
篮球、慢步跑、自由式慢游泳、健身操		8
足球		10
快步跑		11

注：一般来说，中等费力的身体活动的代谢当量为 3~6，而费力的身体活动则大于 6。

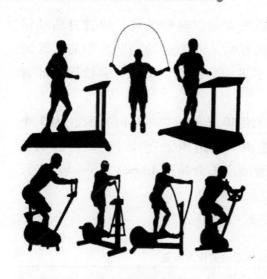

为了防止运动过度带来的伤害，大部分运动医学专家认为把健身活动量中的代谢当量控制在 3 ~ 6 个梅脱，时间控制在 20 ~ 30 分钟，每天的健身活动量控制在 4 个单位左右比较安全。对大部分基本健康的人来说，最好先达到每周 21 个健身活动量，维持 1 ~ 2 月。例如每天打太极拳 20 分钟，踢毽子 15 分钟加上力量练习 15 分钟，每天合计 3 个健身活动量。在运动方式的选择中，最好由有氧代谢运动、力量训练和柔韧性练习三种方式组成。当身体逐渐适应后再增加到 28 个健身活动量。可以对其中某一种方式增加一倍时间。例如太极拳增加到 40 分钟，就可达到一天 4 个健身活动量，一周合计 28 个。一周运动总量在 28 个活动当量，对大部分基本健康的人是比较安全、有效的量。

必须指出，健身活动量与身体活动量是不同的两个概念。健身活动是指有计划、有意识地进行的运动锻炼，而身体活动量除包括健身活动量之外，还要把日常的工作、生活活动量计算在内。不同类型的身体活动有不同的代谢当量。

在知道健身活动量后，就可以容易地由以下换算公式转换成能量消耗量，以体现不同体重的每人每个健身活动量所相当的能量消耗量：

能量消耗量（kcal）= 1.05 × 健身活动量（Ex）× 体重（kg）

由此公式算出的不同体重的能量消耗量，可以根据自己设定的身体活动量的目标知道自己每天或每次运动的能量消耗量，以考虑是否要补充或减少食物热量的摄取，以保持热量进出平衡。美国运动医学会建议每周运动消耗在 1200～1800 千卡的水平是安全有效的。

13 三级预防与先发制病

平时大家已经熟悉"预防"一词，它主要是针对导致疾病的各种危险因素预先采取干预措施，避免疾病发生的过程，如临床上对急性传染病的预防措施等。但是，疾病的预防，不仅要做在生病之前，还要做在生病之后。许多人至今对疾病预防重要性的认识，还只停留在疾病发生前的预防，也就是三级预防理念中的第一级，而对疾病发生后还要防范什么，即第二、第三级预防，缺乏基本的知识，更不懂什么是零级预防（即先发制病）了。

下面以糖尿病为例，来看看如何体现三级预防的理念。糖尿病是一种慢性、全身性、代谢性疾病，在老年人中尤其多发。

一级预防 为病因性预防或根本性预防，也称为源头预防，主要**在发病前控制病因和危险因素。**在发病以前，机体虽有病因或危险因素的存在和作用，但机体是健康的，其稳态的生理调节功能是正常的，若能及时消除或阻断病因或危险因素的作用、累积，则可防止疾病的发生。所以，一级预防是最积极、最有效的防治措施。糖尿病的一级预防，是预防糖尿病的发生，包括在一般人群中宣传糖尿病的防治知识，如其定义、症状、体征、常见的并发症以及危险因素；提倡健康的生活方式，如合理饮食、适量运动、戒烟限酒、心理平衡；在重点人群（如喜吃甜食、运动过少、肥胖、父母有糖尿病史者等高危

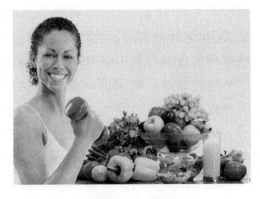

糖尿病的一级预防

人群）中开展糖尿病筛查，一旦发现有糖耐量减低（也称耐糖受损），应及早实行干预，以降低糖尿病的发病率。耐糖受损是糖尿病的前期。每年平均有 6% ~ 7% 的耐糖受损者发展为糖尿病。如果不进行干预，绝大多数耐糖受损者在 10 年后都将变为糖尿病人。但通过适当的干预，耐糖受损也能转为正常。

二级预防 是发病期的预防，指通过早诊断、早治疗来控制或减少疾病的危险因素。它包括发病期所进行的防止或减缓疾病发展的各项措施。糖尿病的二级预防，是指早期发现并有效治疗糖尿病，尽早、尽可能地控制好患者的血糖、血压，纠正血脂紊乱和肥胖、吸烟等导致并发症的危险因素，最大限度地减少和防止糖尿病的各种慢性并发症的发生。开始于 1983 年，涉及 29 个医学中心，对 1441 例 1 型糖尿病患者进行了近 10 年随访的 DCCT 试验（糖尿病控制与并发症试验）报道，良好的血糖控制，可使患者视网膜病变发生率减少 50% ~ 76%；肾脏病变发生率减少 34% ~ 56%；神经病变发生率减少 69%；心血管病发生风险下降约 40%。

三级预防 是对疾病进入后期阶段的预防措施，其目的在于减轻疾病的进一步发展或减少并发症。糖尿病的三级预防，是指通过有效的治疗，阻止或推迟已出现的糖尿病慢性并发症的进一步恶化，从而减少病人的伤残，改善患者的生活质量，延长生命。除 DCCT 试验外，从 1976 年开始策划，前后历时 20 年，有 23 个医疗中心及 5102 名 2 型糖尿病患者参与的 UKPDS 试验（英国前瞻性糖尿病研究）均已证实，严格地控制好血糖可以降低糖尿病患者的病死率和残废率。通过有效的治疗，糖尿病的慢性并发症在早期是可能终止或逆转的。

糖尿病的上述三级预防犹如三道防线，可降低危险因素，减少各种并发症发生率，提高患者的生活质量。

这里还要介绍一个与预防概念十分类似但又不同的新概念：**先发制病**(preemption)。这个概念是随着基因组学的发展提出来的。临床上，许多慢性病由于其必然要发生的机制，如遗传基因的作用，并不是都能像一些急性感染性疾病那样可以预防。这时，如果在出现临床症状之前就能早期诊断，或者是在其危及生命之前就开始干预或采取相应的应变对策，就能最大限度地减少疾病的危害，防患于未然。这就属于先发制病的范畴。基因疗法，就是典型的一种先发制病措施。

美国国家卫生研究院前院长埃利亚斯·泽鲁尼医生在 2009 年度预算报告中指出："至今，我们对于大多数慢性病（如肥胖、糖尿病或阿尔茨海默病等）仍干预得太迟，一般要等待它们出现症状后才开始治疗。现代研究正在改变这一途径，我们可以在疾病自然周期的更早些时候，即在它们危及生命之前几年就开始干预，包括鉴别个体的疾病易感性、预防、早期诊断、减少并发症，以及选择明智的疗法。"他还说，"当前，把后期治疗范式转变为早期的先发制病，已经变得越来越可行了。以 2 型糖尿病为例，2002 年时只知道其一个重要的基因异常，但近几年来已发现 7 个新基因或基因区，为揭示该病如何发展提供线索。"

所以，先发制病的概念已经跳出了人们熟知的狭义的预防，而包括了早期诊断与早期干预的各种措施。当然，从广义上讲，先发制病也是一种预防，也可称为"0 级预防"，与三级预防相对应。

综上所述，无论是对于糖尿病或其他慢性复杂性疾病，在它们发病之前或发病之后进行三级预防加上先发制病，都是不可忽略的系统谋略。

14　防范疾病的反跳

经常听到一些病人问医生"我已经病了，还要防范什么"。除前文所述的二、三级预防之外，还要预防各种医源性疾病包括过度治疗的伤害等。这里特别提出在药物治疗过程中预防疾病的"反跳"现象。临床上，一些疾病经过一段时间尤其是长时间使用某种药物治疗，在症状基本控制或临床治愈后立即停药，有时可以致使原病复发甚至病情加剧。这种由于突然停药导致疾病逆转的现象，称为药物"反跳"或"反弹"。它可以给患者带来不利的后果，甚至疾病恶化或致死。

可能引起"反跳"现象的药物很多，慢性病患者最常用的有以下三类。

（1）心血管药物

心得安具有 β 受体阻断作用。久用心得安后，β 受体封闭，使心率减慢，抑制心肌收缩力，心输出量减少，冠脉流量下降，心肌耗氧量明显减少，血压下降。如高血压患者久用它突然停药，β 受体解封，活性增强，致使心肌收缩力加强，心率加快，心输出量和心肌耗氧量增加，血压反跳发生率在 5% 左右。若是冠心病患者长期服用心得安（或硝酸甘油）突然停药，可有心绞痛加剧，甚至诱发心肌梗死的危险，应注意逐渐减量到停药。

高血压患者因停药而引起血压变化较为多见，如服用可乐定（clonidine）每天用量超过 1.2 毫克突然停用时或连续漏服数剂，可发生反跳性血压增高，常于 12~48 小时内出现，可持续数天，故其停药必须在 1~2 周内逐渐减量，与此同时考虑其他降压治疗。

（2）神经系统药物

抗癫痫药在癫痫发作暂时控制后，如突然停药或换药，可导致癫痫发作，甚至引起癫痫持续状态。安定作为抗焦虑药长期服用后，如突然停服，可出现激动或忧郁等情况、精神病恶化、甚至惊厥。去痛片含有非那西汀和咖啡因等，长期使用可产生药物依赖性，停药后能引起戒断性头痛。

巴比妥类催眠药对快波睡眠有抑制作用，可缩短快波睡眠（有梦睡眠）时间。初用巴比妥类药物能缩短快波睡眠时间，但久用突然停药后，可出现反跳现象，使快波睡眠时间延长，并出现多梦、依赖性和成瘾性。因此在应用此类药物时不要久用突停，应逐渐慢慢停药，否则会引起中枢神经过度兴奋，出现比用药前更严重的症状。

(3) 肾上腺皮质激素类药物

这是最易发生停药反跳的一类药物。血中外源性皮质激素（如强的松）浓度增高后，可反馈抑制促皮质激素的分泌，使内源性皮质激素分泌减少。如果促皮质激素缺乏则可引起肾上腺皮质萎缩，分泌功能减退，这时一旦停药则可出现反跳现象，原有症状可能迅速出现或加重。如患系统性红斑狼疮、皮肌炎或类风湿性关节炎的患者，经长期使用此类药物治疗待病情缓解、稳定后，若减药太快或突然停药，旧病常可复发，而且复发后的症状有时比治疗前更加严重，使病情难以控制甚至危及生命。

以上各类药物尽管产生反跳的原因不同，表现各异，但其后果都是一样的。为有效预防药物发生反跳现象，一般可采用以下方法：

递减法：当停用或更换长期服用的药物时，应采取逐渐减量的方法。

替换法：在需要更换药物时，应采取逐渐过渡的方法，先在原药基础上加用新药逐渐将原药减量以至停用。

备用法：停药期间仍应备有原用药物，一旦发生药物反跳现象，可再恢复使用，一般情况下，反跳症状会自行消失。

疾病的反跳现象，除出现在突然停药时外，还可能出现在其他治疗过程中。如通过节食减肥就经常会出现这样的情况。一些肥胖患者，通过连续一段时间的节食与运动，体重可以明显下降，但只要稍微多吃几天，体重马上就会反弹。产生这种体重反弹的原因，主要是我们的身体平时习惯的体重是一种稳态，既不容易增加，也不容易减轻，除非被重新设置到一个新的水平（图 2 - 12）。尽管可以通过节食、运动或促进新陈代谢的一些方法使其减轻，但在其稳态调定点未被重新

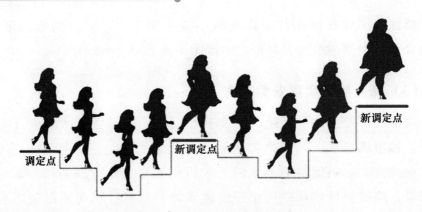

图 2 – 12　体重调定点的阶段性设置

设置之前，原先的体重很难被持久地减轻（参见第Ⅵ章"8　关注肥胖一辈子"）。如果快速减肥，通常很快就会反弹。所以，减肥主张一步一步（5～10磅[①]）地往下减，每次不要多减。

　　其实，所有停药引起的疾病反跳，都可以看作是疾病稳定态的表现。尽管病情在药物的作用下得到暂时缓解或控制，一旦药物的作用停止，疾病稳定态的原先偏移可以导致病情的重现。所以，要防止或避免疾病的反跳，最好采取排除疾病动因、打破疾病恶性循环等措施从疾病的发生、发展机制上作根本的解决。

15　打破恶性循环

　　所谓恶性循环，是指许多不利因素互为因果，循环不已，导致情况越来越坏。现在知道，许多疾病的发生与发展都是恶性循环的结果。譬如，临床上多见的失眠焦虑症就是失眠与焦虑症之间的一种恶性循环：由于焦虑引起持久失眠的状态，然后持久的失眠状态又促使焦虑情绪的暴涨。再如婴儿腹泻和缺锌之间的恶性循环：腹泻是夏季常见

---

①　1磅 = 0.4536千克

疾病，往往会导致婴儿血锌降低，而缺锌又会阻碍肠黏膜再生，导致病情加重。

临床上的许多复杂性疾病，其发生、发展机制中都有恶性循环在作祟。如图 2 – 13 所示，心脑血管病变中的恶性循环可以由血管病变、血液病变以及器官病变三者组成。下面我们再来看糖尿病与高血压病的两个典型例子。

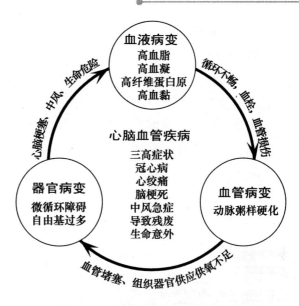

图 2 – 13 心脑血管病变中的恶性循环

糖尿病可分为 1 型与 2 型，其中 2 型最常见，约占糖尿病发病人数的 90% 左右。病人大部分超重或肥胖，以胰岛素抵抗为主，伴有胰岛素分泌不足。肥胖被认为 2 型糖尿病发病的重要原因，尤其是腹型肥胖者。其机理主要在于肥胖者本身存在着明显的高胰岛素血症，而高胰岛素血症可以使胰岛素与其受体的亲和力降低，导致胰岛素作用受阻，引发胰岛素抵抗。这就需要胰岛 β 细胞分泌更多的胰岛素，从而又引发高胰岛素血症。如此形成糖代谢紊乱与胰岛β 细胞功能不足的恶性循环，最终导致胰岛 β 细胞功能的衰退，引发 2 型糖尿病（图 2 – 14）。所以，对于肥胖的 2 型糖尿病患者来说，通过改善饮

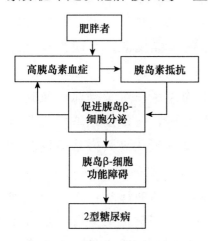

图 2 – 14 高胰岛素血症与胰岛素抵抗间的恶性循环

食习惯与增加运动去减肥，是有效控制糖尿病发展必须通过的第一关。

在高血压的发病机制中，最明显的血压调节功能变化是由血管因素引起的总外周阻力增高。外周血管长期收缩和血管重塑（俗称动脉硬化），是总外周阻力增高的两大机制。其中由血管重塑引起的，是难以逆转的外周阻力增高。过去只知道血管重塑是长期高血压的结果，但目前的共识是"血管内皮的功能丧失，血管反应性升高，以及血管重塑可以先于高血压发生，是血压升高的原因"，即动脉硬化与高血压之间实际上是互为因果，相互促进的一种恶性循环关系（图2－15）。一方面，长期的高血压可通过诱导平滑肌细胞增生、重排而导致血管重塑；反之，血管重塑也可以使总外周阻力增加而导致血压持久升高。血管重塑的发生机制，主要是血

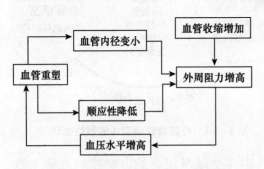

图 2－15　血管重塑与高血压的恶性循环

管平滑肌细胞的生长、分化及增殖功能加强，其原因不仅可以是高血压，在正常血压者可以是衰老（包括炎症）与遗传等原因。一些临床研究已经发现，高血压病患者存在着血管的炎症反应，表现为 C 反应蛋白水平显著高于健康人，与高血压的发病和病情发展具有相关性。

理解高血压的发生、发展与动脉硬化的关系，对于高血压及其并发症的防治有重要的提示：为了有效控制血压，一定要采取措施改善血脂异常，加强保护血管内皮功能与预防动脉硬化。其方法可以包括运动、低脂饮食与服用调脂药物等。

临床上，许多患者还会同时患有糖尿病与高血压病，无论是高血压患者合并糖尿病，或糖尿病患者合并高血压，它们的共存，形成了更高层次的一种恶性循环，使病情变得更为复杂，难以控制。长期以来，人们都把糖尿病人群的高血压看作糖尿病的后果，是糖尿病的并

发症，如在 1 型糖尿病，高血压绝大部分为糖尿病肾病所致的肾性高血压，水钠潴留是其主要发生机制。高血糖被认为是糖尿病致使高血压发生的主要原因。但是这不能解释另一个众所周知的事实：即高血压常常发生在高血糖出现之前。许多人在患高血压 10～20 年后才发现糖尿病。现在知道，胰岛素抵抗可以是链接糖尿病与高血压恶性循环的另一个枢纽。不仅胰岛素抵抗与高血压的发生、发展密切相关，是高血压的独立危险因素，而且高血压也可以是促使胰岛素抵抗发生的原因。所以，对于合并胰岛素抵抗的高血压患者，治疗不仅仅是为了把血压降到正常目标值，更应充分考虑改善胰岛素抵抗。除了选择有利于改善胰岛素抵抗的降压药物外，也要重视各种既能减少胰岛素抵抗，又能降低血压的行为疗法，例如减肥、摄取低碳水化合物和富含不饱和脂肪酸的食物，以及有氧体育锻炼等。

下面我们再来看恶性循环的另一内涵。体内发生的恶性循环或状态变坏，也可以由于生病时的治疗不得法、弄巧成拙所引起。如一些患者的功能性便秘，平时仅靠服用番泻叶、大黄或果导之类的泻药来治疗，结果陷入"便秘—服药—腹泻—停药—再便秘"的怪圈。殊不知低纤维饮食、饮水过少、少运动、生活环境的改变、精神紧张等都有可能导致功能性便秘。要解决便秘问题，一般还是主张通过建立定时排便习惯、改善生活方式以及功能训练来解决。若长期使用强烈的泻药，还会损伤肠道功能，使排便更加困难。

一些神经衰弱的患者，如注意力不集中、失眠、烦恼等，越是想消除神经衰弱的症状，症状越重。这也就是神经衰弱的恶性循环。要想打破神经衰弱的这种恶性循环，最好的方法是：①不把注意力集中于这些症状；②不去有意识地直接消除症状。或者说，带着症状去做事，可以从最简单的事情做起。因为神经衰弱不是精神或体力的残疾，患者总有自己能做的事，如打扫室内卫生、买菜购物、看自己喜欢的电影和书籍、欣赏音乐、给朋友写信等。如果你下决心找事做，就不愁没事做。唯一的要求就是不想病、不谈病，带着"痛苦"找事情做，像正常人一样生活。长此坚持下去，神经衰弱的苦恼会在不知不觉中消逝。

16 冲出疗效瓶颈

一些常见的慢性病，疗效达到一定程度后再也上不去了，好像有个瓶颈效应。"瓶颈"一词，通常用来形容事情发展中遇到的停滞不前的状态。这个阶段就像瓶子的颈部一样是一个关口，再往上便是出口，但是如果没有找到正确的方向也有可能一直被困在瓶颈处。糖尿病、高血压病及其并发症的防治中都有这种情况存在。

（1）糖尿病的瓶颈

糖尿病肾病，是糖尿病患者的一种严重和昂贵的并发症，是需要定期透析治疗或肾移植的终末期肾病的主要病因。而且，它会大大增加其他健康问题的风险，包括心血管疾病。美国的一项最新研究表明，尽管过去20年中糖尿病的防治已经明显改善，但发展为肾病的糖尿病患者的比例在那些年中并未改变，保持在35%左右。

（2）高血压的瓶颈

高血压的治疗也有瓶颈现象。国内报道，有将近1/3服用降压药的病人，尤其是高血压病多发的中老年人群，自诉药物效果不佳。临床上把使用了3种以上合适剂量降压药联合治疗，血压仍未能达到目标水平的，称为顽固性高血压。要进一步提高顽固性高血压的达标率，首先要突破瓶颈因素。

从系统医学的角度来看，影响顽固性高血压疗效的主要"瓶颈"，在于体内血压调节系统与其他相关生理变量稳态系统之间的相互制约。

在正常动脉血压稳态的维持中，有另外三个最为重要的生理变量的稳态系统，它们分别是血氧稳态、盐水稳态与血糖稳态系统。它们分别由动脉压力感受性反射系统、化学感受性、心肺感受性反射系统、肾性－压力体液控制系统以及迷走－胰岛素系统等参与控制。这四个稳态系统之间存在着相互作用。

现在知道，我们的身体之所以需要维持一定高度的动脉血压，其目的主要是为了维持对生命器官（脑、心、肾）的供血。充足的血液灌注可以向这些器官尤其是中枢提供生命活动必需的血氧、血糖与电解质。一旦血压降低或其他原因导致血氧、血糖与电解质供应不足时，中枢就会启动紧急反应，使动脉血压升高。维持正常血压稳态的各种神经－体液调节机制都是围绕这一目的而展开的。其实，不仅正常动脉血压具有稳态的特点，慢性高血压患者的高血压通常也有稳态的特点，可称为"疾病稳定态"。当应用降压药使动脉血压降低到一定程度后会激发一系列机体反应，包括各种降压反射的削弱与升压反射的加强，以及血容量的变化，它们可以使血压再度升高，最后达到一平衡点。那也就是高血压治疗中经常出现的"瓶颈效应"（图2－16）。

影响器官血氧供应的常见原因，是动脉硬化所致的慢性灌血不足。对于反复难以控制的顽固性高血压，首先要考虑有脑、肾动脉粥样硬化所致的慢性灌血不足的存在。不要一开始就把血压降得太低。否则"欲速则不达"。要分成几步降压，每步幅度要小。要等脑肾心等重要

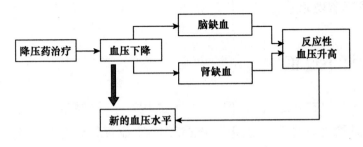

图2－16 降压效应的"瓶颈"限制

脏器的灌血需求逐渐适应新的血压水平后再逐渐降低。对顽固性高血压合并冠心病的病人，可考虑降压药与复方丹参滴丸的联合使用。

复方丹参滴丸改善心肌缺血的效应已经证实。临床观察到，它对正常血压并无明显作用，但对冠心病有血压增高的病人，有一定降压作用。

由于心血管系统是一个密闭的管道系统，血管扩张所致的降压效应，必须有一个前提，那就是血容量不变，那才会有相对的血容量减少。如果患者的血管扩张前已有血容量超载，如肥胖、糖尿病和慢性肾功能不全时通常有此状态，那么即使服用降压药后血管扩张了，相对的血容量仍然可以不变，故看不到血压的下降。对于这种情况，联合使用利尿剂以降低血容量超载，显得十分关键。如联合服用长作用的噻嗪类利尿剂或短作用的襻类利尿剂以观察治疗效应。另一类情况是，在应用降压药使血管扩张期间，原先的不良饮食习惯仍不改变，如继续高盐饮食导致水钠潴留与血容量的增加，这也致使相对的血容量不变，表现为高钠摄入抵消了降压效果。所以，在顽固性高血压的治疗中，要特别考虑联合应用各种减低盐水潴留的药物；原先有不良饮食习惯的患者，尤其是盐敏感患者，必须认识到只有采取低盐饮食，降压药物治疗才能达到最佳的效果。

以上我们列举了糖尿病肾病与顽固性高血压的两个例子。总之，要进一步提高治疗各种顽固性疾病的疗效，一定要认识并设法去克服治疗中的瓶颈现象。

17 矫枉不过正

常言道"矫枉过正"，但在治病过程中，如果说平衡就是健康，"正"就是稳态，那么"过正"就是稳态的偏移，就是治疗导致了原先没有的新病，是过度干预的结果。

系统医学关于临床干预的原则是注重调控艺术，矫枉不过正。这一原则主要由医生来执行，但真正执行起来十分困难，因为干预不足则难以控制病情的发展，经常比干预过多有更大的危险性。这里谈谈从患者的角度应该掌握的知识，在医生要求自己做治疗选择时可以综合考虑，或者提醒那些缺少这方面知识的医生施治时注意。一般来说，根据病情的轻重，可采取以下不同的对策。

(1) 轻症：少扰动性干预

何谓轻症或重症？简单说来，轻症是相对重症而言的，它不具有很大的危险性，通常指身体功能或结构稳态的偏移是线性的，一般不会构成对整体稳态全集完全破坏的疾病状态。只有当稳态的偏移变成非线性时，病人才处于危险性增加的状态，属于重症、危症。

一旦清楚了疾病状态的轻重，选择何种干预手段也就容易决定了。哪些病需要立即干预治疗，哪些病可以通过慢慢调整让它自愈，也就容易把握了。对于属于稳态线性偏离的多数轻症来说，我们提出一个临床原则：**少扰动性干预，重稳态调节**。

少扰动性干预，是指尽量避免采取剧烈的或侵入性的医疗干预。由于机体具有自我修复作用，不少轻症患者有很高的自愈概率。当贸然采取医疗干预手段时，不仅会给患者带来不必要的痛苦，反而有可能加重病情或引起新的疾病。以下举 3 个实例。

病例1 美籍华人早产女婴，右侧泪道堵塞，1 周岁时仍未自愈，当地专科医生建议立即手术治疗，但家长考虑到孩子早产 5 周，决定再多观察一段时间，并有意把手术日期预约在数个月之后，同时开始每天有意地让孩子多哭、流泪，并对其右侧下眼睑至鼻梁的泪道表面作按摩。结果在患儿 13 个月时该泪道已完全畅通，原先预约的手术被取消。

【按】 早产儿器官的完全发育可以晚于足月儿。幸亏该患者家长慎重行事，使孩子避免了不必要的手术治疗。这充分证明，自愈经常是最好的疗法。

病例2 美籍华人，女，57岁，患多发性皮脂腺囊肿多年，20多年前在国内生活时其右侧耳甲腔（耳郭）皮下有一处暗绿色囊肿，米粒大小，历尽数年后自行穿破其顶部皮肤，排出豆腐渣样内容物而完全自愈。最近5年来又在胸前壁（胸骨柄上）与脸部鼻梁右侧皮下两处发生同样颜色的囊肿。因一直等不到其自行脱落，故决定去看医生。胸前壁处的较大（小核桃仁大小）、较深，美国当地的家庭医生决定先作处理，经局麻后手术切除，并缝合两针，病理检查确诊为皮脂腺囊肿。因为胸壁部囊肿切除后局部留下微小疤痕，患者就不想再对脸部的囊肿动手术。她每天在囊肿局部用手指轻微按摩，并在洗脸时有意热敷。一天，该囊肿顶端突然自行开裂，暗绿色内容物全部排出，1个月后局部皮肤完全愈合，没有留下任何痕迹。这离胸壁部囊肿切除还不到1年的时间。

【按】 该病例表明，表浅的皮脂腺囊肿有很高的自愈率。当然，较深较大的如该患者的胸壁部囊肿，不切除也许很难除去。但正是因为其局部留下微小疤痕，女人的爱美之心就不敢再对脸部的囊肿动刀。谁知道这反而给了囊肿自愈的时间，局部按摩与热敷显然促进了囊肿的脱落。这不仅避免了不必要的手术，而且丝毫未损容颜。

病例3 美籍华人，女，59岁。冷天行走较快特别是上坡时在咽喉部有牵拉痛感，便去检查心脏。2008年6月济宁一家医院作心血管造影发现冠状动脉左前降支有30%的狭窄，认为不甚严重，无需放置冠脉支架，医嘱服用丹参滴丸即可。同年7月日在美国芝加哥一家医院作心血管造影认为有70%狭窄，当即放置了冠脉支架（金属裸支架）。但是，以后的一个半月中自觉症状反而加重，原先没有的胸闷、胸疼症状出现了。同年11月她就诊于另一家医院，检查发现原先放支架的冠脉近端又有80%再狭窄，故又放了第二个支架，但改为药物缓释支架。此后，根据医嘱，每天服用抗凝剂（Plavix和阿司匹林）。2009年1月的一天，因不慎在门廊处滑倒，后脑着地引起颅内出血，3天内连续2次开颅手术才止住血，20天后装回颅骨后CT扫描又发现出血，而且出现脑疝，几乎不能说话，第二天再次开颅减压，清除积血才抢救过来。这次颅内出血的治疗，她一共接受了4次颅脑手术。

【按】 该病案有两个教训，一是轻微的心肌供血不足是否一定要放置冠脉支架？因为该病人后来的意外出血与放支架后必须应用的抗凝药物有关。如一开始就采取保守治疗，或许就不会有后来摔跤后的颅内出血。当然，她最初的心肌缺血究竟有多严重是值得争议的。二是抗凝治疗未曾考虑到该患者长期以来就有皮下出血的倾向，数年前她还因一侧眼底出血经久不愈而影响视力。对于原本有易出血倾向的患者要慎用抗凝剂。

许多轻症，可能通过改善生活方式或寻求一些有效的自然疗法来调节平衡，恢复健康。如对于高血压前期人群，现在国际上的高血压防治指南，不推荐采用药物治疗，建议进行必要的行为干预，具体内容包括戒烟、限酒及维持健康体重，推荐低脂、低钠、高钾食物，同时增加体力活动。通过这些健康的生活方式，经常能够控制高血压前期，使其不发展为高血压。糖尿病前期患者也可以仅靠控制饮食、运动等行为疗法而治愈。

在各种自然疗法中，传统中医的各种干预手段包括中药、针灸、气功最具潜力。长期以来，传统中医的辨证论治，以患者个体化的"证"或者说征候群作为观察的变量，应用副作用较少的天然药材对人体进行调节，在治疗许多慢性病方面积累了丰富的"稳态调节"经验。在方兴未艾的全球"针灸热"中，针灸对机体功能的调节作用更是早已证明是双向性的，其作用方向受原先的机能状态影响：原先机能低下的，针灸可使其提高，反之亦然。故具有双向调整作用的针灸疗法对治愈多种轻症疾病具有极大的潜力。气功的三要素中的调息、调神在放松精神紧张与平衡自主神经功能上也有着其他疗法难以比拟的功效（参见第Ⅶ章"4 气功的科学本质"），而且适合患者自行练习，已经证明可以治疗神经性高血压等许多病症。

其实，西医干预手段中，也不乏调节平衡的方法，一个典例是水电解质与酸碱的平衡调节。临床上常见的水电解质、酸碱的平衡失调，可以表现为各种症状。有经验的医生，针对患者具体情况，掌握好"缺什么，补什么；缺多少，补多少"和"边治疗、边观察、边调整"的总原则，给患者挂上几瓶"点滴"，症状马上消失了。所挂"点滴"里面除盐水或糖水外，也没有什么特别的药物。它们靠的就是患者自身的调节能力，使水、电解质与酸碱恢复了平衡。

（2）重症：力保系统稳定

无可置疑，对于重症、急症，即内稳态调定点或目标值的移动变成非线性，患者处于危险性不断增加的状态，必须立即进行医疗干预。但是，此时务必记住一个原则，那就是"**防灾变，保系统稳定**"。它有

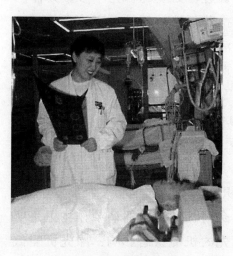

凌锋教授看望术后病人

两层涵义，一是以稳定生命指征（或者说稳态全集）为首要目标，即采取有效而及时的医疗干预，使那些已经成为非线性破坏的功能得到控制；二是对于这些尚处于线性偏离的相关系统功能，可以先不作过多的干预。换言之，预防灾变（维系病情稳定）而不是治疗，成为医生此时的首要任务。这种策略，不仅适合临床急救的实际情况，而且有利于给机体自身的修复

代偿争取时间。2002 年，原香港凤凰卫视节目主持人刘海诺在英国因车祸导致严重脑外伤，被当地医生诊断为"植物人状态"，后来由北京宣武医院脑外科凌锋医生接其回国抢救、治疗直至康复。"防灾变，保系统稳定"的原则，正是凌锋教授提出的"整体自洽"理念的主要内容之一。

从系统医学的角度来看，由于人体系统的结构稳定性是靠各个子系统稳态之间的相互联系与作用维系的，如果只有个别子系统稳态的扰乱，一般不至于造成全身系统功能（稳态全集）的破坏、对生命造成威胁。但重症、急症的情况下通常是最为关键或处于核心地位的一个或多个子系统出了问题，如肝破裂、脑出血、肾功能衰竭等。这时，只有迅速采取手术或紧急干预措施，针对最致命的子系统功能紊乱进行急救，才能减慢或阻止稳态全局的破坏。

许多重病从发病之初的来势汹汹到逐步控制，再到痊愈是一个缓慢的过程，中间会有一个平台期，那就是稳态破坏机制与自身修复机制相对平衡的阶段。如果最终稳态破坏的原因逐渐消除，或者是修复代偿机制取得优势，疾病也就进入临床治愈阶段。由于自身修复或代偿机制的实现与强化需要一个较长的时间，对于重症或多系统功能紊乱更是如此。所以，对许多顽疾的治疗需要有类似打"持久战"的战略，如在发病初期以对抗或消除致病原因、控制病情发展为主，进入平台期后以提高机体抵抗力为主，不能有急躁情绪，避免过度的对抗治疗。

在癌症患者的治疗中，如何"保系统稳定"是一个难题。化疗经常是杀灭癌细胞的有效手段，但同时也可以杀死正常细胞，破坏机体的造血系统或免疫系统，最后有可能癌细胞杀死了，人也废了。为此，临床上已经有人提出"带瘤生存"的对策，即在癌症治疗方式上，不求短期有效，更求长期稳定，提倡与肿瘤和平共处的新观念。

18 与医生互动

由于疾病的诊断与治疗，都是由医护人员对患者实施的，医护人员尤其是医生是治疗方案的决策者，实施医疗干预的操作者，患者要做的主要是遵守医嘱，按照医护人员的指令去做、去配合。这也就是前文所说的临床依从性，是取得疾病医治成功的基本保障。那么，为什么还要强调患者也要"与医生互动"呢？

首先，从系统医学的角度来看，疾病的诊治过程，可以用一个由医生、护理人员主导的并有患者参与的耦合系统来表示（图2－17）。患者在这个耦合过程中是不可缺少的环节，不仅因为患者是疾病的载体，是医疗干预的对象，而且因为医生的诊断与干预决策是要随着患者反应的变化而变化。我们在前文已经分析过疾病的定义，即疾病是患者维稳机制受扰动或部分破坏时稳态持续的偏离，而所谓的医疗干预就是对患者内部的这一稳态系统的调节过程。患者最了解自身的症状或感觉在治疗过程中发生的任何变化，包括疗效与副反应。只有患者能够及时、准确地反映自己在治疗过程中的每一个变化，即使是微小的变化，无论是症状的改善或恶化，都能对医生的下一步治疗决策有极大的帮助，可以帮助医生尽快地找到与患者个体特点相一致的、最佳的治疗手段。

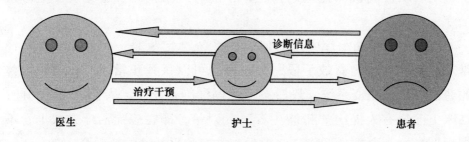

图2－17　由医生、护理人员和患者组成的耦合系统

其次，患者"与医生互动"，要的是一种以病人为中心的医疗模式。由于临床**依从性**一词含有屈从和强迫执行之意，近年来常采用**坚持性**（adherence）来替代。因为坚持性更多地反映了患者主动、积极的一面。现在，西方主流医学已开始越来越多采取一种可以改善临床依从性的方法，那就是让病人也参与治疗团队的决策过程。在这种情况下，病人对自己的病情和治疗方案完全知情，并与治疗团队一起决定采取何种行动，负责监测自己的部分治疗反应与进展，并及时向团队报告。这样做十分有利于患者充分发挥自己的主动性、积极性，变非主动的依从性为主动发生的坚持性，快速参与到上述由医生主导、护理人员参与的医患耦合系统中去。

为了使病人变成医生主动的合作者，近年来美国的一些医院开展一种特别的免费服务，如由 **ProHealth** 公司推出的 **MyChart**，即把病人的每次检验结果报送主治医生的同时，也登载在特定的网络上，每个病人都可以通过自己的密码上网，及时得知自己的检验结果，而且可以与以往的检查指标相对照，了解疾病的好转或进展。病人也可以通过同一网络与自己的医生办公室交流，包括回顾医嘱，接收重要的健康教育信息，直接、可靠地寄电子邮件给医生，要求更新药物处方或预约下次就诊时间等。

在2006年年底由上海科学养生康复协会组织的肿瘤患者联欢会上，一位患了肠癌，借助中医治疗康复得很好的先生说："这么多年，我感觉自己康复得很顺利，在与疾病对抗的过程中，我深深地体会到：现在这个医疗和科技高速发展的时代，'医生无所不知'的模式已经过时了。取而代之的是，知情的病人和医生一起共同作决定，共同选择治疗方案。"换言之，病人要迈向健康，需要的是医疗、饮食、运动、心情、睡眠等各方面条件。而现在的医生很少有精力去为病人创造这些条件。医生可以有很好的技术，但是综合调整还得由病人来做选择的，因为每个人对自己的情况还是比较了解的。

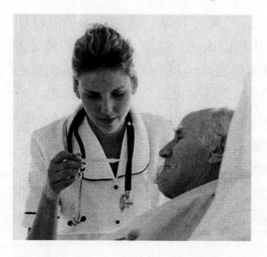

由于 21 世纪的疾病谱重点已转移为慢性病，而慢性病的防治离不开患者的参与，故"参与性"已成为现代医学的四大特点（预见性、个体性、先发制病与参与性）之一。它既包括患者的积极配合治疗，也包括患者家属的参与，以及全社会的关注。对于患者来说，那就是"与医生互动"。简单说来，患者在疾病的诊治过程中要发挥自身的主观能动性，积极配合医护人员，而不是一味消极地等待被诊断或服从医嘱。

Ⅲ　疾病自愈的神奇

　　"每个人的身体内部都有医生，我们要做的仅是帮助它工作。人体内部的自愈能力是最大的康复力量。"

——希波克拉底　西医鼻祖（公元前 460～377 年）

　　每个人都目睹过身体损伤自愈的种种事实：皮肤被利器割开了一个小口子，出血的伤口很快自行止血并且结痂痊愈；感冒发热、咳嗽、咽喉痛，没有吃药，持续几天到一周时间就挺过去了。临床上的一些顽固疾病也有自行修复或者自愈的例子。例如，大多数病毒性心肌炎的人都会自愈，不会留下后遗症；阿斯综合征、窦房结综合征、不明原因的脑脊液压力低或颅内压增高所致的头痛等，都有自愈的例子；最初的胸痛（轻度心绞痛）较为频繁，随着时间的推移，反而很少发作；耳廓或脸部上的皮脂腺小囊肿，数年后居然自行脱落了……诸如此类的神奇现象，实实在在地发生在我们的身上，它们属于躯体智慧的表现。虽然对于某些自愈现象，至今还不完全清楚其机理，但现代医学已经逐渐把准了身体康复能力的"脉搏"，开始设计与运用一些手段来促进或强化它们。

1 免疫：从天花到禽流感

人体的免疫功能，是最显著的一种自愈或防御机制，从早年发明种牛痘的方法来消灭天花，到近年发展疫苗预防禽流感，都是通过激发身体的免疫功能实现的。

（1）消灭天花

天花曾经是一种极为可怕的传染病，每四名天花病患者中，就有一人死亡，其余三人还会留下丑陋的痘痕。天花病的历史似乎与人类历史一样漫长，公元前1000多年保存下来的埃及木乃伊身上就有类似天花的痘痕。公元14世纪，天花在欧洲蔓延，死亡人数达1.5亿。若干世纪以来，天花就是死亡的代名词。然而，天花有一个特点，就是一个人一生只患一次，如果天花患者能侥幸活下来；那么以后再也不用担心会患上天花了。能不能让人一辈子连一次天花也不患呢？到了18世纪这个难题被英国的一位乡村医生爱德华·琴纳通过发明"种牛痘"的方法解决了。

所谓牛痘，实际上是一种轻微的天花病，因为是在牛及其他牲畜体内发现的，故叫牛痘。琴纳在他居住的乡村观察到一个有趣的现象：

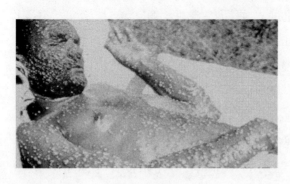

天花病患者

凡是和农场牲畜打交道的人，大多不得天花，而那些挤牛奶的女工，从未患过天花，这件事既让琴纳吃惊又让他纳闷。琴纳决心解开这个疑团。他经过仔细观察后发现：那些挤牛奶女工，并不是没感染过牛痘病，只不过症状很轻，手上长了一两个水疱，有时连自己都不知道罢了。琴纳想，她们不染天花会不会和她们曾经感染过牛痘有关呢？经过多年观察，琴纳最终认定曾经患过牛痘的挤奶女工身上一定具有某种抵抗力，才使她们免遭天花的侵袭。他决心做一个实验来验证自己的设想。

1796 年 5 月 4 日，琴纳从一个正患牛痘病的挤奶女工的身上取下一些水疱里的痘浆，接着把这些痘浆注射到一个名叫菲普士的 8 岁小男孩身上，这个男孩以前从未患过牛痘或天花。过了两天，男孩感到有些不舒服，但很快就好了。两个月之后，琴纳确信，菲普士身上的抵抗力已建立起来，然后就从正患天花的病人的痘痂上取出一些脓液，注射到菲普士的身上。一星期过去了，菲普士没染上天花。一个月过去了，菲普士仍旧安然无恙。琴纳成功了，他第一次证明了在健康人身上接种牛痘，可以预防天花。牛痘的拉丁语叫"vaccinia"，现代医学中所用的疫苗（vaccine）一词，就来源于它。琴纳的这套方法叫"种牛痘"。牛痘，也就成为医学上应用的第一个疫苗。它传遍全球后，天花便销声匿迹了。1980 年 5 月 8 日，世界卫生组织正式宣布："地球上的人类已经不会再患天花疾病。"

琴纳的工作不仅使人类从此免遭天花的灾难，而且发现了对付传染病的新武器——免疫。后来知道，种牛痘预防天花病的机理，实际上是一种强化身体免疫功能的方法。人体的免疫系统一般是借着识别病毒表膜的抗原，针对病毒抗原的结构来制造抗体，然后标记病毒以及受感染的细胞，并诱导免疫机制对其进行攻击。由于牛痘病毒具有与天花病毒相似的抗原，曾经感染牛痘病毒的人体内已经产生的抗体可以同样对抗天花病毒，阻止天花病毒入侵身体。所以，种牛痘预防天花病的实践，是用人工方法调动人体免疫能力防治传染病的一个最显著的例子。

（2）禽流感来袭

当代另一种主要靠激发机体免疫力来防治的传染病，是禽流感（全称鸟禽类流行性感冒）。它原本是由病毒引起的动物传染病，通常只感染鸟类，但其病毒在变异后也会感染人类。其症状与一般流感的症状很相似，发烧、咳嗽、咽喉疼、肌肉酸痛、结膜炎等，严重者会出现呼吸困难和肺炎，危及生命。被感染的人半数以上死亡。

自从 1997 年在香港发现人类也会感染禽流感之后，该病一直在亚洲区零星爆发。2003 年 12 月后，禽流感主要在东亚多国（越南、韩国、泰国等）严重爆发，并造成多名病人丧生。直到 2005 年，疫症不但未有平息的迹象，而且还不断扩散。远至东欧多个国家亦有多个案例发生。目前，潜在的禽流感暴发已成为全球公众健康面临的一个最大威胁。

根据病毒核蛋白的抗原性分类，禽流感病毒属甲型流感病毒。对付禽流感，接种相应疫苗也是主要的预防手段。2007 年，赛诺菲 – 安万特（Sanofi – Avents）公司制作的一种禽流感疫苗得到美国联邦政府批准使用。据美联社报道，这是第一个被批准使用的禽流感疫苗。该禽流感疫苗能对抗禽流感病毒 H5N1。临床试验表明，只要接受两次注射，每次剂量 90 微克就能预防 45% 的禽流感发生，而一个普通的流感疫苗只需要注射一次 15 微克就能预防 90% 的流感发生。目前赛诺菲 – 安万特公司还在设法改进这一禽流感疫苗，使其更有效率。

总之，对于许多急性传染病，我们的身体会自动启动免疫功能来对抗，只要病得不是太重，如普通的感冒，几天到一周便能痊愈；如果入侵的微生物及其反应强悍得难以抑制，如天花或禽流感，则可以通过接种疫苗等方法来强化身体的免疫功能来防治。

2 疼痛与镇痛

什么是疼痛？疼痛具有两面性，一方面，它是人体自身的保护信号，另一方面又是一种难以忍受的不适症状。

作为一种自身保护信号，疼痛是许多病变的先兆。它警告我们被割伤、烫伤或者骨折了，需要治疗或者躲避。但是，有时它发出的警报是错误的，这种错误警报不停歇，那就是变成了一种临床症状，即疼痛持续不止。

作为疾病最常见的一种症状，疼痛的经历可以各种各样：可能来得突然，走得也快；可能短而尖锐，也可能绵长持久；可能发生在以前受伤的地方，也可能发生在没有任何病变的部位；可能集中在某处关节或者肌肉上，也可能弥散到全身。而且，如果它长期、持续地存在，那就不再是一种症状，其本身就是一种疾病，通常称为慢性疼痛症。很多人早年的手术伤疤早就愈合，可仍不时感到疼。也有人做过一次化疗，之后就全身疼痛，从不消停。很多人一辈子被疼痛所折磨。在美国，现有7600万人患有慢性疼痛症。

（1）人体的镇痛机制

为什么有时疼痛发生后会自动消失？那是因为我们的身体具有自我镇痛机制。这曾经是一个奥秘，但其神秘的面纱正在被揭开。

首先，神经系统对包括疼痛在内的各种感觉具有适应性。如果第一次你感觉不是很疼，今后同样的状态下受伤，疼痛感觉会明显减弱。拳击运动员因为长久的训练、反复挨打或者拳击硬物后，他们的神经系统对疼痛的适应力增强了，在从事这项运动时并不感到疼痛。据调查分娩多次的母亲，第一次分娩的疼痛感以及与之伴随的恐惧感是最强烈的，但到了生第二胎时就明显减弱，而第三胎或者之后分娩，疼痛感逐次减弱。

其次，疼痛很容易被转移，这是保证大脑不会被过度疼痛损害的另一项功能。假如你头疼难忍，突然有人在你脚趾头上踩了一下，此时头疼似乎就不那么明显了，因为大脑的所有注意都转移、集中在脚趾带来的新的疼痛上。

再者，也是最重要的，我们的身体有本能的镇痛系统，主要是由内源性吗啡（阿片）样肽类物质（简称内啡肽）、阿片受体和内啡肽神经元共同组成的内啡肽系统。阿片，也称鸦片，是罂粟的未成熟蒴果浆汁的干燥物。吗啡是阿片中所含的主要生物碱。阿片肽是目前最有效的止痛药的成分，无论是天然的还是人工合成的，皆具有镇痛作用，其作用原理均主要是通过与不同的受体结合后阻止疼痛信号从脊髓向大脑的传递。我们身体内合成、分泌的阿片肽——内啡肽，其作用和医用吗啡一样。目前在神经系统共发现了五种阿片受体，分别是 μ 受体、δ 受体、κ 受体、σ 受体和 ε 受体。这些受体分布在痛觉传导区以及与情绪和行为有关的区域。与阿片受体发生特异性结合的内啡肽（包括脑啡肽和强啡肽）有 α、β、γ、δ 四种类型，广泛存在于脑、垂体、胎盘、胃肠道和血浆中，参与性格、情绪和行为有关的脑功能活动。而且，它们的水平可以通过一些刺激手段而提高，如运动锻炼或针灸刺激（参见第Ⅲ章 "8 人体的自愈能力与促进自愈的手段"）。这也是针灸镇痛的主要机制之一。

（2）"镇"不住的痛

说到这里，也许有人会问，既然身体有本能的镇痛机制，为什么还会有慢性疼痛症发生呢？那是因为疼痛作为自身保护信号的功能始终是第一位重要的。当疼痛信号过于强烈或者持续较久时，神经系统对疼痛的适应性可以逐渐消失。这可以出现在诱发疼痛的刺激（如体表局部的炎症）持续作用的场合。此时，哪怕开始不是很疼，也会越来越强烈，使我们感受到逐渐升级、持续不断的疼痛。

其次，神经系统的适应性也有坏的一面，即长期的疼痛感觉也可能是大脑对疼痛刺激适应的结果：一开始病人仅觉得有一点疼，但是大脑不断强化疼痛，终于变成慢性疼痛症。

此外，慢性疼痛可以在神经中枢留下长久的记忆而不易转移。大脑影像学和分子生物学的研究显示，长期头痛患者的大脑与正常大脑已经不同：脊髓和大脑里的神经节可以记录下大脑的持续疼痛，然后通过提高敏感性对恒定的疼痛做出反应。慢性疼痛改变了大脑和身体运作，有些时候这种改变是永久性的。其原因可能在于促进大脑交流的化学物质和神经环路被疼痛永久性改变了。

（3）人体的致痛机制

身体不仅有镇痛机制，也有**致痛机制**。神经系统的化学物质中既有参与镇痛的，如吗啡样物质，也有对抗镇痛的，如胆囊收缩素。现在知道疼痛患者应用吗啡的镇痛效应之所以有个体差异，除与阿片受体的敏感性有关外，还与脑内胆囊收缩素的浓度有关。体内的镇痛系统与致痛系统经常是共存的。

总之，我们的身体对日常生活中经常发生的疼痛都有相应的镇痛机制，它属于机体自愈功能的一种显著表现。

3 止血与纤溶

在正常情况下，我们的身体有复杂而完善的自动止血功能。它依赖于由血管壁、血小板和凝血因子组成的止血、凝血系统。并且，它与纤维蛋白溶解（简称纤溶）系统（包括激肽系统、补体系统等）相互制约，处于动态平衡状态，以维持血管内的血液不断循环流动。因此，即使血管局部有轻微损伤，也不会出血不止，更不会因局部止血而发生广泛血栓或栓塞。但在病理情况下，无论上述哪一个系统的作用发生异常，都可导致出血或血栓形成。

（1）正常的止血、纤溶系统

正常的止血过程有多种机制参与，包含一系列复杂的生理、生化反应，大致可分为两个阶段。

首先是初步止血，指在微血管和小血管破裂后立即发生的止血，包括血管的反应性收缩、破损口缩小或闭合、血流减慢、出血减少或停止。血管受损后基底胶原暴露，激活凝血因子XII，启动内源性凝血，使血小板黏附、聚集于血管破损处，形成松软的血小板栓子（白色血栓），堵塞伤口，实现第一期止血。

第二步止血是由凝血机制参与。目前公认的凝血因子共有12个，统一采用罗马数字编号。血管损伤暴露的组织因子启动瀑布式的内、

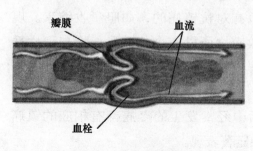

瓣膜　　　血流

血栓

图3-1　血凝块示意图

外源性凝血过程，经过一系列酶反应过程，以凝血酶形成为中心，最后产物是牢固的纤维蛋白血栓（红色血栓），堵住伤口，完成第二期止血（图3-1）。近年来对凝血系统的研究又更新了许多概念。

然而，如果我们的身体内只有止血、凝血机制，凝血过程就会无限制地扩展，甚至蔓延到全身血管。好在还有一个它的对立面——抗凝、纤溶过程。它是指血液凝固过程中形成的纤维蛋白被分解液化的过程，可以防止凝血酶和纤维蛋白形成的范围扩大，使止血只局限于血管破损部位。参与纤溶过程的一系列化学物质组成的系统称为纤溶系统。纤溶是体内重要的抗凝血过程。它和凝血过程一样，也是机体的一种保护性生理反应，对体内血液经常保持液体状态与管道畅通起

着重要的作用。纤溶系统包括纤维蛋白溶解酶（简称纤溶酶）、纤溶酶的激活物与抑制物三个组成部分。纤溶的基本过程可分为两个阶段：纤溶酶原的激活与纤维蛋白的降解。

（2）止血、纤溶系统相关疾病

显然，正是由于我们的体内同时存在止血、凝血与抗凝、纤溶这两套相互制约的系统，才能保持血液供应系统的正常运行。临床上，如果止血一方出了问题或者说凝血不足与纤溶过强，将会导致出血性疾病；如果凝血过度或者纤溶减弱，则又将会出现血栓性疾病。有时，还会发生先是凝血过度但随后纤溶也过度的情况，如弥漫性血管内凝血就属于这种情况。

所谓出血性疾病，是指以自发出血或轻微创伤后出血不止为主要表现的一组疾病，常表现为全身多部位出血。若表现为局部出血，其出血原因一定不能被局部病变解释。不同病因引起的出血性疾病的临床表现有所不同，可表现为鼻出血、齿龈出血、皮肤紫癜、胃肠道出血、拔牙或外科手术后严重出血、妇女月经量多、产后大出血等。

临床上的血栓性疾病，包括由血栓形成与血栓栓塞两种病理过程所引起的疾病。所谓血栓形成是指在一定条件下，血液有形成分在血管或心脏内膜局部形成栓子的过程。所谓血栓栓塞是血栓从形成部位脱落，在随血流移动的过程中，部分或全部堵塞某些血管，引起相应器官或系统缺血、缺氧、坏死（动脉血栓）及瘀血、水肿（静脉血栓）的病理现象。

弥散性血管内凝血，是多种原因致弥漫性微血管内血栓形成，继之因凝血因子及血小板被大量消耗及纤溶亢进而发生的出血综合征。它的主要病理特征是凝血功能失常，有出血、休克、器官功能障碍和贫血等临床表现。一旦出现，病情十分危急，常见于一些严重的疾病，如感染性疾病、肿瘤、血液病、妇产科疾病与严重创伤等时。

总之，以上这些疾病的发生，都是我们体内固有的止血、凝血与抗凝、纤溶这两套系统不能相互制约或者失调的结果。

4 伤口修复与疤痕

每个人都曾有过皮肤被利器割开的经历。只要伤口不大不深，不仅出血会自动停止，而且伤口也会自动愈合。如果伤口较大较深，或在各种外科手术的场合，在适当缝合后，伤口也会逐渐自动愈合。

伤口愈合的机制有两种，如果伤在表皮层，那么身体会制造出相同的细胞组织来填补，不会留下疤痕。不过如果伤口深入真皮层，为了防止伤口裂开，皮肤会制造强韧的疤痕组织将伤口有效地联结起来。受伤后3~6个月之内，疤痕组织会不断增殖，称为增生期。这段期间身体会在伤口附近增生细小的血管来供应疤痕组织营养，因此早期的疤痕看起来又红又凸，摸起来也硬邦邦像根绳子似的，如果愈合过程顺利，增生期后就进入成熟期。成熟期的疤痕会变淡、变平和变软，时间也是平均3~6个月。

疤痕组织的形成，原本的目的是为了填补伤口组织的缺损并且加固伤口，但如果形成得过大，位于体表暴露部位的疤痕可以影响美观，而位于深部组织的疤痕在特定条件下也会发生炎症反应，导致疼痛等症状。临床上一些腰痛患者做了腰椎成形术等手术治疗后，原先的疼痛消失了数月后，逐渐又有原先部位的疼痛复发，据推测就与手术局部有疤痕组织的过度形成并且发生局部炎症有关。所以，我们在为自己的身体具有自动愈合伤口的能力而庆幸的时候，也要关注或预防

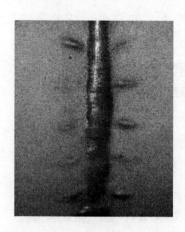

疤痕疙瘩

体表受伤或手术治疗产生疤痕组织可能发生的不利影响。

造成疤痕的原因很多，可以是皮肤病后遗症（患水痘留下凹坑），也可以是由于外伤（烫伤、电灼伤、抓伤、摔伤、刀伤、车祸等），再者就是各种外科手术（植皮术、激光术、液氮术、磨皮术）所导致。尽管原因各异，但影响疤痕大小的主要因素有二：患者体质与伤口张力。

首先是体质因素，即不同的个体有不同程度的疤痕倾向。有的人对伤口的自我修复能力特别强，再深的伤口，再大面积的创伤，最后都能修复，还原自己原来的皮肤，不形成疤痕或只有不明显的痕迹。而有的人只要有伤口，则留下难看的疤痕，有的还留下疤痕疙瘩。所谓**疤痕疙瘩**（keloid），或称为**增殖性疤痕**，是由纤维结缔组织过度增生的产物。它表现为伤口愈合后疤痕向外生长，突起皮肤表面、质硬，也可发红有痛觉，但生长到一定程度后，不再继续扩展。那些非常容易形成疤痕组织，而且经常出现疤痕疙瘩的个体，通常称为**疤痕体质**。这些人形成的疤痕疙瘩可以与皮肤损伤的轻重程度无明显关系，甚至轻微外伤，如蚊虫叮咬、预防接种等针刺伤，都可形成疤痕疙瘩。体质因素也可以表现为种族差异。据统计分析，深肤色较浅肤色人种的疤痕疙瘩发生率高 6～9 倍，其原因可能与促黑素细胞激素的异常代谢有关。

然而，目前临床上尚无法通过哪一项化验指标去预测个体的疤痕体质，只能根据个体出现疤痕后的表现来推测。事实上，真正疤痕体质的人很少。有的将长疤痕疙瘩样疤痕的人就称为疤痕体质，这是欠妥当的。因为疤痕体质者的身体任何部位损伤后，都能出现如同疤痕疙瘩样的增生疤痕，而疤痕疙瘩也可以出现在正常人群的某些部位，或因某些原因引起的伤口愈合。换句话说，疤痕疙瘩是疤痕体质的一种必然表现，而出现疤痕疙瘩样疤痕的不一定属于疤痕体质的人群。

除了体质之外，伤口张力更是影响疤痕大小的主因。所谓伤口张力，是指伤口裂开的力量。一般情况下，疤痕组织形成的多少与伤口的张力大小成正比，张力越大表示伤口裂开的倾向越大，当身体发现此种倾向时，就会制造大量的疤痕组织企图将伤口连结起来。故张力越大，制造的疤痕组织就越多。

哪些因素会影响伤口张力呢？最主要的是伤口的方向，当伤口方向和皮肤纹路平行时，伤口张力最小。只要缝合得当，疤痕往往只有一条淡淡的细线，隐藏在皮肤纹路中，几乎看不见。反之，如果切口的方向与皮肤的纹路垂直，这时伤口的张力最大，留下的疤痕也最明显。另外，伤口的张力也和部位有关，活动频率高的部位如关节附近、嘴巴周围，会因为经常活动，伤口容易裂开，也就是张力较大，故这些部位的疤痕组织会特别大或肥厚。除此之外，在人体比较突出的地方，如上臂、肚子（尤其是肥胖者），也都是容易造成疤痕的区域。在疤痕形成的过程中，如果伤口受到感染或有异物进入，使伤口长期处在一个不稳定的状态，那么身体就会自动制造出更多的疤痕组织以稳定伤口，疤痕就容易变得很大与奇形怪状。所以，为了减少或避免伤口形成疤痕，一定要预防或及时控制伤口感染。

5 炎症与抗炎

平时人们所说的"发炎"，也就是炎症，并非一定就是坏事。医学上把急性炎症解释为机体对于外界某些刺激的一种防御反应，即属于机体对外界刺激造成损伤的一种修复机制。但是，炎症反应如果过于剧烈或维持太久变成了慢性炎症，其本身也可以成为一种疾病的表现，机体又要启动抗炎的机制来对抗。当机体本身的力量不足以对抗时，则需要应用抗炎药或其他的促进抗炎的手段来治疗。

（1）急性炎症

引起机体急性炎症反应的因素有很多，可以是微生物（如细菌或病毒）感染，也可以是物理（如晒伤、扭伤）、化学因素（如酸碱刺激），或者免疫反应（如一些自身性免疫疾病）。根据这些原因，炎症可以分为两大类：一类是**感染性炎症**，如细菌或病毒感染；另一类是**非感染性炎症**，如许多慢性病（自身免疫性疾病、动脉粥样硬化、创伤修复等）都属于非感染性炎症范畴。虽然这两类炎症的中文叫法似乎很难区别，但英语则清楚地分别称为**感染**（Infection）与**炎症**（Inflammation）。对这两大类由不同因素所致的炎症，用药也是完全不同的，微生物感染时的炎症必须用抗生素，其目的在于消除引起炎症的细菌感染。而对于非感染性炎症用药，则不必用抗生素，而只用人们常说的"消炎药"或"抗炎药"。目前使用比较多的是非甾体抗炎药和激素类药物。

急性炎症反应可以是局部性的，也可以是全身性的。局部性炎症的例子很多，如体表软组织或关节的炎症（肌腱炎、关节炎等），主要表现为受刺激组织的红、肿、热、痛或器官功能障碍。对于呼吸器官来说（如肺炎、支气管炎时），就是气道阻塞，分泌物增多，纤毛功能受损等。全身性的炎症则多为重症表现，如在各种严重感染（如败血症）、创伤、烧伤、缺氧等情况下发生。

（2）促炎因子和抗炎因子

现在知道，当致炎因子作用于机体时，机体通过炎症反应消除致炎因子，是一个损伤和抗损伤的过程。而且，炎症反应的程度是受免疫系统与神经系统的协调、控制的。一方面，炎症反应作为机体的保护机制被启动，释放促炎细胞因子，力图控制或消灭致炎因子（如入侵身体的细菌或病毒）；炎症反应主要由激活的巨噬细胞、单核细胞及其他免疫细胞所介导，适度的炎症反应对人体是有益的。在急性炎症过程中暂时生成过多的细胞因子，通常在慢性炎症中持续。另一方面，同时启动抗炎系统，释放抗炎细胞因子对炎症反应进行牵制和调节，既使机体有效抵御致病因素的侵袭，又使炎症反应不至过度强烈而损伤机体正常功能。换言之，正常情况下，体内发生的这两类反应保持平衡（图3-2），以维持内环境的稳定。如果后一种机制或调节能力失调，就会导致炎症的失控，使其发生级联的放大效应，导致更严重的自身损伤。例如创伤、大面积烧伤、大手术等强烈的刺激使机体产生过量的炎性因子，可以发展为威胁生命的全身炎症反应或多器官功能障碍。

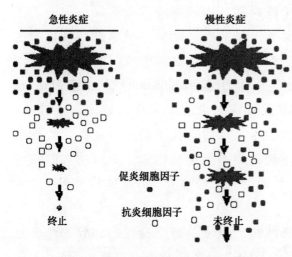

图3-2　急慢性炎症时细胞因子的浓度

　　说到这里，也许有读者会问，既然炎症是机体对损伤性伤害的一种防御性反应，为什么平时在炎症发生时，患者甚至医生都仍然积极寻求医疗干预去控制炎症呢？

　　简单说来，一方面是因为炎症时患者有一系列不适的感觉，如局部炎症时可以有局部的疼痛与肿胀，影响日常的生活与工作；另一方面炎症反应经常表现为失控，即由于身体内抗炎因子的调控不力，致炎因子导致过度的炎症反应，或者通常不会引起炎症反应的刺激也诱发了明显的炎症反应。后者的一个简单例子是：平时膝关节活动多了些（如走路走久了），就会使一些人有膝关节滑膜炎的发作，而正常人则不会。

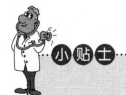

体内炎症免疫反应分类

①局部炎症反应：炎症反应和抗炎症反应程度对等，仅形成局部反应；②有限的全身炎症反应：炎症反应和抗炎症反应程度加重形成全身反应，但仍能保持平衡；③失控的全身炎症反应：炎症反应和抗炎症反应不能保持平衡，形成过度炎症反应，即全身炎症反应综合征；④过度免疫抑制：形成代偿性抗炎症反应综合征，导致免疫功能降低和对感染易感性增加引发全身感染；⑤免疫失衡：即失代偿性炎症反应综合征，造成免疫失衡，导致多器官功能障碍综合征或多器官功能衰竭。

综上所述，要正确地看待炎症与选择控制炎症的时机与手段。首先，适度的炎症不是坏事，但过度的炎症反应需要控制；抗炎也要适当，不能过度。由此，目前对于抗炎药物的使用，很多专家也是看法不一：一方面肯定炎症的减少，但另一方面对于炎症减少后的机体免疫能力是否会降低也存在疑虑。

6　动脉的侧支循环

动脉侧支循环的自动建立，是我们身体具有自愈机制的又一个典型例子。

18世纪中叶，著名的苏格兰解剖学家、外科学家约翰·亨特，出于好奇心结扎了鹿头部一侧供血动脉——颈外动脉，结果发现同侧的鹿角立刻变冷，可不久以后又恢复了正常而继续生长。为什么这只鹿角在切断了其原来的供血动脉的情况下还能生长呢？亨特经过细致检查后确定是侧支循环起了代偿供血的作用。

（1）侧支循环的建立

如图3－3所示，较大的动脉经常有与主干平行的侧副管。在正常情况下，侧副管的管腔很小，如果主干血流受阻（如结扎或血栓），侧副管即变粗大，代替主干发挥运血作用，形成侧支循环。因此，侧副管在主干血流中断后，对恢复血液供应具有重要作用。但是，有效侧支循环形成一般需要以下三个条件：

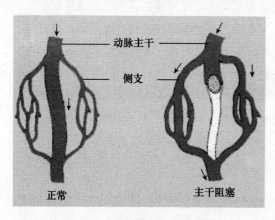

图3－3　动脉侧支循环的概念
（引自严振国等，1995）

一是原有血管间必须有足够的吻合支。如肠系膜动脉的网状分支，其间有许多吻合支，就容易建立侧支循环；有的动脉如脾、肾的小动脉分支为树枝状分支，彼此之间很少有吻合支，因而不容易建立侧支循环。

二是血管阻塞发生得较缓慢。如血管阻塞很快发生（如门静脉血栓形成时），则侧支循环往往不能充分地及时建立。如果血管阻塞是逐渐发生的（如肝硬化引起的门静脉血流受阻时），侧支循环则容易建立。

三是吻合支血管正常。例如当冠状动脉粥样硬化引起局部心肌缺血时，若吻合支血管也同样有动脉粥样硬化的病变，则侧支循环也不易有效地建立。

侧支循环的建立是渐进性的，吻合支的血管在开放过程中会发生一系列的适应性变化。起初，由于血管阻塞的局部组织发生缺氧，在酸中毒的刺激下，吻合支的血管最早表现为血管壁平滑肌张力的松弛，随即血管扩张、延长而变弯曲，使原来不易查见的血管变为清楚可见。随着血管的扩张及血流量的增加，其血管壁也相应地增厚。

（2）神奇的冠脉侧支循环

长期以来，冠脉循环是一个谜。尽管**冠状动脉造影**已经开展了80多年，这依然是谜题。至今我们从冠状动脉造影所能看见的，与不能看见的相比，只是一个真分数！对于冠状动脉侧支循环与微循环的错综复杂，西方有人感叹它或许可与看不见的上帝神力相比拟。

冠状动脉是供给心脏本身血液的动脉，它分布于心肌中并有很多分支直接通入心腔。冠状动脉及其分支之间存在着许多侧支或吻合支。这些侧支、吻合支在冠状动脉主干供血良好时，并不参与冠状动脉的循环。当冠脉主干发生狭窄或阻塞时，这些侧支就显示出它的重要性。血液可以通过它们绕过阻塞部位输送到阻塞血管远端的心肌区域，而且随着流过的血液越多，它们逐渐变粗，可逐渐取代阻塞的主干维持对心脏的供血（图1－3）。

初发冠心病时，这些重新建立起来的冠脉侧支循环尚不完善，仍然可能有相应心肌缺血的症状。但研究发现，运动可以促进血液循环，帮助冠脉侧支循环的建立与完善。一旦侧支循环增宽，数量增多，就可使相应心肌缺血明显改善，病情也日趋好转。因此，得了冠心病后，为促进侧支循环，千万不要停止适合自己能力的锻炼。散步对于患者来说是最好的运动，最好一周5次，每次大约30分钟，可以增加冠脉血流。当然，运动也不能过度，每个患者要根据自己的体力与全身状态决定。如运动时感到头昏、胸闷、心慌、气短，运动后感到疲劳、睡眠不好、食欲减退，则表示活动量过大，应适当减少运动强度或时间。

7　肝与心脏组织的再生

身体组织或器官的再生，显然也属于自愈能力的范畴。我们身体中的许多组织乃至器官具有再生的能力，大家熟知的例子是指甲、头发与皮肤的再生。在身体的诸多内脏器官中，肝脏则是唯一能挑战衰老进程的。

（1）肝组织的再生

肝脏是一个非常特殊的器官。肝细胞的再生能力非常强大，即使其总体质量的50%以上被损坏（例如由于中毒），它本身完全可以再生。这惊人的能力是必不可少的，因为肝脏是人体最重要的代谢器官，其中包括解毒血液的任务。为了使它能够做到这一点，肝脏具有非常复杂的解剖结构：人类的两个肝叶是由大约100万个很小的肝小叶组成，每个肝小叶最多只有1～2毫米大小。手术切除部分肝后，3个月之内它就会长成一个完整的肝。就肝移植来说，如果捐赠人不饮酒不吸毒，没有患过传染病，一个70岁老人也可以移植给20岁的年轻人。

我国是肝病大国、乙肝高发区，乙型肝炎诱发的慢性肝脏疾病已成为中国感染性疾病死亡的第二位主因。每年因慢性肝炎、肝硬化死亡率为24.5%，因肝细胞癌死亡率为14.5%。肝脏细胞的再生能力强，对于肝病患者来说是件大好事。但是，如果一味地将希望寄托在肝细胞再生上，而不做其他的治疗，那么即使肝细胞再生速度再快，也有可能导致肝脏纤维化或者肝硬化的出现。如当乙肝病情发作时，由于自身免疫机制的作用，使淋巴细胞去吞噬肝细胞内的乙肝病毒，这会导致相当一部分肝细胞被破坏。如果肝细胞再生速度不够快，纤维组织会填补坏死肝细胞造成的空白，这将导致肝脏微结构被破坏。长此以往，纤维组织大量增生，肝脏的正常肝小叶被破坏，结果肝硬化成为不能逆转的结局。因此，如何在控制肝炎的同时，加快肝细胞再生，是乙肝治疗过程中需要注意的问题。

对于终末期肝病，肝移植术仍是目前主要的治疗方法，然而由于供体紧缺、免疫排斥等问题使得大量肝病患者无法获得及时有效的治疗。绕开供体肝移植的途径，设法生成患者自身的功能性肝细胞已成为再生医学的研究热点。

对于许多不幸患病需要肝移植的病人来说，最大的梦想也许是：将自己体内的细胞转化为新的肝细胞，再直接移植到自己的肝脏内，替代已经失去功能的肝细胞。近年来在"转化型肝细胞"研究领域取得的一项开创性成果，有望使这一梦想变为现实。

（2）心脏组织的再生

身体内能再生的器官除肝之外，另一个是心脏。2011 年《新科学家》杂志报道，新生鼠心脏有完全再生能力。一些鱼类与两栖动物类，比如说斑马鱼，在心脏受损时其组织能够再生，并且这种心脏自我修复能力终其一生存在。而成年哺乳动物则不，虽然其晶胚（embryo）也拥有这种再生能力。非常有趣的是，发育中的哺乳动物晶胚的心脏在分化为四腔室前，与斑马鱼的双腔心脏非常相似。

为探索哺乳动物出生后是否仍然保持其心脏组织再生能力，位于达拉斯的美国德州大学西南医学中心的恩佐·泊勒洛及其同事进行了实验研究。泊勒洛指出，"我们首次以实验证实了在一个特定的发育时间窗口内，哺乳动物的心肌可完全再生。"泊勒洛还说："有证据表明人类新生儿心脏在受伤后不会出现瘢痕组织，提示在生命早期人类心脏组织也有再生能力。"

人类新生儿心脏有可能再生，这是多么神奇的自身修复力！虽然对于成年哺乳动物的心脏来说，只能够在某种程度上更新受损细胞，而无法更新心脏病发作后的十亿个左右细胞。泊勒洛的研究小组目前正在确认心脏再生的具体工作过程，以期开发成年心脏疾病的新疗法。

显然，如何实现人类心脏组织的再生，是再生医学面临的最大挑战之一。

8 人体的自愈能力与促进自愈的手段

（1）自愈能力的特征

前文已经列举了多种体现机体自愈能力的例子，这里我们来归纳一下身体自愈能力的一般特征。

疾病自愈的条件 疾病自愈的过程起码有两个条件：

一是所谓"病得不重"。用系统医学的术语来说，虽然已有一个或数个子系统稳态功能的偏移，但整个身体系统的稳态机制尚未破坏，能够对子系统的稳态紊乱起一定程度的修复作用。比如外伤导致的体表伤口出血，如仅是单纯性的小伤口，身体的凝血、止血机制可以自动启动并达到完全止血的目的。只要失血量不超过总血量的10%～20%，机体通过自身的调节作用，一方面使小动脉收缩以增加外周阻力，同时使小静脉收缩以减少血管容积，这样仍可维持血管充盈，使血压不致显著降低。但如果伤口太大，出血快而量大，仅靠血凝块本身已无法止住伤口出血。若无及时而有效的医疗干预（如局部加压、

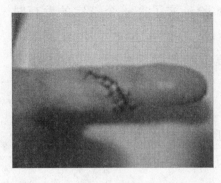

缝合、包扎等），则无法自愈。当失血量超过30%时，循环血量显著减少，那时机体的系统稳定遭受破坏，神经和体液作用已不能保证血管系统的充盈状态，血压将急剧下降。那时，必须紧急输血或输液，补充循环血量，否则病人将有生命危险。

二是自愈过程需要一定的时间，相对较为缓慢。这是因为起修复或限制疾病发展的系统稳态机制是以子系统稳态的偏移作为输入而开始激活的。而且这一机制通常是有多种因素参与或多环节的"长反馈"，故其发生过程一般较慢，要在子系统稳态偏移后一定时间才开始出现。患流感时，机体依赖免疫抗体的形成而自愈需要一定的天数，就是例子。上述自动止血过程中所需的凝血时间也是一例。某些患者有凝血功能障碍或由于服用抗凝药（如阿司匹林）过量，止血、凝血所需的时间将会更长些。

自愈能力的差异　身体的自愈能力通常有明显的**个体差异、性别差异、年龄差异以及器官或系统差异**。

以组织细胞再生为主要表现的自愈能力，在生命的早期最为强大。例如，婴儿尤其是早产儿的器官、组织的缺损，到了身体发育到一定程度后有时会自然痊愈。临床上不难见到，新生儿期及婴儿期由于心脏传导系统尚未完善，易出现心律失常如期前收缩、室上性心动过速，但它们往往可以自愈。也有早产儿心脏杂音的逐渐自然消失，或泪道堵塞的自然贯通（参见第Ⅱ章"17　矫枉不过正"）等都是随身体的发育完善而完成的。

国内女孩罗丹在切除左侧大脑半球后仍能说话与健康生活的奇迹，也是一个例证。她自2岁开始频繁发作癫痫，后发现左侧大脑90%软化、萎缩与坏死。2007年她15岁时在北京海淀医院功能神经科动了手术，切除了左侧大脑半球。右利手的她居然在手术清醒后仍能说出自己的名字、年龄，在后来的恢复中语言、写字等功能也有更好的发展。通常，如果对成年人切除语言中枢所在的优势半球（右利手的人在左半球），都不再能说话（失语），而罗丹却没有受影响，这无疑是她自幼左大脑萎缩时，右侧健康的大脑已经逐渐发展了语言中枢的替代功能。换言之，儿童时期的中枢神经系统具有比成年人大得多的可塑性，或者说自愈能力。

但是，新生儿的免疫力最差，所以要注射许多传染病预防针。人体的免疫力成年时到高峰，进入老年后又削弱。故老年人又经常需要免疫接种（如流感疫苗）或采取其他手段提高免疫力。许多疾病，女性比男性容易自愈，反之也有。如住在一起的一个大家庭里发生流感，所有男性无一幸免，而女性则无一染指。同样的性别，一些疾病的自愈能力也会有明显的个体差异。如有的人皮肤上的微小外伤或感染很快自愈而且不留痕迹，而有的人则不仅愈合缓慢，而且容易留下皮肤疤痕。自愈能力的差异经常表述为体质的不同。例如，少数人的体质状态适于乙肝病毒的生存，病毒才能够"赖着"不走。

自愈能力可以被刺激手段强化　自愈能力，可以经过一些刺激手段强化，如免疫接种、针灸刺激、运动等生活方式的改变，以及新近崛起的基因疗法（参见第Ⅲ章"8　人体的自愈能力与促进自愈的手段"）。虽然有些强化刺激仅一次就可以完成（如接种牛痘预防天花），但在多数情况下，机体需要经常性的强化刺激（如破伤风疫苗的接种）才能保持长期的抗病能力。许多中老年人多年未曾发烧，这看来是好事，提示有较高的免疫力或对小病的自愈能力，但也可能潜伏着危机，即长期缺少致病抗原的刺激，机体免疫力明显下降；一旦生病，容易生大病、重病。

（2）自愈能力的本质

一直以来，人们以为人体抗病防病的能力就是免疫力。免疫力强，就不会得病，这种观点当然有它的道理，但是不完整。其实，免疫力只是自愈力的一个部分，身体的自愈能力涉及躯体的全部智慧。比利时生理学家莱昂·费莱德立克（1851～1935）曾经说过："生命体就是这样一种装置，每一种干扰性的影响都可以通过自身激发起代偿性的活动去抵消或者修复这种障碍。越是高等的动物，这种调节装置的种类越多、越完善，也越复杂。它们可以使机体完全不受环境中所发生的种种不利因素和变化的影响。"

在我们的身体中，体现疾病自愈能力的这类装置很多，也很完善，正如前面几节所举的例子，除免疫力外，它们还包括身体的疼痛－镇痛系统、止血与抗凝系统、组织细胞的再生与修复系统以及肝肾的解毒－排毒系统、对抗各种压力的应急－应激系统等。而且，它们都离不开中枢神经系统的调控，才能够完成维持健康的任务。例如，以控制炎症对机体的伤害为例，以往的研究中人们把视线大部分都放在了体液因素对炎症的影响，对神经系统的抗炎作用了解甚少。随着对神经系统研究的深入，人们发现神经系统在炎症的发生、发展中具有强大的调控作用，其中以迷走神经及其分泌的递质乙酰胆碱所构成的胆碱能抗炎通路的研究最令人瞩目，它与免疫系统共同构成了一个复杂的神经－免疫调节轴，保护机体对外界伤害做出防御性反应，维持机体自身内环境的稳定。

从系统医学的角度来看，无论是人体的功能或结构，当受到外界或内部刺激发生扰动或一定程度损伤时，它往往是可以自行修复的，这是生命保持内环境稳定的本质。由于稳态是维持生命或健康的基础，维持稳态的机制也就是机体自愈能力的生理基础。无论是维持稳态的何种机制，负反馈调节、系统的强健性、冗余性或者是结构的稳定性，都与身体的自我恢复或自愈能力密切相关。疾病是正常稳态的持续偏离，当这类偏离尚没有太大或者说超越一定范围时，机体都有可能通过上述维持稳态的机制使其自动恢复。

现在知道，许多疾病的自愈能力差异是由遗传基因决定的。人在适应大自然变化的进化历程中，积累了应对性的适应程序并保存在生命的基因库内，从而练就了生存能力并通过遗传的方式影响下一代，这就是自愈能力或可称为适应程序。如现在已知支气管黏液纤毛从呼吸死腔内排除颗粒的速度即其清除率可由遗传决定，那些清除率快的个体显然就有较佳的肺部疾病防卫或自身修复能力。

其实，目前临床上所谓的"疾病易感性"（参见第Ⅰ章"6　里应外合的病因"），可以看作是对身体自愈能力的另一种表述。换言之，自愈能力在不同器官或系统疾病的差异，可以看作是这些器官或系统对疾病易感性的差异。当然，疾病易感性与疾病自愈能力的概念并不完全相等。或许可以这样来区分：疾病易感性侧重于疾病是否容易发生，而自愈能力侧重于发病程度及恢复的快慢。而且，疾病的自愈过程还包括其他一些方面，如疾病诱因的自然清除。

（3）促进自愈的手段

既然许多疾病在病得不重的情况下会自愈，研究与发展促进自愈过程的手段是系统医学的一大任务。目前西医常用的手段是注射或服用各种免疫制品。东西方传统医学包括针灸、部分的中药辨证施治与顺势疗法更是主要以促进自愈能力实现治病目的。精神因素与生活方式（包括运动与饮食）也都影响疾病自愈的快慢。生物反馈的临床应用也已扩展到更多的康复或镇痛领域。近年来还利用基因疗法的新技术来改变个体的疾病易感性，促进自愈。以下是部分例子。

　　针灸　针灸疗法因为没有任何药物的介入，其效应大多可以归属于激发或促进机体自愈能力的结果。这也正是它对机体功能具有双向调整作用的原因。从研究针灸的机理着手，来研究机体自愈能力的激发过程，显然是一个理想的切入口（参见下节内容）。

　　中药的辨证施治　它至少可以简化成三个方面：一是对症治疗；二是针对机体的体质进行调整；三是针对不同脏器或者说子系统之间的多向联系（相生相克）来做调整。后两者显然是中药治病的精髓。中医理论对人体体质包括各子系统功能之间联系的认识尽管尚很原始，但毕竟给出了一种模式，而且在临床上实践了上千年，取得许多成功的经验。但由于有药物（尽管是天然的）作用的介入，要区分何为药物干预，何为人体自愈功能的激发，经常会有困难。

顺势疗法 西方的传统医学中最著名的是顺势疗法（homeopathy）。它是一种以反治为主要原则的治疗方法，通常针对病人的具体病症，以一种能在正常人引起类似疾病症状的药物但稀释成极低浓度后应用于治疗。它的作用机制被解释是靠这些极低浓度药物来刺激机体自身的恢复，类似于免疫疗法。

精神因素 精神因素对疾病自愈的影响颇大。美国医学家研究数据表明：90%的癌症病人完全把自己交托给医生，他们的命运就像医生预期的那样：如果医生预期病人还能存活一年，那么大概一年之后死亡就会来临，因为病人相信这一点。而10%～15%的癌症病人，把康复的希望掌握在自己手里，积极地与疾病作斗争，他们虽然一直在用药，但与医生保持一定的距离。他们6年以后活着的有90%。

精神因素与疼痛的关系更是密切。例如，手术后病人伤口会否长期疼痛，不仅取决于基因，也取决于病人的心情和精神状态。因为大脑产生的很多化学物质（如血清素和去甲肾上腺素）既和心情、情绪息息相关，也和痛觉有关。慢性疼痛症，现在知道是一种中枢神经性疾病，是一种影响到感觉、心情、认知能力和行为能力的疾病，因此，对于慢性疼痛的治疗，心理作用和感情调节非常重要。许多心理学家认为，那些患有严重心理疾病的人，其大脑结构经常已经和一般人有所不同。是疾病重塑大脑还是让大脑控制疾病，很多时候取决于我们自身的态度。换言之，自我调节比什么都重要，要激发人体自我修复的潜能，首先要靠自己。

运动 运动可以增加机体抗痛物质如脑啡呔的分泌，故是预防与治疗疼痛的自我疗法之一。跑步者的愉悦感是指当运动量超过某一阶段时，体内便会分泌脑啡肽。长时间、连续性的、中量至重量级的运动，深呼吸也是脑啡肽分泌的条件。长时间运动把肌肉内的糖原用尽，只剩下氧气，脑啡肽便会分泌。这些运动包括跑步、游泳、越野滑雪、长距离划船、骑单车、举重或球类运动。运动还可以促进血液循环，帮助冠脉侧支循环的建立（参见第Ⅲ章"6 动脉的侧支循环"）。

改善生活方式 肥胖特别是"大腹便便"与许多心血管疾病或代谢性疾病有关，节食或饮食控制也是重要的自我疗法。一位中年华人男性移居美国十多年中体重长了近20磅，并逐渐出现了三高（高血压、高血脂、高血糖）与痛风症状。他开始控制饮食与加强每天的健身包括腹肌锻炼，终于使体重回到与自己身高相应的正常范围内，尤其是增大尺寸的腹部又恢复了原状。他的"三高"症状竟然也随之完全消失，痛风也不再犯。

生物反馈 对于慢性疼痛症的发病机制，有一种理论认为是患者的神经系统发出了错误的疼痛报警信号。由此，患者只要找到一种办法来训练大脑，让它学会识别正确或错误的警报，并学会忽略神经系统发出的错误疼痛信号，那么大脑和身体听不见这些误报，就不会有反应。这种简单的镇痛办法，正在借鉴生物反馈原理与大脑影像学的结合得以实现。

在生物反馈试训练中，常规监测受试者的心跳、呼吸、血压等生理功能，并把这些信号转换成看得见的图像或听得到的声音，使受试者能即时了解自己的生理数据，然后运用自己的意识去调高或降低这些数据。这听上去似乎不可思议，但试验中发现，试验者努力想一些紧张惊险的事情，刺激心跳，结果在没有任何医疗干预的情况下，仅仅依靠大脑思维活动，心跳、呼吸或者血压的数据的确可以改变。此外，大脑影像学的近年发展，已经能让医生观察到大脑的某些活动，

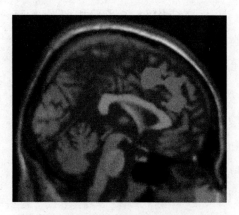

核磁共振显示大脑内控制疼痛的部位

很多时候甚至是即时的。该技术与生物反馈相结合，使"用意识把疼痛赶走"的设想变得可能。

实验表明，人类大脑的弹性是很大的，它适应新情况的能力和速度都超乎我们想象，而且这种适应性通常能自我维持终身。大脑训练的关键是针对大脑的特定部位，强化其功能。

基因疗法　脑啡肽，是大脑神经元分泌的一种阿片肽，其作用可以遮盖疼痛感觉。在慢性疼痛症患者的身上发现，脑啡肽的分泌量比一般人少得多。美国密歇根州立大学的神经学家大卫·芬克医生正在研究一种**基因镇痛法**，他先把人类自身分泌脑啡肽的有关基因解码，然后将其中一些基因利用某种载体注射到患有慢性疼痛的癌症病人身上，观察病人能否分泌更多阿片肽，减轻疼痛感，希望以此能提高患者自身分泌镇痛化学成分的能力。

显然，基因镇痛法听上去很吸引人，可以直接而更具有针对性地提高个体的自我镇痛能力。但它也有弊病，因为试图影响人体正常的阿片肽制造系统是非常危险的，如本能的镇痛系统和**"奖励并强化"**系统是紧密联系的，也就是说如果刺激人体产生更多阿片肽，就可能启动"奖励并强化"机制，导致上瘾。也正是因为这个原因，几乎所有处方类镇痛药都有导致服用者上瘾的危险。

由此，在基因镇痛法的研究中，同时必须设法找到和"奖励并强化"系统有关的基因并控制这些基因，才有可能绕过"奖励并强化"机制，在慢性疼痛症患者产生更多阿片肽时却绝对不会上瘾，也就是在疼痛得到控制之后，大脑就不再为了追求快感继续产生阿片肽。目前，基因镇痛法尚在研究、开发阶段。

其他　自愈也可以在机体内环境发生剧烈改变的一些情况下发生，如怀孕可以使多年未愈的一些疾病如哮喘自愈。有位患者的大腿外侧发麻已经两年了，诊断为股外侧皮神经炎，但自怀孕分娩后不再发麻。虽然目前还没有统计数据来证实怀孕与疾病痊愈方面的关系，但通过怀

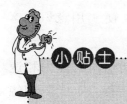

小贴士

奖励并强化与成瘾机制

有一个实验可以解释药物或行为"成瘾"机制与"奖励并强化"的关系。如以两只老鼠为实验对象，前面各放置一个按钮。在一只老鼠前面的按钮上放着可卡因作为奖励措施，而另外一个则什么都没放。按压按钮可以获得可卡因的老鼠会一直不断地按压按钮，而另外一只则不会这么做。这也就是说，那只通过按钮吃到可卡因的老鼠获得了奖励并强化，故导致了它对按压按钮这一行为的成瘾。

孕或"坐月子"来使多病的身体强壮起来，是中医的一大经验之一。此外，生活规律的巨大变化或生物钟的调整有时确实能促进一些疾病的自愈。

9　针灸的独特作用

一根小小的银针，扎在体表的某个部位并且轻轻一转，病人的疼痛或不适瞬时缓解……当全世界发现这是个不争的事实之时，具有千年历史的针灸之谜吸引了多方面的研究与诠释。无论是中医的"平衡阴阳"、"泻实补虚"与经络学说，还是现代医学的神经反射、镇痛物质或抗炎效应之新说，都支持针灸的治病作用是通过激发身体本身的功能实现的。换言之，没有任何药物注射的针灸刺激，是强化身体自愈功能的最佳的自然手段之一。

针灸强化身体自愈能力的表现是多方面的，自 20 世纪 50 年代以来的大量研究已经确定，它们大致可以归纳成三大方面：**调整作用、镇**

痛作用与康复作用。

(1) 调整作用

调整作用，是针灸治疗内脏疾病时最重要的特点。它指的是一种良性、双向的调节，其影响主要决定于实施针灸刺激前的机体功能状态。当原有功能状态处于亢进时，针灸可以抑制它。而原有功能状态低下时，针灸又可能提高它。例如，在同一个穴位，如内关穴针刺，既可以治疗心动过速，也可以治疗心动过缓。再如针刺或艾灸足三里，既可以治疗腹泻，也可以治疗便秘。针灸对于免疫功能的调整作用也很明显。如电针可以调节白细胞与淋巴细胞水平，使原先相对较高的降低，而相对较低的增高。

这类例子在针灸临床举不胜举，说明针灸刺激不过是对人体自动控制系统的一种干预信号，在机体功能失衡的情况下，它可以按正常生理活动的需要，通过机体本身的自动调节系统给以调节，促进机体功能的自愈。正是由于这种调整作用，临床上应用针灸有时比药物更为优越。例如，面对一位交替发作心动过速与心动过缓的患者，很难用药。这时，施行针灸疗法就十分安全，不必担心其会过度反应。中医古典理论强调"阴阳平衡"是机体正常状态的标志，针灸可以恢复阴阳平衡的古典解释，其实就是针灸调整作用的表达。

(2) 镇痛作用

镇痛作用，是针灸疗法的另一功效。针刺麻醉的成功，曾奇迹般地吸引了全世界对针灸疗法的兴趣。如图 3 - 4 所示，箭头所指为针刺部位，针刺镇痛的范围随刺激时间的延长而变大。针灸镇痛的原理，包括了针麻原理，但针麻原理并非针灸镇痛原理的全部。手术性疼痛通常属于急性疼痛的范畴。现在知道，除急性损伤或手术引起的疼痛外，针灸对慢性炎症或神经压迫所致的疼痛，也有十分明显的效果。

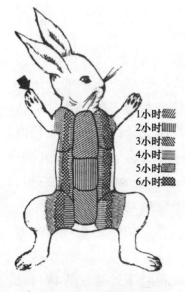

1小时
2小时
3小时
4小时
5小时
6小时

图3-4 针刺镇痛区域
随刺激时间延长而变大

在针灸临床中，慢性疼痛患者的比例最高，大多数是由非感染性炎症所致，如关节炎、坐骨神经痛等。已经证明，针灸的镇痛效应，除与提高内源性吗啡样物质或其他镇痛物质水平相关之外，还与其能够刺激身体局部释放抗炎因子，消除炎症有关。2011年，在《自然·神经科学》杂志刊登了美国麦肯·内德戈德教授领导的一项研究报告，首次证实，由于针刺在体表刺激时造成的轻微的创伤，可以使针刺局部组织释放出一种名为腺苷的化合物，并形成腺苷酸，从而达到消除局部炎症、缓解疼痛的目的。针刺局部收集到的腺苷酸含量可以比正常水平增加24倍。内德戈德教授评论说："我们已经找出了为何针灸能够止痛的重要机理。腺苷酸是一种强有力的消炎化合物，而大部分慢性疼痛都是由炎症引起的。"

（3）康复作用

康复作用，也是针灸的主要功效之一。针灸对各种瘫痪的疗效，是有目共睹的事实。不论是由周围神经损伤引起的局部瘫痪，还是中枢性原因导致的运动功能丧失，针灸都有相当程度的康复功效。典型的例子有周围性面神经麻痹、脑中风引起的偏瘫，以及在西方十分多见的多发性硬化症等。其实，不仅是促进躯体运动功能的恢复，还有说话、听力、视力的恢复等，也都属于针灸康复的范畴。针刺康复作用的原理，已经得到现代高科技手段如磁共振功能成像等的证明。

针灸的上述三大功效经常是交相为用、相辅相成的，其结果使针灸强化身体自愈能力的优越性更加显著。

10 妙招治眩晕

至今国内对引起慢性眩晕原因的认识多停留在内耳、高血压、颈椎病等。找不到血压或颈椎异常的，则统归于"内耳性眩晕"，或称"美尼尔氏病"，缺乏有效疗法。近年来，国外对中老年人经常发生的眩晕有了一种新认识，并且发展了一种简单易学的姿势变动疗法，疗效十分显著。

这类眩晕是一种由某种头部运动引起的短暂而剧烈的头晕，称为良性阵发性位置性眩晕。它通常持续 1 分钟左右，但可以有随后一个较长时期的轻度平衡障碍。它在临床所见的眩晕中占 20%。患者的年龄越大，该病发病率越高，在老人眩晕中占 50% 左右。一项最新的研究报道，9% 的都市老年人有未经诊断的该病。其症状包括头昏或眩晕，轻度头痛、身体不稳与恶心。诱发症状的活动因人而异，但总与头部位置改变有关，最容易被起床动作或在床上翻身诱发。由于仰头动作经常导致头晕与身体失衡，该病也常称为顶架性眩晕。由此，该病患者的日常活动经常受到限制，平时要避免弯腰拾物或抬头高架取物。甚至在看牙医、理发店躺下洗头时或任何需要躺平的场合都要小心。该病的间发性发作也常见，可以存在几个星期后消失，然后又再发。该病多为单耳发病。

大约半数的该病患者是非特异性的，即找不到原因。目前的解释是，该病是内耳部分平衡器官（半规管）液体里出现浮动微粒或"垃圾"机械性刺激的结果。这些垃圾也称为耳石。耳石是在耳内衍生的碳酸钙小结晶。当耳石移动时，内耳平衡器官就错误地认为是身体在运动，故错误地向大脑发出信号而导致眩晕（图 3 – 5）。正常情况下，耳石的周转缓慢，它们可能会自然溶解以及被暗细胞主动吸收。但这种观点尚未被公认。

该病的诊断，一般可通过发病史、体检以及迷路功能与听力的测定来确定，但通过病史与体检也可做出诊断，因为多数其他也有位置性眩晕的疾病（如位置性低血压）在站起时比躺下时加重。为了鉴别眼震颤的特征，有时也许需要眼震颤图试验。

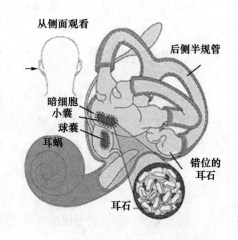

从侧面观看

后侧半规管

暗细胞
小囊
球囊
耳蜗

错位的
耳石

耳石

图3-5 良性位置性眩晕的机理

如果患者只是头朝某个方向活动时才眩晕，如卧位向左转身时眩晕，而向右转身时不眩晕，以下的转头疗法可以帮助使内耳管道里的那些浮动的"坏"耳石移到另一个不敏感的区域并且固定起来，使眩晕不再发生。这需要患者躺着，把头悬挂在床沿下几分钟。许多患者一次获愈。具体步骤（图3-6）如下：

（1）先坐在床上，背朝床沿，腿、足均放在床内，以便躺倒时头部悬挂在床沿外。

（2）快速躺平，头部悬挂在床沿外并立即转向平时诱发眩晕的那侧（如向右），保持这个位置至少一分钟直至任何眩晕完全消退。

（3）转头放直，保持这个位置至少一分钟直至任何眩晕完全消退。然后朝与（2）相反方向（如向左）转头，保持这个位置至少一分钟直至任何眩晕完全消退。

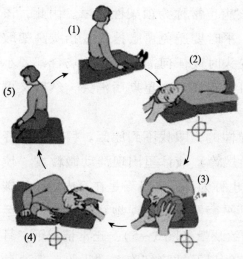

图3-6 良性位置性眩晕的转头疗法

（4）继续沿（3）方向（如向左）转头，并转动身体使面部稍对着地面。

（5）保持这个位置一分钟后直坐起来。如果可能，在以上运动后几天不要躺平，可多加几个额外的枕头。

一些慢性病应用常规的医疗干预难以取效，但在明确其发病原因后，有时只要稍微改变一下日常生活方式或身体姿势就能控制。目前西方主流医学中的康复治疗，对于各种运动障碍或损伤，主要靠的就是体育疗法（physical therapy），由理疗师训练患者作各种正确姿势或运动锻炼。正确的身体姿势变动，是我们身体内潜在的又一种自愈能力。

11 胰岛素与老年痴呆症

全世界有 3500 万人患阿尔茨海默氏病，对于这种老年痴呆症最常见的形式，目前的药物尚不能阻止这一致命性疾病的日益恶化。

然而，最新的研究发现，老年痴呆症的某些症状却可以用胰岛素喷鼻所改善。胰岛素是人体中自然产生的一种激素。这一研究再次表明，某些疾病的防治还要靠身体的本能。

2011 年，西雅图华盛顿大学医药院的苏珊·科莱弗特等发表在《神经病学文档》杂志上的一项研究发现，每天在鼻子喷胰岛素，有助于提高与阿尔茨海默氏病相关联的记忆能力。这项研究涉及 104 例轻度认知功能下降或轻度至中度阿尔茨海默氏病的患者。参与者被随机分配为三组：第一组应用中等剂量（20 国际单位或 IU）的胰岛素每日喷鼻；第二组每日

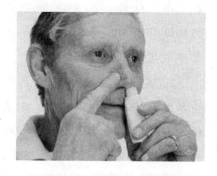

胰岛素喷鼻能减缓老年痴呆症

喷鼻剂量较高（40 IU）；第三组不用胰岛素喷鼻，但每天服用安慰剂。该研究以受试者在听一个故事后马上或短时间后如何能记得该故事，作为疗效的观察指标。4 个月后，与安慰剂组相比，中度剂量胰岛素喷鼻组显示出短暂的延迟后回想故事细节的改善，但高剂量胰岛素喷鼻组没有改善。按照一个被称为 ADAS－COG 的普通评估测试，喷鼻胰岛素的两组都显示了一般思维能力的改善。

尽管这项研究是小样本的，但它提供了胰岛素治疗可缓解阿尔茨海默氏病症状的至今最有说服力的证据。它的作用机制尚不清楚。但在大样本的其他研究中已经显示 2 型糖尿病和阿尔茨海默氏病之间的联系。

仅几次治疗就在这些患者中显示出改善记忆的迹象，这是十分有趣和有前途的。当然，该研究结果尚需要在更大样本、更长久的试验证实。

12 伤腿复原与再生医学

2004 年，年仅 19 岁的美国海军陆战队以赛亚·埃尔南德斯下士在阿富汗战场上试图修理一辆卡车时，敌方的一枚迫击炮弹在他身旁爆炸，他右大腿上 70% 的肌肉被炸飞，已经可以看见股骨。

埃尔南德斯的伤势严重，他望着自己那几乎只剩下骨头的右腿心灰意冷。随后，尽管他接受了历时三年半的各种治疗，但是腿部功能仍然没有较大改善。埃尔南德斯一度认为自己剩余的人生都要在轮椅上度过了。

2008 年，抱着强烈的重新站起来的愿望，埃尔南德斯接受了一个全新的临床试验：美国匹兹堡大学再生医学院的医生切开他的大腿，植入了一小条称为"细胞外间质"的物质。这种物质能够招募他自身的干细胞来再生肌肉、神经和血管。

"手术后几天，曾出现一些以前没有过的抽搐、痉挛与刺痛。"埃尔南德斯说，"然后在几个星期内，我开始看到物理治疗的效果改善。"

数周后他已可再次运动。该手术令他的大腿肌肉迅速生长，经过约一年锻炼，他的右腿已经跟左腿一般强壮，连踩爬山单车这种极耗体力的运动也难不倒他。当他用恢复神速的伤腿站立在人们面前时，所有人都为之震惊。让大家始料不及的是，帮助埃尔南德斯原本残缺的伤腿恢复得如此之快的关键——细胞外间质，居然提取自猪膀胱。当媒体纷纷报道此类神乎其神的物质时，再生医学再次成为人们关注的焦点。

再生医学（regenerative medicine，RM），原先指体内组织再生的理论、技术和外科操作；现在，它的内涵已不断扩大，包括组织工程、细胞和细胞因子治疗、基因治疗、微生态

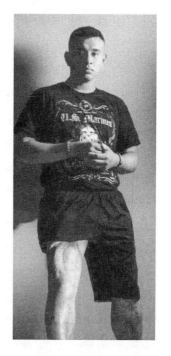

赛亚·埃尔南德斯
（Scott Lewis 摄影，2011）

治疗等，国际再生医学基金会已明确把组织工程定为再生医学的分支学科。组织工程学的基本原理是，从机体获取少量活组织的功能细胞，与可降解或吸收的三维支架材料按一定比例混合，植入人体内病损部位，最后形成所需要的组织或器官，以达到创伤修复和功能重建的目的。譬如，在埃尔南德斯下士伤腿内的生物植入物，就像一个工程脚手架，它招募患者自身的组织干细胞，并像浆糊那样把它们聚在一起，而且告诉它们该做什么。

再生医学的重要性之一，在于突破了"拆东墙补西墙"的现行方法。据报道，全世界每年约有上千万人遭受各种形式的创伤，有数百万人因在疾病康复过程中重要器官发生纤维化而导致功能丧失，有数十万人迫切希望进行各种器官移植。但令人遗憾的是，一方面，目前

的组织器官修复无论是体表还是内脏，仍然停留在瘢痕愈合的解剖修复层面上，离人们所希望的"再生出一个完整的受损器官"差距甚远；另一方面，器官移植作为一种替代治疗方法尽管有其巨大的治疗作用，但它仍然是一种"拆东墙补西墙"的有损伤和有代价的治疗方法，而且由于受到伦理以及机体免疫排斥等方面的限制，很难满足临床救治的需要。目前，借助于现代科学技术的发展，使受损的组织器官获得完全再生，或在体外复制出所需要的组织或器官进行替代性治疗，已经成为临床医学关注的焦点。再生医学在血液病、肌萎缩、脑萎缩等神经性疾病的治疗方面，已经显示出良好的发展前景。

回顾外科学的发展历程，可以形象地表达为先后经历了三个 R 阶段：切除（resection）、修补（repair）和替代（replacement）。组织工程学的出现，意味着当今的外科学已经进入"再生医学"的新阶段，即第四个 R（regeneration）。组织或器官的再生，无疑是我们身体更高层次自愈机制的一种体现！

IV 过度治疗的陷阱

"说'不',这一个词能挽救你的生命。"

——沙龙·贝格利　美国《新闻周刊》撰稿者

现代医学发展到今天,尤其是随着各种先进的诊断或干预手段包括新药的不断涌现,已经挽救了千百万生命并减轻了患者的痛苦。譬如,乳房 X 光检测可以用于乳腺癌的早期诊断,这对于那些有乳腺癌遗传危险或明显家族史的妇女尤为重要。对于有腰痛的癌症患者,磁共振检查能极有价值地证实转移到骨的病灶,使医生可以及时干预它们。1980～2004 年,由于应用降低胆固醇与血压的有效药物,冠心病的死亡率下降了 50%。由于结肠镜检测,每年至少挽救 7300 个生命……

然而,也正是由于现代科技的高度发展,过度干预包括过度检测与过度治疗的例子越来越多。近年来,西方各种医学杂志与媒体加大了对这类过度医学干预的研究与报道,发表了一系列涉及过度检测或治疗的调查文章。虽然这或许与当今各国政府企图削减医疗费用的经济形势相关,但的确向全社会传递了这样的信息:过度干预的陷阱无处不在,必须引起极大的重视,尤其是对于那些已经身受疾病煎熬的患者以及各组织器官已经衰老退化的老人。由于这种"过度"大多带着"合法"的帽子，即经常不属于误诊或误治的范畴，故对患者的危害也就更为隐匿。

1 医生罢工致社区死亡率下降——不是"黑色幽默"

众所周知，医生或医院是治病救人的，但您是否听说过，医生罢工所致的医院关门却造成了社区死亡率的下降？这似乎是现代社会的黑色幽默，但确有其事。

《英国医学杂志》2000 年 6 月报道了发生在以色列的一个有趣的统计数字。该年 3 月以色列医学会因公立医院的医生们因劳工纠纷而举行罢工。由此，医生们取消了几十万例门诊患者的诊治和推迟了上万例患者选择性的外科手术。为了探索这一行业性行为是否影响本国的死亡率，耶路撒冷邮报走访了负责绝大多数犹太死者埋葬的多个非盈利的犹太人埋葬协会。耶路撒冷的一个埋葬协会的主任翰那亚·歇侯说："我们经手的埋葬数目显著下降。"另一个负责埋葬犹太居民死者的殡仪馆经理梅厄·阿德勒则更是较为肯定地宣称："医生罢工与死亡

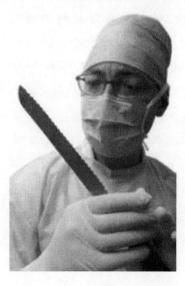

较少之间肯定有联系，这与我们曾在 1983 年以色列医学会举行 4 个半月罢工时看到的结果是一样的。"

回应上述指责，哈达萨医学组织的总干事阿维·以色列并不否认，但发表他个人的见解："死亡率不是衡量是否对健康造成伤害的唯一尺度。"他认为，"选择性的外科手术可以给患者的病情带来很大的改善，但也能导致最衰弱患者的残疾与死亡。"

从以上的这些数字与对话，我们可以

得到两点启示：一是医疗干预尤其是手术的确会增加死亡率，但如果未死于手术的话，患者的生活质量或许会提高，故对于患者来说，这或许可以看做是要"好死"还是"赖活"的纠结（参见第Ⅵ章"10'好死'与'赖活'"）。二是现代医学发展到今天，定然存在着各种过度治疗的陷阱。

何为过度治疗？一般是指因治疗引起新的疾病。严格地说，应用一种具有较大副作用或侵入性的干预手段，但其并没有比常规的治疗手段更有效，这时患者接受的就是一种过度的治疗。过度治疗也称**过度干预**。临床上，过度干预经常表现为过多的干预，但两者的意思并不完全相等。"过度"指的是干预的程度，如俗话所说的"杀鸡用牛刀"或"矫枉过正"；"过多"说的则是干预的数目。有时，尽管有过多的干预，其实干预程度尚为不足（参见第Ⅳ章"7 冠脉支架与冠心病"）。

表面上看，建立在实验科学规范之上的治疗是不可能发生过度干预的。但由于临床治疗是一个由医患双方参与的耦合过程，而且经常需要多次调整干预手段才能完成，故这两大类因素都会混杂参与，导致过度干预的发生。医学的进步和高科技治疗方法的运用，虽大大提高了疾病的治愈率，但过度干预不仅没有消失，反而有愈演愈烈的趋势。

从系统医学的观点来看，过度干预多是由于应用来自普遍疾病的治疗方法不适合具有个体差异的患者的结果。

2 过度治疗的危害

随着医学科技的发展，过度治疗造成的危害已越来越受到人们的重视。最典型的例子涉及心脏病学。至少有 5 项大规模的随机化对照研究分析了稳定性冠心病的治疗，该病患者除轻度胸痛外没有更严重的症状。这些研究比较了各种侵入性的治疗手段，包括血管成形术（由外科医生机械地粉碎沉淀在血管壁的脂肪斑块以扩张受阻血管）、冠脉支架以及冠脉搭桥手术的治疗效果。每一项研究都发现这些外科手段没有比非侵入性的治疗，包括药物（β受体阻断剂、降胆固醇的他汀类药物，以及阿司匹林）、锻炼与健康饮食能更好地改善存活率或生活质量。而且，这些外科手段要昂贵得多。

为什么把一根狭窄的血管撑开会无效呢？当这些研究发表时，不仅是你，连许多心脏病专家也有同样的疑惑。在 CT 或成像中看到的大的冠脉阻塞，曾经一直被推测会引起心脏病发作。现在知道，如果不去动它们不会发作，如果去治疗它们反而会发作。因为当通过外科手术破碎了这些阻塞物后，就把全部的"垃圾"撒到了小血管内，它们会诱发心脏病发作或脑中风。其实，每年完成的 50 万例选择性血管成形术中的许多人（至少每年 5 万例），如果应用药物、锻炼和健康饮食治疗，可能受益更多。

另一个例子是腰痛的手术治疗。临床试验已经显示，背部手术，包括椎体成形术（把一种特殊的"水泥"放入一个细小的椎体骨折中）与脊椎融合术，在减轻原有腰痛上没有比单纯的休息与轻度运动更为有效（参见第Ⅳ章"13 膝关节与腰椎手术"）。而这些手术与任何外科一样，都具有一定的危险性。

过度治疗经常与过多的检测相关联。在一项新近的研究中，美国约翰·霍普金斯医学研究所的心脏病专家约翰·麦克沃伊等发现，1000 例曾做过 CT 血管成像的低危患者，与另 1000 例没有做过该检测的患者相比，在 18 个月中心脏病发作或死亡率并未减少。但是，他们应用了较多的药物、检测以及侵入性的手段如冠脉支架，这些都具有副作用、手术并发症甚至死亡的危险。CT 本身也有潜在的副作用：病人暴露在高度的放射线下可增加患癌症的危险。所以，"虽然具有心脏病高度危险的患者也许会从 CT 血管成像获益，但无症状的低危患者则不。"约翰·麦克沃伊医生说。

过度治疗在药物使用方面是经常发生的。例如，质子泵（酸泵）抑制剂，是一类抑制胃酸分泌的药物，如奥美拉唑（omeprazole）、泮托拉唑（pantoprazole）、雷贝拉唑（rabeprazole）等，可以有效地治疗胃液反流与罕见的食道疾病以及某些溃疡，但在美国每年应用该药的1.13亿处方中的至少一半（可能是70%），是用于一般的胃痛等无效的病情。该药可引起骨折、严重的或难治的细菌感染和肺炎。显然，几百万人由此处于不必要的危险之中，这也是为什么美国一年要花费200万亿美元来治疗药物副反应的一个原因。

再如，他汀类药物（-statins），作为常用的降胆固醇药，某些服用者不一定受惠。它已被证明可以帮助既有心脏病又有高胆固醇的患者，而对那些只有高胆固醇的患者却不起作用。但该药仍被广泛地用于后一种情况，并不考虑它的副作用（如严重的肌肉疾病，发生率可高达20%）。

过度干预的危害性，可以用一句话来概括："我们将应用这些手段杀死比用它们所挽救的更多的人。"美国德克萨斯州大学的古德温医生如此说："就是这么简单！"

3　过度治疗的原因

临床治疗过程中，为什么会出现过度治疗或干预的情况呢？其原因很多，至少可以归纳为7类，下面分别举例说明。

（1）患者的个体化因素与统计平均的认识不相符

发生过度干预最基本的原因，是因为个体差异的存在，使得任何一种基于统计的标准化治疗方法或干预手段都不能保证不被过度地使用。换言之，过度干预本质上是由"治疗普遍疾病"这一观念带来。

即只要医治的目的是对付具有普遍性的疾病而非作为个体的病人，过度干预就难以避免。

例　全民食用加碘盐，使原本不缺碘的地区甲状腺疾病发病率增加。据近年报道，我国实施了10多年的食盐加碘政策，对浙江舟山地区来说显然不合适，因为当地居民不缺碘，海岛居民（成人）甲状腺疾病发病率现为33%左右，相当于3人中有1个人存在甲状腺疾病，且甲状腺癌的发病率也比较高。仅舟山医院一家统计，2007年该院接受甲状腺疾病手术的患者达770多人，比2002年前增加了500多例，其中甲状腺癌病例，2007年比2005年前更是成倍增加。这显然是饮食中"高碘"造成的。该医院有时候一天确诊十几位甚至几十位甲状腺肿、甲状腺瘤病人，然后再测定病人的尿碘含量，让医生吃惊的是几乎全部是碘过量，而病人改吃非碘盐几天以后，大部分患者尿碘含量明显降低。

（2）医疗干预的新手段造成不确定性的增加

任何治疗手段都要在应用一段时间后才能明确其可能具有的副反应。在现代科技条件下发明应用的一些高科技医疗干预手段或者新药，可能需要更长时间的临床检验。以下的3个例子均提示医疗干预的高度发展可以造成不确定性的增加，从而增加了过度干预的发生率。

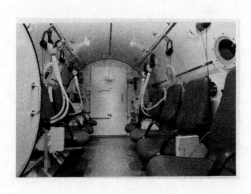

高压氧舱

例1　高压氧舱治疗可能增加昏迷患者的危险性。在国内众多医院对植物人风靡应用高压氧治疗的今天，北京军区总医院植物人促醒中心根据多年的临床经验首先提出：在早期昏迷或植物人患者，做高压氧舱治疗是危险的。因为长时间高压氧舱治疗昏迷患者会使治疗时间延长，甚至有的患者反而出现不可逆的植物人状态。该中心观察到，没有做高压氧舱的持续植物人状态的病人，比做高压氧治疗的病人恢复得更为理想；有轻度意识的患者在做 10~20 天的高压氧舱治疗后，虽然患者的意识状态能够恢复，但四肢肌张力的硬度加重了。

例 2　多次 CT 检查的 X 光辐射也许会导致癌症发生。发表在《新英格兰医学杂志》上的一篇研究报告称：CT 扫描可增加癌症风险。该调研报告认为，至少 2% 的美国癌症患者，可能是因 CT 检查时受到的放射性辐射引起的。

例 3　儿童期癌症治疗可导致远期并发症。由美国癌症研究所资助的一个多中心研究计划，对 12 390 例儿童期癌症生存者的相关数据进行了回顾性分析。该研究发现，肺部并发症可以出现在癌症治疗后的任何时期。生存者如果接受过放疗和某些药物的化疗后，与其同胞相比，肺纤维化、肺气肿、肺炎、胸膜炎和需要氧气治疗的发生率显著增加。值得注意的是，这些并发症可出现在癌症治疗后的 5 年或更长时间，甚至是在 20 年后才发现。另一组有 1 949 例儿童急性淋巴细胞白血病成年生存者参与的分析资料显示，既往接受颅脑放疗剂量大于20Gy 的生存者与其同胞相比更有可能超重或肥胖。5 岁以前接受颅脑放疗的女性生存者体质指数大于 30 的可能性增加了 4 倍，而男性生存者增加了 2 倍。

(3) 诊断技术的发展快于治疗手段

现代医疗新技术在诊断方面的发展要快于治疗手段。比如影像技术，一旦某处动脉阻塞被胸部 X 光检测出，医生就能应用心脏 CT 血管成像，十分清晰地显示三维的心脏与冠状动脉。十多年前该技术首次运用于心血管疾病的筛检时，它几乎是神奇的。美国《时代》杂志在

2005 年一期的封面上欢呼"它可能阻止心脏病的发作"。诊治背痛的放射学家与医生也有"自己版本"的 CT——核磁共振成像，可以找出包括肥大的椎间盘与头发丝大小的微小骨折在内的所有变化。逻辑上说，当发现了这些问题后就可以选择合适的干预手段，如用外科手术治疗，但是治疗方法或干预手段方面的发展却远远落后。也就是说，看见的异常，经常尚无能力去修复它。

(4) 知识更新太慢、过度自信或无视循证医学结论

许多医生似乎没有及时得到某些通过循证医学证明的无效或有害的治疗手段信息；或者明明知道循证医学的结论，但对自己的能力过于自信而无视之。比如，研究已经显示，对于膝骨关节炎做膝关节镜手术，并没有比安慰性措施更有效（参见第 IV 章"13 **膝关节与腰椎手术**"），但在美国每年仍然有 65 万次该手术被完成。

例1　几项大规模的研究，包括 2006 年的闭塞动脉试验已经显示，就改善存活率或减少其他冠脉阻塞的危险性来说，在心脏病发作 24 小时后应用冠脉支架扩张阻塞动脉，并不能比单独药物治疗更有效。但据估计，该手术在美国仍以一年 10 万例的速率持续增长着。美国每年有 60 万人接受冠脉内放置支架的血管成形术，其中 70% 是恰当的，其余 30% 是没有或只有轻度症状的稳定性冠心病患者，其中 50% 是恰当的，38% 是不确定的，12% 是不恰当的。

例2　有证据表明，对于有 3 支或更多支冠脉或左侧冠脉主干阻塞的冠心病患者，冠脉旁路搭桥手术至今仍是最好的治疗方法。但据美国宾夕法尼亚大学内科医生彼得·格勒内费尔德等在《美国医学会杂志》上发表的文章，该手术自 2001 年以来下降已经超过 1/3 以上，而经皮心脏介入疗法与应用心脏支架打开闭塞动脉的手术比率几乎未变。

为什么会出现这种现象？格勒内费尔德医生说："最可能的原因

是，介入科的心脏病专家正在更积极地治疗他们的病人，而较少介绍给外科医生。""有些医生坚决地忽视循证"，因为他们"对自己做经皮心脏介入疗法的能力充满热情，似乎相信其有更好的疗效。"格勒内费尔德认为，介入心脏病学的绝大多数医生认为他们所做的是对他们的病人最好的。他们并不是要故意这样来增加利润。当然，这样的医生显然也有（参见下文）。

"其中有些决定甚至是不自觉地作出的。"格勒内费尔德说，医生喜欢解决问题；他们合理地认为，"这个堵塞就在我的面前。我要现在修复它。"当这个活着的、正在呼吸的病人已经躺在手术台上做心脏导管检查时，这种"修复堵塞"的欲望强烈地驱使医生去做冠脉介入，以至于那一时刻他或她很容易忽略反对自己这样做的循证医学证据。

（5）医学思维的逻辑漏洞

在医生的医学思维中有一些长期存在的逻辑漏洞。首先，如果发现了某些不同于自己感觉中"正常"的东西，它必定是该病人问题的原因。比如，如果一个腰痛病人没有明显的原因，就给脊椎做一个高分辨率的成像。若在扫描中看见了异常，医生就会猜测那就是腰痛的原因，然后动手术去修复它们，但结果并不比不做手术的患者来得有效。这已成为目前临床上对于腰痛过度手术治疗的一个常见原因（参见第Ⅳ章"13 膝关节与腰椎手术"）。

第二种逻辑错误是：长久以来，人们的常识以为，每一个新设备都是一个更好的设备，或每一个新的手术干预都比旧的较好。如经皮冠脉介入疗法出现时，医生们认为，"瞧这些，多好的工具，它们比以前我曾有过的好得多！"而病人也对新技术或新药寄予新的希望。每年的技术越来越先进，这种思维一方面成为过度干预的动力，另一方面也驱动着以营利为目的的医疗保健行业的增长，可能造就身价百万的"前沿"医生。

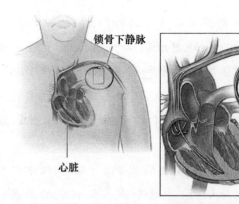

锁骨下静脉

起搏器

心脏

心脏起搏器

还有另一种逻辑错误也常使医生误入歧途，并且越陷越深，难以脱身：如果一种疗法适合于重症，某些医生就推测它也适合于较轻的病症。但其结果未必这样。比如，抗抑郁药物在随机试验中已经显示可以帮助严重的抑郁症，但无助于中度或轻度的抑郁症患者。然而，抗抑郁药仍被广泛地处方用于后者（参见第Ⅳ章"18　令人抑郁的抗抑郁药"）。心脏的重新同步（resynchronization）疗法，是应用一种特别的起搏器使左右心室同步跳动，能够挽救一个心室失同步至少150毫秒的充血性心脏病患者的生命。但是，目前心室失同步120～150毫秒的患者也在接受这种起搏器的治疗。

（6）对恶性疾病的恐惧心理故矫枉过正

临床上对一些恶性或严重病症（如癌症）的治疗，无论是医生或患者本人，都会有由于担忧"除恶未尽"而采用过度干预，也就是常言所谓的"矫枉过正"。

例1　过量使用抗癌药致患者营养不良死亡。癌症病人去世，除癌细胞扩散的直接原因外，过度使用化疗导致并发症十分常见。据报道，南京的一位胃癌患者，就是因过度使用化疗导致肠梗阻，先后出现进食、排便困难，终因严重营养不良引发全身脏器衰竭而亡。在治疗中，某医院曾超常规、超大剂量地在患者腹腔肿瘤切除创面，直接喷涂了10瓶"胞必佳"（每瓶200微克）。这种药只能"皮下注射"，且最大剂量仅为800微克。该医院因此被一审判决"救治存在医疗过失"。

例2 用阿霉素治疗肝癌，25%的患者可死于化疗并发症。赖氏对原发性肝癌应用阿霉素单药（60例）与支持治疗（46例）相比较，观察到治疗组中8.3%的患者肿瘤缩小超过25%，但部分缓解仅3.3%，且治疗组毒副反应明显，25%的患者死于化疗并发症，主要是因心脏毒性和感染，故作者认为阿霉素治疗晚期肝癌仅有微弱优势。

例3 为预防手术性感染而滥用抗生素。2002年发表在《澳大利亚与新西兰外科学》杂志上的一项研究表明，大部分外科医师做择期结肠直肠手术时，使用抗生素的剂量过大且不必要。为评估择期结肠直肠手术时预防性抗生素的使用方式。马来西亚的研究人员向144位外科医师发送调查表，询问关于抗生素使用的类型、时间和疗程等情况，同时调查了伤口感染率与是否有抗生素使用的特殊指导。96例调查结果显示，虽然当前的医学文献和国家推荐的用药指南支持预防性使用单一抗生素，但72%的被调查者联合应用抗生素。而且，42%的被调查者认为医学文献支持其用药方式；32%认为其用药习惯基于医院的用药指南；22%以个人经验作为其理由；其余4%依据其同事的经验制订抗生素使用方法。

（7）经济利益驱使而不顾医学伦理

受经济利益驱使而不顾医学伦理的医生或研究者也不乏其人。以下是两个典例。

例1 2009年由玛吉登载在 *Health Beat* 上的《支架丑闻：一个令人震惊的故事，但不是什么新闻》一文，描述了一位"明星医生"——米

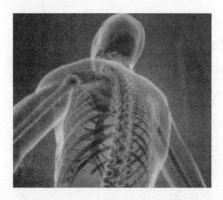

椎体成形术应用的人造骨原料

代伊医生，受利益驱使把冠脉支架植入到不需要它的患者身上。米代伊医生是美国雅培公司的销售顾问，当他创下一天放置 30 个冠脉支架的记录时，该公司以价值 $ 1407 的烤猪肉宴请他。当米代伊被解职后，其所在医院放置冠脉支架从每年 350 例下降到 116 例。

例2　　隐瞒报道椎体成形术所应用的人造骨的一种原料"美敦力生骨蛋白（Medtronic bone – growth protein）"的严重副作用。自 2000 ~ 2010 年间，由医疗仪器制造商巨头美敦力公司资助的 13 个临床试验观察到，应用该产品的患者中 10% ~ 50% 发生严重的合并症，包括癌症、男性不育症、感染、骨溶解、背部和腿部疼痛加重。北美脊髓协会的官方杂志《脊髓杂志》2011 年发表一项研究，揭露 15 位外科医生从美敦力公司接受总计 6.2 千万美元的贿赂后，在他们写的关于该原料的 12 篇研究论文中不报道这些严重的合并症。

　　国内在市场经济下出现的"大处方"，也是经济利益驱使医疗行为过度的一种表现。许多医院因把医生的收入与所售药物数量或价格挂钩，医生治一种病开多种药或不适当地延长用药疗程。这些行为都有可能发生过度治疗的后果。

　　以上大致罗列与分析了目前临床上常见的过度治疗的情况。总的来看，它们又可以归纳成客观与主观两大类原因。如果撤去来自医患双方的、主观的人为因素，如医学思维漏洞、盲目自信、对恶性疾病的恐惧心理、经济利益驱使等，剩下的客观因素，则属于来自医疗科技发展的结果。

特别需要指出，目前临床上常见的过度干预经常不算"误治"，医生给予患者过度的医疗干预经常可以不负法律责任，所以较难从法律上进行遏制，必须引起医生与病人双方共同的重视。

4 过多的临床检测

临床检测先于干预，导致过度治疗的一个重要原因是过多应用的临床检测。一旦发现异常，便做更多的检测或开始各种干预手段。越来越多的研究显示，某些常用的医学检测和手段被过度地使用，而且无助于患者（图 4-1）。

对于女性来说，①乳房 X 光检测：仅推荐给 50 岁以上或者有乳腺

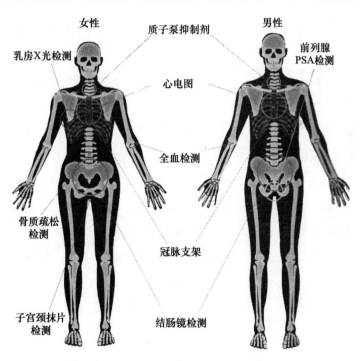

图 4-1 某些过多的临床检测

（译自 Sharon Begley，2011）

癌危险上升的人群中应用。②骨质疏松检测：仅适用于超过 65 岁或有骨质流失症状的人群，但这个指标不能用于指导治疗。③子宫颈（阴道）涂片检测：建议每 3 年 1 次；如果有异常结果则可较频繁地检测；如果子宫已完全性切除或超过 65 岁则无此必要。

对于男性来说，关于前列腺特异性抗原（PSA）检测是否能挽救生命，专家们有不一致意见，但如果患者超过 75 岁则肯定不再推荐。

无论对于男、女，①结肠镜检测：推荐给前一次检测异常或有结肠癌高度危险者，但对于 75 岁以上或在过去 10 年中有过一次正常结果的，则不再需要。②冠脉支架：只推荐给 24 小时内有心绞痛发作的患者，但如果病情是稳定的，仅有轻度胸痛者则不需要。③全血检测：对健康的或刚做过常规体检的人不推荐，而只酌情做部分血成分测试；如怀疑甲状腺肿瘤，则检测血钙。④心电图：已经诊断为心脏病或具有脑中风或心脏病发作危险的，可推荐做，否则不做。⑤质子泵抑制剂：是一类抑制胃酸分泌的药物，可用治胃液反流，但不要用于普通的胃痛患者，否则其危险超过受惠。

过多检查，不仅浪费医疗资源，而且经常会触发更多的、有较大副作用的干预手段。以下是一个典型的连锁反应例子。

2009 年，美国一位 52 岁的妇女因胸痛在一家社区医院做了心脏 CT 成像，但她的"坏胆固醇（LDL 胆固醇）"与 C 反应蛋白（心脏病的另一个危险因素）均无增高。然而，就是因为该 CT 显示有几个冠脉内斑块，医生给她做了心脏介入疗法（冠脉成形术）。接着并发症发生了，她被迫又做了较多的手术，其中一个手术撕裂了一支冠脉。她最终到克利夫兰诊所做心脏移植，但这一结局不是由于她最初所患的心脏病，而是因为 CT 检测触发的各种干预手段的连锁反应。

过度干预的连锁反应源头之一是过多的检查。在美国克利夫兰诊所工作的尼森医生定期地为无症状的低危冠心病患者做心脏 CT、超声心动图甚至运动平板应激检测（treadmill stress test）提供咨询。他发现许多患者正是由于这些试验的假阳性才导致接受危险的干预治疗。而且，即使检测结果是阴性（正常），这些检查对受检者也会有负面的影响。例如，如果一个"清晰的扫描"使得患者相信自己很健康，便可以吃任何想吃的东西与停止锻炼，那就可能导致健康变坏。

为了尽量减少不必要的临床检查或干预手段，由美国布朗大学医学院斯蒂芬·史密斯教授领导的一组医生，2011 年在《内科学文档》杂志提出了第一批应该改良的临床常规。它们包括对腰痛患者做成像检查的限制；对低风险的病人不做心电图/心脏成像的年度检查；65 岁以下女性和 70 岁以下男性，如没有危险因素，不用骨密度扫描来筛检骨质疏松症等（参见第Ⅳ章"19 不良的临床常规"）。

5 筛检宫颈癌

为了早期发现宫颈癌，妇科临床上应用宫颈抹片（也称为巴氏试验）来筛检。该试验由希腊医生乔吉奥斯·巴巴尼古拉乌发明后命名。它通过收集在宫颈外部或内膜脱落的细胞，并在显微镜下观察是否异常，来检测潜在的癌前期变化。宫颈癌通常是由性生活传播的人类乳头状瘤病毒引起的。在一般情况下，建议常规做宫颈抹片检查的年龄为 18 ~ 65 岁，有过性行为的女性应定期测试，间隔为每年至每 5 年 1 次。如果检测结果异常，根据异常的性质，可能需要在 6 ~ 12 个月内重复测试。必要时通过阴道镜对病人的子宫颈做详

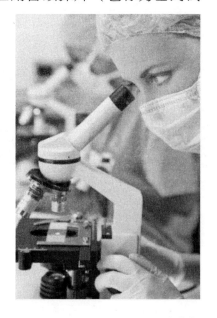

细检查，以及检测人类乳头状瘤病毒的 DNA，以辅助诊断。

然而，新近一项来自美国疾病控制与预防中心的研究揭示，许多美国妇女为了筛检宫颈癌正在做太多的宫颈抹片检测。尽管美国和英国的有关宫颈癌防治指南，均建议 30 岁以上具有宫颈癌平均风险的妇女在一次检测正常结果之后，至少等待 3 年才需再一次检测，但目前 51% 的初级保健医生仍建议每年一次的宫颈抹片检查，只有少于 15% 的医生按照防治指南的要求去做。研究人员注意到，过度的筛检不仅增加了额外费用与麻烦，而且增加了因为假阳性结果导致的不必要治疗的风险。所以，关于宫颈抹片检测的频率，妇女应与她们的医生讨论，看自己是否合格延长两次测试的间隔。

为了筛检子宫颈癌，同样存在过度使用的另一项检测是人类乳头状瘤病毒测试。由性生活传播的人类乳头状瘤病毒有 40 种不同菌株，性生活频繁的人群中至少有一半人会在某些时候感染它。在年轻女性中，该试验阳性结果提供的信息很少。尽管它的一些菌株与宫颈癌有关，目前医生给妇女进行该项测试，要比有关指南所推荐的较多。这不仅是浪费，而且意味着该试验阳性的妇女可能会得到不需要的额外治疗，带来并发症和副作用的风险。

芝加哥的病理医生菲利普·凯斯特对该研究发表评论说，因为在 30 岁以下的的妇女年龄组中，宫颈癌相当罕见。在这个年龄组做例行测试人类乳头状瘤病毒，会导致不必要的活组织切片检查和抗癌治疗，以及给患者带来很大的精神压力。在 20 多岁的妇女中，可以多见该病毒但罕见犯病，而且从最初发现该病毒到它成为侵入性的，一般需 10 ~ 15 年时间，故没有理由常规进行该病毒检测。但是，在年龄较大的妇女，它对常规的癌筛检是有帮助的，尤其是澄清宫颈抹片检查中某些模棱两可的结果。但他认为，"低风险菌株的检测，真的没有必要上市"。

6 结肠镜与肠穿孔

大肠癌（结直肠癌）是第三位常见癌症。自从临床上使用结肠镜以来，大肠癌的早期检查变得相对简单。所谓结肠镜，是用装在一根纤维管顶端的一架微型照相机经肛门插入，在直肠与整个结肠内观察，如果发现蘑菇状的大肠息肉，同一纤维管还可以同时在镜下将其切除。结肠镜检查一般需要半个小时。为了使受检者在检查过程中不难受，美国医生通常对受检者进行轻度麻醉。结肠镜检查的主要危险是可能导致结肠壁出血或穿孔。

通过结肠镜检查及时切除肠息肉，可以避免及降低以后演变为大肠癌的风险。所以，结肠镜检查的价值在于在大肠癌高危人群中发现肿瘤的早期恶变。通常，对于具有下列症状的人群，医生会建议做结肠镜：血便、贫血、慢性腹泻、大便习惯改变、结肠慢性炎症性疾病或有结肠癌或息肉家族史者。此外，国际癌症学会亦推荐，50 岁或以上人士应在 10 年内至少要进行一次结肠镜检查，然后根据肠镜检查结果再决定需要如何跟进及治疗。然而，新近的研究观察到，美国有 46% 的受检者在前次结肠镜检查出正常后的 7 年内又做了检查；更糟的是，其中许多人是在 80 岁以上。

结肠镜检查作为一种侵入性手段，诊治过程中难免对肠壁有轻重不等的损伤。肠壁穿孔是它的一个主要危险，尤其是老年人。古德温医生等举了一个例子。一位 84 岁虚弱的妇女，尽管几年前结肠镜检查结果正常，但她的胃肠病医生告知她

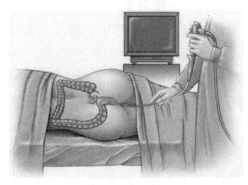

结肠镜检查

已到了再做测试的时候了。结果她因为该次检测手续导致结肠穿孔而死亡。虽然这种结局是罕见的,但导致该妇女死亡的这类推荐是太常见了。美国德克萨斯州大学的老年病学家古德温医生惊讶地发现,尽管专家组目前不建议对 75 岁以上或在过去 10 年中有过一次正常结果的人做结肠镜检查,但许多老年患者在其前一次结肠镜检查正常后的 7 年、5 年甚至是 2 年后,持续不断地收到来自胃肠病医生的提醒信,告知是再一次做结肠镜检查的时候了。

关于肠穿孔的发生率,据文献报道,诊断性结肠镜穿孔率为 0.03% ~ 0.65%,治疗性结肠镜穿孔率为 0.073% ~ 2.14%。国内 2008 年报道 8229 人次结肠镜诊治中,共发生 4 例肠穿孔,穿孔率为 0.05%;其中普通结肠镜组发生肠穿孔 2 例,发生率为 0.03%;采用麻醉的无痛结肠镜组发生肠穿孔 2 例,发生率为 0.4%。无痛结肠镜诊治中肠穿孔率明显高于普通结肠镜检查。除年龄因素外,患有结肠炎、结肠息肉、结肠癌的患者,一般较容易发生肠穿孔;其次,肠管较狭窄或冗长迂曲使结肠镜较难通过的部位,肠壁较薄、过大的肠管压力或镜端对肠壁的直接作用等均可增加穿孔的危险。

当然,在谨防结肠镜过度检查及其危险性的同时,也不要疏忽应该及时做的检查。在另一项研究中,美国北卡罗来纳大学的克里斯汀·奇石医生等发现,应该接受结肠镜检查的部分患者没能接受检查。他们调查了 212 例 70 岁或以上在退伍军人事务部设施接受治疗,并且都有粪便潜血试验阳性的患者。这些患者被随访 7 年,以确定后续的其他干预措施及病人的结局。结果发现,超过一半的患者(118 例或 56%)做了后续的结肠镜检查,发现了 34 个明显的腺瘤和 6 例癌症。在这一组中,10% 的患者由于结肠镜检查或癌症治疗发生并发症。另 94 例(或 44%)没有进一步做结肠镜检查,其中 3 人在 5 年内死于大肠癌,43 名死于其他原因。该研究还估计了结肠镜检查相对于病人预期寿命的好处及费用。尽管那些通过结肠镜查出癌症或明显腺瘤并治疗成功的比例仅为 15.6%，但寿命越长的人越能从结肠镜检查受益。

因此，不能以一个尺寸来度量每个人是否需要做结肠镜检查。即使是 70 岁以上的老年人，如果粪便潜血试验阳性，尽管大多数人也可以没有癌症或明显的腺瘤，最好能进一步做结肠镜检查。

7 冠脉支架与冠心病

心脏介入疗法，全称经皮心脏介入或经皮冠脉介入，是一种通过球囊血管成形术、放置支架等手段撑开狭窄的冠状动脉（简称冠脉），来治疗冠状动脉心脏病（简称冠心病）的一种方法（图 4-2）。但是，近年来有一系列研究证明这一疗法正在被过度地应用。

因为查出冠脉某处部分阻塞，就从放置冠脉支架开始，接受一次又一次的冠脉介入手术，最后被迫心脏移植……这不是骇人听闻的谣传，不仅在美国有详细的报道（参见第Ⅳ章"4 过多的临床检测"），在国内也有类似的例子。尽管报道的重心围绕着使用了不合格或正在试验阶段的支架，其实它传递的核心信息应该是：不要轻易放置冠脉支架。

因为任何外科手术都有危险性，经皮冠脉介入治疗也不例外。接受该手术的患者，必须常年服用抗血小板药物防止血凝，并且依然面对着几年后撑开的动脉再次阻塞与需要重新放置支架的风险。最后被迫做心脏移植体现的正是这种风险的一种结局。关于应用冠脉支架的副反应，美国《内科医学文档》杂志编辑丽塔·里德伯曾写道："据估计，超过 60% 的药

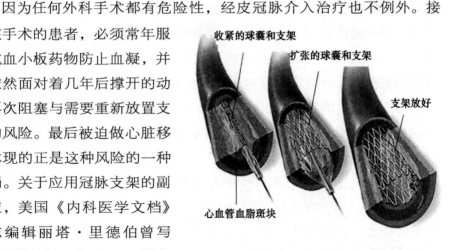

收紧的球囊和支架

扩张的球囊和支架

支架放好

心血管血脂斑块

图 4-2 冠脉介入疗法

物洗脱支架被用于缺乏适应证的患者，而这些病人比具有适应证的患者具有较高的副反应发生率。"所以，患者是否适合做冠脉介入疗法，要严格遵照循证医学的结论来选择适应证。

至今已有许多精心设计的临床研究得出结论：在稳定的冠心病患者中，药物疗法可以减少心脏病发作和死亡的风险，其效果一点都不逊于侵入性的、较昂贵的冠脉介入手术，但是许多心脏病专家仍然继续应用昂贵的支架去撑开闭塞或狭窄的冠脉，而不是首先用药。

2007 年，在一项称为 COURAGE 的大规模研究中，美国布法罗大学医学院的心脏病学家威廉·博登医生等，把 2287 例稳定的冠心病（患有部分冠脉阻塞但没有心脏病发作）患者随机分成两组。一半人只给予最佳药物疗法（optimal medical therapy），包括他汀来减少胆固醇，β 受体阻断剂、血管紧张素转换酶抑制剂（ACEI）以及利尿剂来降低血压，还有阿司匹林或其他血液稀释剂防止过度血凝；另一半人做了心脏介入疗法，如球囊血管成形术（balloon angioplasty）、放置支架（stent placement）撑开狭窄冠脉等干预再加上最佳药物疗法。该研究观察到，这两组患者，在治疗后有相同例数的继发性心脏病发作、脑中风与死亡结局，唯一的差别是只接受药物疗法的患者组有较频繁的心绞痛，但其程度是可以忍受的；而那些做了冠脉介入疗法的、原先有剧烈心绞痛的少数患者感到胸痛与压迫有较快的缓解。该研究原先期待两种方法的疗效会有明显差别，但结果并非如此。

与该项研究的结论相一致，另外一个来自 11 项临床试验的研究也证明，对于稳定的冠心病患者，在选择心导管与放置药物洗脱支架（drug - eluting stents）进动脉之前，应该先用一个疗程的药物治疗。

如何避免过多地应用冠脉介入疗法？威廉·博登医生等提出两条建议：首先，心脏介入疗法医生与长期治疗心脏病患者的内科医生或其他医生之间，应该有较好的协调；这种协调对于保证患者开始药物疗法与在介入疗法后坚持药物疗法是必要的。其次，改善从临床证据到实践的这种转换（通常称为转换医学），即让医生们不再对稳定性冠心病患者尚未试过一个疗程药物疗法以减少动脉阻塞之前，就马上做经皮冠脉介入疗法。

此外，还有另外一种滥用冠脉介入疗法的表现，那就是用其替代了许多最适合做冠脉旁路搭桥术的较严重的冠心病患者。2009 年发表在《新英格兰医学杂志》上的一项临床试验观察到，对于冠心病患者有 3 支或更多支冠脉血管阻塞，或有左侧冠脉主干疾病的，冠脉旁路搭桥术是最好的治疗方法。但发表在《美国医学会杂志》上的另一项研究发现，尽管美国 2001～2008 年间具有这些较复杂冠心病的患者数目没有明显下降，但冠脉旁路搭桥手术率却下降了 38%，而应用冠脉支架打开闭塞动脉的心脏介入手术比率几乎未变，每年医生们仍然进行了 110 万例放置冠脉支架的手术。这个事实提示，那些有可能需要开放式心脏手术的患者中至少有部分被替代地做了经皮冠脉介入。换言之，某些应该最好采用冠脉旁路搭桥术治疗的患者被安置冠脉支架替代了。

所以，目前冠脉支架手术只推荐给 24 小时内有心绞痛发作的冠心病患者。如果病情是稳定的（有部分冠脉阻塞但没有心脏病发作）或仅是轻度的胸痛，则不需要。尤其不要未经最佳的药物治疗轻易就做，否则就是过度干预。另一方面，患有较严重冠心病如多支冠脉或左支主干闭塞的患者，则应该首选冠脉旁路搭桥术，而不是冠脉支架，否则多为干预不足。

8　脑血管支架与中风

一个小小的支架，通过股动脉的漫长"通道"直达颅内，将狭窄的血管管腔撑起，达到改善脑供血、解除脑中风的目的。这是被医学界誉为"人类防治脑中风迈出的一大步"的脑血管支架成形术。

脑血管病包括脑中风是人类死亡的三大原因之一，是致残的主要原因。在脑血管病的治疗上有药物治疗、外科治疗及介入治疗。脑血管狭窄超过70%的严重脑动脉狭窄患者，采用药物治疗疗效欠佳；如应用外科手术包括颈动脉内膜剥脱术和颅内外血管架桥术，则有创伤大、并发症发生或再狭窄率高、禁忌证严格等缺陷。颅内外脑血管狭窄的支架植入术，具有手术成功率高、创伤微小、适应证宽、再狭窄率低的优点，不仅能够通过对狭窄血管的直接扩张使脑血流增加，脑缺血改善，而且能够预防或降低缺血性中风的再次发生。脑介入治疗作为一种新疗法，正在国内各大医院相继兴起。

脑中风，分为**缺血性中风**与**出血性中风**，常为高血压或脑动脉粥样硬化的结果。缺血性脑中风是由于脑动脉本身的病变导致血管腔狭窄、血栓形成或随血流带来的栓子堵塞血管所致，约占脑中风总数的70%左右；而出血性脑中风系由于脑血管破裂发生，占脑卒中总数的30%左右。病情较重的脑动脉狭窄患者，药物治疗效果不佳。通过脑血管造影，当脑血管狭窄到一定程度时，可以安装人工支架，扩开闭塞的动脉，避免脑中风的发生。如图4-3所示，一支狭窄的脑动脉（左图箭头所指）被安置了一个支架后（右图两个箭头所指为支架两端），原先的血液流通可以恢复。

据估计，在美国，每年有15万名病人发生脑血管阻塞，研究人员希望用导管改善病人脑血管的顺畅。自从美国食品及药物管理局2005年批准使用透视微创方式放置脑血管支架以来，过去6年中有数千名病人已安装该支架。预防中风的支架小至2~4毫米，医生只需利用微型导管，便可把支架由大腿侧血管伸入脑血管，病人无须切开头盖骨开颅的高风险手术。在一项国际研究中有44名香港的脑缺血病人参与，经过该透视微创手术在脑血管植入支架后，病人手术后1年内死亡或脑中风的几率是9.3%，因手术而死亡的风险是0%。以往病人轻微脑中风后，须长期接受药物治疗，以防血管再次闭塞，但只有两成

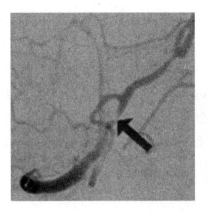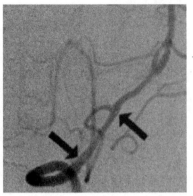

图 4 – 3　安置脑动脉支架

（引自 Chimowitz M I et al，2011）

病人对药物治疗有良好反应，令大部分病人终日提心吊胆。安置脑血管支架，有望成为长久有效预防缺血性脑中风的良策。

　　然而，一项 2011 年发表于《新英格兰医学杂志》的新研究给脑血管支架疗法敲响了警钟。该研究发现，在颅内动脉狭窄的患者，安置脑血管支架可能造成的伤害比益处大。因为安置脑血管支架发生二次中风的机会，比不安置支架者更高。而为了预防二次中风，使用心血管药物积极治疗的效果较好。

　　至于为什么会有这个结果，现在研究人员正在试图确定其原因。一种可能性是由在支架上形成的，或从血管壁掉下的松散血凝块所导致。但也可能与安置支架时血管的损害有关。参与该研究的脑外科神经专家科林·德狄恩医生认为："如果患者的脑动脉仅是被斑块或斑块加血液受阻时，支架可能仍然是最好的治疗方法。虽然现在研究人员对于脑血管支架和疗效感到失望，但对应用心血管药物预防脑中风的良好疗效，则更加肯定了。治疗脑血管堵塞的良药，包括稀释血液的阿斯匹林和波立维（plavix 或氯吡格雷），以及有效地用药控制胆固醇、高血压和糖尿病，避免脑中风。"

9 抗凝与防治出血

抗凝与防治出血，是一对矛盾。临床上有许多患者或场合需要应用抗凝剂或者血液稀释剂，如：防治缺血性脑中风、心肌梗死、房颤，或在血液透析时应用血管内支架后抗凝等，其目的都是要防止血管内凝血，但又不能引起体内出血。因此，注重抗凝药物的选择与适当剂量，显得特别重要。

使用抗凝剂或血液稀释剂导致出血的危险，经常发生在脑缺血性中风或心肌梗塞的防治之中。一个典型的例子是以色列前总理沙龙的突然脑溢血昏迷。

2005 年 12 月 18 日，76 岁的以色列总理沙龙因轻度脑卒中，住院进行治疗，20 日出院。2006 年 1 月 6 日，沙龙再次突发脑中风（脑部大面积出血），病情突然恶化，其后 3 天中一直处于昏迷状态。2 月 11 日，沙龙接受该次入院以来的第 7 次手术。手术后，沙龙一直没能从昏迷中苏醒过来。

寻求沙龙两次脑卒中的原因，第一次发生的"轻度脑中风"，很可能是轻微脑梗塞，因为有媒体报道他的心脏有先天存在的小洞，即室间隔缺损，当然也可能是因动脉硬化导致的脑血栓形成或短暂的脑动脉痉挛，即属于缺血性脑中风。由于缺血性脑中风的药物治疗一般都用抗凝剂与血液稀释剂，对沙龙来说，开始有报道说是用抗凝剂，后来又有说是血液稀释

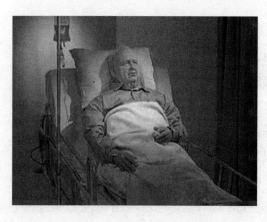

病中的以色列前总理沙龙

剂，但用量多少不得而知。如果从其第二次突发严重脑中风，脑部大面积出血来判断，应该说与他第一次脑中风后的用药不当，即抗凝剂或血液稀释剂用量过大有直接关系。缺血性脑中风与出血性脑中风这两类可以互相转化，而且治疗方法截然相反的疾病，先后发生在沙龙一人身上。这就是沙龙的悲剧。

临床常用而且安全的抗凝药物有华法林、阿司匹林与波立维。华法林（warfarin），属于一种口服维生素 K 阻滞剂，是房颤、心脏换瓣手术等抗凝治疗中最为常用的药物。阿司匹林具有防治兼备的特点。它的预防作用与剂量密切相关，推荐使用 100 毫克/日。一般认为华法林的抗凝作用较阿司匹林理想，但阿司匹林较安全，服用方便，价格低廉，对于 75 岁以上的不适宜接受华法林的患者可考虑使用阿司匹林。波立维，是药物涂层血管支架植入术后必须服用的心血管用药之一。它是一种血小板聚集抑制剂，可全面抑制血小板聚集，适用于血管内支架植入术后、有过近期发作的脑中风、心肌梗塞和确诊外周动脉疾病的患者。该药可减少动脉粥样硬化性事件的发生（如心肌梗塞、脑中风和血管性死亡）。它的推荐剂量为每天 75 毫克，与食物同服不受影响。但波立维可延长出血时间，对于有伤口（特别是在胃肠道和眼内）易出血的病人应慎用。手术前和服用其他新药前，病人应告知医生，自己在服用波立维。

随着老年房颤患者接受抗凝治疗人数的增多，临床上与抗凝相关的出血并发症也逐渐增多。通常将抗凝治疗中发生的出血并发症分为轻微、严重和致命性出血三类。①轻微出血：主要表现为鼻衄（鼻出血）、血尿及皮肤出血点等，不影响抗凝治疗效果的判定。②严重出血：以胃肠道最为常见，通常需要治疗，包括住院和输血，或者外科治疗。③致命性出血：最为常见的是颅内出血，其发生率虽低但可直接威胁病人的生命，是抗凝治疗所面临的一个严峻问题。

高龄是出血并发症的重要因素。老年人抗凝治疗中出血并发症发生率增高，可能与以下因素有关：①老年人对华法林敏感性增加；②合并其他严重疾病的可能性增加，多种药物共用使药物之间发生反应的可能性增加；③病人依从性下降；④老年人容易发生跌倒及相关的外伤等。老年人多合并高血压或脑中风史，它们既是老年房颤患者脑中风的高危因素，也是抗凝治疗出血增多的重要原因。所以老年人进行抗凝治疗时应适当降低抗凝强度，必要时可以改用阿司匹林。

抗凝治疗的疗程时间也可影响出血的发生率。在华法林治疗的最初几个月，出血危险性增加 5 ~ 10 倍，3 ~ 6 个月后出血发生率相对平稳。此种情况可能与抗凝过度或存在未能明确诊断的胃肠道疾病、泌尿生殖系统出血性疾病有关。老年人对华法林较敏感，可能产生过度反应，不宜采用标准剂量。

药物之间的相互作用亦可增加出血的危险性。常见可增强抗凝药物效价的药物有胺碘酮、雄激素类、西咪替丁、戒酒硫、红霉素、甲状腺素、甲硝唑；降低抗凝药物效价的药物有抗甲状腺药物，巴比妥类、苯乙哌啶酮、利福平等。在抗凝治疗过程中应尽量避免与这些药物同时使用。必须使用时则应适当调整剂量，并严密观察药物反应。

总之，为了避免严重出血并发症，在抗凝治疗过程中，患者要及时察觉抗凝过量的一般表现，即出血或渗血。如出现齿龈出血、鼻衄、血尿、黑便、皮下瘀斑，以及月经增多或子宫出血等现象时，则提示抗凝药服用过量，应减少剂量，及时到医院检查，调整抗凝药用量，甚至暂停用药。如突然明显头痛，更要立即检查，以防脑出血或抗凝不足引起的脑栓塞。

10　甲状腺癌与放射性碘

路透社 2011 年发表题为《甲状腺癌过度治疗猖獗》的文章，声称研究者已经发现某些医生过早地应用放射性碘来治疗甲状腺癌患者，而另一些医生应用该疗法则太迟。放射性碘有助于治疗发展迅速的甲状腺瘤，但不清楚它是否有助于另外的情况。而其副作用也已清楚，即该疗法可以使患者疲乏与增加新发肿瘤的危险，且费用昂贵（需数千美元）。据《美国医学会杂志》报道，在美国每年有 4 万余例新发生的甲状腺癌症患者，这个数字一直在稳定地攀升。

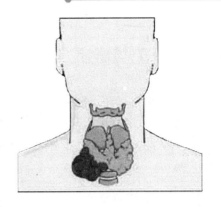

甲状腺癌

　　该项新研究是基于美国国家癌症数据库的数据，包括将近 19 000 例甲状腺已经由于癌症被手术切除的患者。1990～2008 年，用放射性碘治疗的患者的百分率从 40% 攀升到 56%，应用放射性碘的医院则广泛不一。平均说来，低度危险肿瘤患者中有多于 1/3 的人接受了放射性碘，而高度危险肿瘤患者中接受放射性碘治疗的占 3/4。

　　在该研究期间，甲状腺癌的治疗指南建议对高危险疾病应用放射性碘，但不知道对低度危险或者是否有好处，故对后者是否选择应用放射性碘，让医生与患者自己决定。但这样的治疗指南近来已改变，现在专家已建议不再对低度危险患者应用放射性碘治疗。

　　"有许多患者被诊断的是低度危险的小甲状腺癌，一般都有很好的预后，无须放射性碘治疗，但正在为肿瘤接受放射性碘的过度治疗。"芝加哥拉什（Rush）大学医学中心的癌症专家大卫·舍尔医生说，他并没有参加这项新的研究。

　　参与这项研究的密歇根大学的梅根·海马尔特医生说，不清楚为什么医生们在缺乏有利证据的情况下应用放射疗法。一种可能性是对于不太可能造成伤害的早期阶段肿瘤用得多了，误导他们相信治疗有效；但也许不是这种情况。

11 CT 与癌症

计算机断层成像（CT），其局部扫描已经作为肺癌和结直肠癌筛查的有力手段，其全身扫描也已经被应用于没有症状的人和可疑的患者，这是一项积极的预防措施，但是目前这一检查的使用安全性受到了质疑。

2007 年发表在《新英格兰医学杂志》上的一篇研究报告称：CT 扫描可增加癌症风险。主持这项研究的哥伦比亚大学医学物理学家戴维·布里诺和埃里克·豪尔说，虽然一次 CT 扫描就导致一个人患癌的概率不大，但长期接受该检查给健康带来的危害不容忽视。以往的 X 射线扫描只是拍摄一个瞬间的图像，而现在的 CT 扫描则要生成一个三维的影像，从而包括了多次的 X 射线成像。CT 扫描比传统的 X 射线扫描检查所传导的射线量要大得多，几乎是 X 射线扫描的 50 ~ 200 倍。根据目前的数据，估计在二三十年内，全美国发生的癌症的 1.5% ~ 2% 将会由 CT 检查时的放射性辐射所造成。

但他们的结论并不是从接受 CT 检查的患者中直接调查出来的，而是根据美国核工业领域 40 万工作者和日本 2.5 万例原子弹爆炸案幸存者的情况推断出来的。因为一次全身 CT 扫描时所发射的放射线相当于 100 次 X 光胸部检查，1 ~ 2 次 CT 扫描时所接受的辐射量相当于在日本广岛和长崎原子弹爆炸时距离爆炸中心 2 英里处的原子弹幸存者所接受的辐射量。过去的研究曾发现像这样的原子弹幸存者在原子弹爆炸后的一二十年间癌症的发病率有所上升，因此该研究开始对接受 CT 扫描的人进行癌症风险的估计，认为上述两方面人员受辐射影响类似于多次 CT 检查。

美国影像学院（ACR）的其他一些成员也都把这些人群中癌症发生率的增高归咎于 CT 扫描使用得越来越频繁。他们承认，CT 扫描的迅速增长及其他筛检技术的发展，会在不远的将来导致辐射相关癌症发生率的增高。

读了上述的研究报告，也许有的患者会拒绝进行必要的 CT 检查。其实，如果进行 CT 扫描的利大于弊的话，无疑还是应该做这项检查的。其理由如下：

一方面，有 2% 的癌症是由 CT 扫描所引起的说法，还只是一种猜测。因为现在并没有方法可以量化广岛和长崎原子弹爆炸幸存者的癌症风险，而且不能把进行 CT 扫描时接受的辐射量等同于原子弹的辐射量。此外，目前世界范围内还没有关于 CT 检查者与患癌风险之间关系的大样本研究。

另一方面，CT 扫描技术确实具有非侵入性、快捷、成本相对低廉等多种优点，只要科学合理运用，CT 扫描技术还是相当安全的。尤其对于有症状的病人来说，CT 扫描无疑是一种很棒的诊断工具。我们应该追求的限制应用 CT，是要把 CT 扫描用在确实有需要的病人身上。对孕妇、儿童等特殊人群也要尽量避免不必要的 CT 检查。对甲状腺、性腺等特殊部位进行 CT 扫描时，需进行相应防护，以减少伤害。

戴维·布里诺博士说："我们相信有相当一部分接受 CT 扫描的病人并不是必须要做的，他们可以避免 CT 扫描或者选择其他一些辐射量小的检查。"他还说，"儿童的情况尤其让人担忧，因为儿童对放射线比成人更为敏感，而且在他们以后漫长的人生中还有很多时间可以使与这种辐射相关的癌症发展起来。"

尽管美国影像学院并不允许对没有症状的人进行全身 CT 扫描，美国食品与药物管理局（FDA）也表示，全身的 CT 扫描筛查提供的是"不确定的好处，因为它会增加你某方面的风险"，但是目前在临床上滥用 CT 扫描的现象仍然十分常见，特别在急诊科。

戴维·布里诺博士说："如果你因为肚子痛或者长期的头痛去看病的话，那么在见到你的接诊医生之前，你已经被要求先做 CT 扫描了。"

此外，当病人转到不同的医院就诊时，由于各医院之间的病人档案不共享，病人常常需要重复做一次 CT 扫描。解决这个问题的唯一方法就是把每次 CT 扫描的结果刻成 DVD 碟交给病人，以便他们转院后可以交给新接管的医生。"这是一个很简单的方法，但是事实上，现在没有人这样做。"戴维·布里诺博士说。

总之，上述研究的目的在于告诉人们进行 CT 扫描有可能带来的风险，而不是要把那些确实有必要做 CT 扫描的病人吓跑。专家们的担心是，现代人所接受的辐射中最大的来源是医源性的。当越来越多的 CT 扫描筛检方法被开展，受检者所接受的辐射量可能会越来越大。

12　抗癌疗法的选择

对恶性疾病如癌症的恐惧心理，经常驱使患者或家属不惜冒各种严重副作用的危险，选择"除恶务尽"的疗法。但是，大家似乎都有共识：许多癌症患者并非死于癌症，而是被各种剧烈的疗法折腾而死。"病好了，人却死了"，表达的就是对矫枉过正做法的悲叹。

当病人患癌症需进行治疗时，对于该采取何种疗法，通常都听取医生的意见。但医生的建议不一定就是最佳的选择，一个理由是有时医生给病人开的方子，在他自己或其家人生同样疾病时却不使用。

2011 年 4 月路透社健康专栏发表的题为"医生并不总是为自己采取对别人的建议"的文章指出，在美国《内科医学文档》杂志上发表的一项调查研究显示，当医生得了和患者同样的病情时，医生给自己选择的治疗方案与给患者建议的完全不同。面对假设条件下的治疗场景，即医生假设自己是患者时，为自己较多选择那些死亡风险高，但严重副作用极小的治疗方案。

在该项调查中，两套问卷被寄给美国各地的家庭医生们，其中一套是关于假想的不同类型结肠癌手术的询问。对于疾病有两种治疗方

案可选择，其中一种有较好的
存活率但有剧烈的副作用，另
一种死亡风险高但所有副作用
的危险少一半。

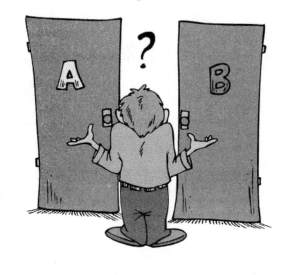

242 位医生回答了这个问
卷，其中 37.8% 的人为自己
选择了死亡风险高，但较少副
作用的治疗方法。相反地，仅
有 24.5% 的医生愿意把同样
的治疗方案推荐给自己的
病人。

孔子在《论语》一书中曾经说过"己所不欲，勿施于人"，其意思
是自己不愿意做的事，不要强加给别人。看了上面的报道，也许有人
会用孔子的话来责备医生，即认为医生应该"视病人如亲人"，给别
人的治疗建议应该与给自己或亲人的相同。然而，如此责备医生并不
正确，因为调查问卷问的都是重症（癌症或禽流感），有效的治疗多合
并严重副作用，医生不愿意让患者承担高危险死亡，也无可非议。这
毕竟不是治疗一般的疾病。如是治疗感冒，可以肯定，医生开给患者
的药，与开给自己或家人的药不会有区别。

而且，医生为自己所做的决定并不一定就比给别人的建议来得好。
古代中医治病就有不敢对家人应用"重药"而致使"治疗别人有效，
治疗家人就不行"的说法。

因此，正确理解上述调查问卷的结果，应该得到的启示是，当患
重症听取医生的治疗意见时，要充分衡量疗效与副作用的利弊，与医
生一起来作出抉择。

13 膝关节与腰椎手术

对于美国人来说，生病后去做手术，是一件平常事，是他们的"传统医学"。我有一位美国病人，55 岁的他已经接受过 60 次手术，由此可见手术治疗在西方的盛行。那些在我国很少手术治疗的躯体疼痛性疾病，如颈、腰椎肥大，膝关节炎，腕管综合征，肩周炎等患者，都是手术台上的常客。然而，近些年来，过多手术治疗的弊病，也开始逐渐被主流医学认识到。以下是关于膝关节痛与腰痛的例子。

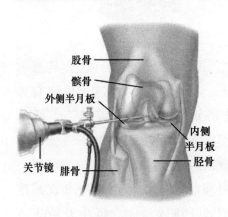

股骨
髌骨
外侧半月板
内侧半月板
胫骨
关节镜
腓骨

图 4 - 4　膝关节的关节镜手术

骨关节炎，作为退行性骨关节病，是关节炎的最常见形式，通常发生在膝盖。其症状包括疼痛、僵硬和肿胀。治疗方法通常包括止痛药和消炎药，伴随热疗和锻炼。当这些方法都失败了，通常建议手术治疗。在美国，据估计每年有超过 65 万例的患者进行关节镜手术（图 4 - 4），进行关节内清理或灌洗。多数人是为了治疗关节炎，每次成本约 5000 美元。但根据 2002 年发表在《新英格兰医学杂志》的一项研究表明，它也没有比保守性治疗更有效。

研究结果显示，通过非侵入性的保守治疗可以与手术治疗达到相同的治疗效果，即不论是否接受膝关节镜治疗手术的膝骨关节炎患者，同样报告有疼痛缓解。这是对目前治疗膝关节炎最常用外科手术用处的挑战，并对关节内灌洗或清创可使症状改善的真正原因提出了质疑。在过去进行的膝关节镜手术临床试验中，也观察到大多数患者有疼痛缓解，其原因常用膝关节内的冲洗或软骨去除来解释，但那些研究没有对是否进行了手术作过比较。

临床上常见的另一个过多手术治疗的例子，是针对慢性背痛的手术。

2005 年发表在《英国医学杂志》上的一项研究表明，手术治疗在减轻慢性腰痛方面没有比强化康复训练有更好的效果，而费用却昂贵近两倍。

手术治疗慢性腰痛的效果之所以不好，主要原因是临床医生经常被患者脊椎异常的检查结果所误导。现在的医学科技发达了，诊治腰痛时常用 CT 或核磁共振成像（MRI）：如果腰痛病人没有明显的原因，就对脊椎做一个高分辨率的成像。它可以找出包括肥大的椎间盘到头发丝大小骨折在内的所有变化。逻辑上说，当发现了这些问题后就可以用外科手术治疗。但是，该逻辑有一个基本的漏洞：那就是发现的异常并不一定就是腰痛的原因。2010 年美国内科医生学院（American College of Physicians）警告说："为腰痛做常规的成像没有临床意义的收益，反而会导致伤害。"那是因为在核磁共振成像看到的"异常"经常与腰痛无关，即没有腰痛的人也会有这些异常。所以，即使通过手术去除或修复了这个异常，腰痛未必就消失。

此外，像治疗腰痛那样的外科手术效果欠佳，还有另一个原因，即手术局部有疤痕组织的形成（参见第Ⅲ章"4　伤口修复与疤痕"），这在手术创伤比较显著的情况尤其明显。但是否容易发展成疤痕组织有明显的个体差异。显然，凡是容易形成疤痕组织或者说具有疤痕倾向的人群，不适合各种手术治疗，尤其是那些以缓解神经压迫为目标的手术。因为手术区域形成的疤痕组织也会发生炎症肿胀而导致与原先类似的神经压迫症状，使手术后无法达到长期缓解疼痛的效果。一些患者手术后疼痛缓解了一段时间后再发，多半与这种疤痕组织的炎性肿胀有关。所以，最好能在手术前知晓患者的疤痕倾向，但目前尚缺乏方法来预测。或许可通过了解患者过去的手术史或做过类似手术的家属史来估计。

由于任何外科手术都有一定的危险性，如果它们并非必要或者疗效不比保守疗法较好时，均应尽可能避免。

14 滥用抗生素

自从 20 世纪 40 年代青霉素成功应用于临床开始，各种抗生素使很多严重细菌感染和传染病的治疗大有改观，使感染性心内膜炎以及各种败血症、肺炎等的病死率大幅度下降，为人类健康立下了不朽的功勋。但是，由于人们对抗生素的过分依赖和滥用，耐药菌株迅速发展，目前已成为与耐药结核菌、艾滋病病毒相提并论的对人类健康构成威胁的三大病原微生物之一。

据世界卫生组织估计，多重抗药性肺结核每年导致至少 15 万人死亡，全球 64 个国家每年新增病例达 44 万个。我国一直是滥用抗生素的重灾区。据广西药品不良反应监测中心通报，近 50% 新的严重不良反应由抗生素引起。有的抗生素进入我国 20 多年，病菌耐药率就已达 60% ~ 70%。当年曾使肺炎、肺结核的死亡率降低了 80% 的抗生素，现在对 70% 肺炎球菌无效。如果以这样的速度发展下去，那绝对是一场重大灾难。

滥用抗生素可以发生在医院内，也可以表现在院外。世界卫生组织建议，抗生素在医院的使用率不超过 30%，即大约 100 个住院患者中，少于 30 人使用。在西方发达国家，医院的抗生素使用率仅为 22% ~ 25%；而在我国医院内抗生素的使用率高达 70% 左右（67% ~ 82%），抗生素类药物的费用更是占到全部药费的 40%。

抗生素滥用情况的出现，与多种因素有关，其中医护人员滥用抗生素是最根本原因。以下是一个典型例子：

2 岁的豆豆病了，咳嗽 3 天，嗓子红肿，妈妈带她去了北京一家三甲医院儿科看病，化验结果显示白细胞不高，临床诊断为上呼吸道感染，医生开了头孢抗生素进行输液。5 天后病情依然没有变化，后到儿童医院输了阿奇霉素，结果 3 天病情好转。

像豆豆这样一有感冒咳嗽就输液的小患者，在各大医院儿科门诊并不少见。据估计，在儿童医院门诊中，约 1/5 的病人都在输液，其中大部分是抗生素。而且，不仅仅是儿科，其他科室也相同。不管是门诊还是病房，相当一部分患者都在用抗生素。"可能会发炎，要预防感染"成为医生开出此类药物的借口。卫生部对全国 170 所三甲医院的监测结果显示，2004 年住院病人和门诊病人抗菌药物使用率为 80.5%，2009 年有所下降。

在农村，抗生素的滥用情况更严重。记者在贵州、安徽乡镇卫生院采访时发现，两名 8 岁男孩，一名患扁桃体炎，另一名患气管炎，开的药都是三四天的头孢、青霉素联合输液给药。不管是感冒、咳嗽还是拉肚子，一律用"三素一汤"（即抗生素、激素、维生素、葡萄糖注射液）的现象在农村相当普遍，联合用抗生素的现象也十分普遍。还有患鼻窦炎的患者也多如此。很多鼻窦炎患者都曾用过抗生素治疗，实际上抗生素对改善过敏症状无效，滥用抗生素不仅造成经济上浪费，而且还会因药物滥用导致过敏性疾病迁延不愈，甚至引起药物性鼻炎。

按道理，使用抗生素前一般要做细菌培养，但很多医院都不做这项工作，而凭经验用药，或两三种抗生素联用。在病人手术前后使用 5～7 天的抗生素，以防止病人发生感染，在医院里是普遍现象。无论手术大小，医生都会在术后给病人使用抗生素。不少医生把抗菌药物当做"万能药"，有的医生在病因诊

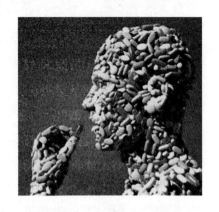

断不明确的前提下，认为只要用了抗感染药物就保险了。

滥用抗生素也与我国医院运行模式有关。大部分医院实行"以药养医"，药品收入占很大比例，这就从源头上埋下了滥用抗生素的祸根。此外，抗生素药品太多，超过全国实际用量，导致药商恶性竞争，往往以高回扣推销药品。还有个别医生为了牟利，过度使用抗生素。

抗生素的滥用，除了医生方面的原因之外，病人方面也有责任。很多人得了一般常见的感冒或鼻窦炎，如果医院没给他使用抗生素，病人自己会提出来，要求使用抗生素或自行服用家里备用的抗生素。据估计，国内八成感冒患者使用抗生素。在医院门诊，类似于以下的要求屡见不鲜：

"医生，我感冒两天了，为啥在诊所里输两瓶头孢没效果啊？"

"你说没有感染前用不着吃抗生素，那么我等感染了再吃，不就晚了！"

"我闹肚子好几天了，估计是吃了不干净的食物，开些抗生素杀杀菌吧。"

"我这是关节炎症，需要吃消炎药呀，你就帮我开两个星期的抗菌药物，省得我来回跑。"

香港卫生防护中心公布的一项调查发现，香港民众对抗生素存在普遍和危险的误解。大约 1/3 的香港人认为，抗生素可以治流感，2/3 的人认为抗生素可以治病毒性感染。在受访者中，只有一半的人听说过抗生素耐药性的概念。

北京市的一位先生曾告诉记者，他家备了不少抗生素，阿莫西林 2 盒，达力新 2 盒。阿莫西林是几年前开的，达力新是去年妻子犯乳腺炎时，自己去社区卫生服务中心买的。记者问："没有处方可以买到吗？"林先生说："一开始人家不肯卖，后来我反复说原来在医院开过这个药，现在病人难受得不得了，软磨硬泡终于卖给我 4 盒。"医学界流行着这样一句话：在美国买枪很容易，买抗生素很难，但在中国恰好相反。据统计，目前全国使用量、销售量排在前 10 位的药品中，抗生素药物名列前茅。

西方发达国家滥用抗生素的情况虽比国内要少得多，但由于耐药菌感染的威胁在最近几年已经有所增加。为了确定哪些抗生素在何种情况下被过度使用，也已经完成很多研究。2011 年发表在《感染控制与医院流行病学》的一项研究观察了在家接受治疗的中老年患者应用抗生素的情况。

结果发现，医生为在家治疗的中老年患者开抗生素处方过多的现象相当普遍，此外，这些病人的医疗数据也显示令人不安的处方模式：在不到 65 岁与健康状况较差的患者中，抗生素治疗最为常见；相比之下，65 岁以上或预期寿命较长的患者可能较少应用抗生素，尽管他们可能更需要。在该项研究中发现最常用的（26%）抗生素处方是氟喹诺酮类。氟哌酸又称诺氟沙星（缩写 PPA），即属此类。临床上应用这一类药物往往与耐药性的增加相关。

该研究报告的作者之一马克·勒布博士指出，该结果表明，对于在家治疗的病人使用抗生素，应做较多监测，以及需要更有效的诊断方法来指导抗生素的适当应用，以避免长期滥用导致其疗效降低。而且，为了全面评估在家中使用抗生素的适当性，还应对年轻患者作进一步研究。一般来说，西方医生对于年轻患者使用抗生素较为谨慎，但目前年轻的、病情较重的患者，滥用抗生素的风险似乎也在增加。

总之，目前抗生素滥用已引起了全球医学界的高度关注。近年来，一种几乎可以抵抗所有已知抗生素的超级细菌正在蔓延。这种携带 NDM－1 基因的超级耐药细菌（图 4－5）已在 14 个国家和地区出现。世界卫生组织警告说，由抗生素耐药性所引发的种种疾病将是今后 10 年人们所面临的主要威胁。这种情况导致世界卫生组织在 2011 年 4 月 7 日的世界卫生日发起"对抗耐药性！今日不行动，明日无药救"的运动。

那么，究竟应该如何合理使用抗生素呢？以下是一般的原则。

①一定要有严格的用药指征。如病毒性感冒，用抗生素不但无用反而有害，坚决不要滥用。病毒性感染或病毒感染可能性较大的，一般不使用抗生素。如果发热原因不明，且无可疑细菌感染

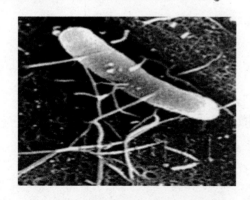

图4-5　超级耐药细菌的扫描电镜图片

征象者，不宜使用抗生素。

②细菌性疾病，最好作药敏试验，然后选用最敏感的抗生素，以求最佳疗效。

③能用窄谱的就不用广谱的，能用低级的就不用高级的，用一种能解决问题的就不用联合的。用口服剂能解决的就不要打针，肌肉注射能解决的就不要静脉滴注。

④指征要明确，用药量要足，并坚持按疗程用药（即用药时间），不可以随便减少药量或缩短用药时间。服用抗生素要严格按照医嘱按规定间隔定时服药。如4次/天，即每6小时服1次；3次/天，即每8小时服1次，而不是指在每日三餐时服用。按处方规定用药，切忌用用停停，否则非但不能有效杀灭体内致病菌，而且容易使残留的致病菌产生耐药性。

⑤因细菌性感染导致发热的，在经抗生素治疗体温恢复正常、主要症状消失后，要及时停止使用抗生素。

⑥使用某种抗生素疗效不好时，应考虑剂量、用药时间、给药方式等因素，但不要随意更换另一种抗生素，以免产生耐药性。

⑦根据病情必须联合用药的，一般以两种联用为宜，且能起到协同或相加的作用；联合用药时可减少其中一种有较大副作用的药物

用量。

⑧不要随意将抗生素作为预防感染用药，特别是广谱抗生素；皮肤、黏膜的局部疾病应尽量避免用抗生素。

15 阿司匹林过量与流感

1918～1919 年发生的流行性感冒，是人类历史上最致命的瘟疫之一，它在世界范围内导致 5 000 万人死亡，特别是青壮年的高死亡率，其原因至今并未完全了解。2009 年美国的卡伦·斯塔可博士回顾往事，怀疑其中有些人并不是死于流感病毒，而是死于当时治疗流感的药物——阿司匹林的过量使用。当时，《美国医学会杂志》建议阿司匹林服用剂量为每 3 小时 1 000 毫克，这相当于在 24 小时内吃 25 粒 325 毫克的药片。这一剂量大约是如今公认阿司匹林每天安全剂量的 2 倍。

阿司匹林的主要成分是乙酰水杨酸。到目前为止，它已应用 100 多年，仍是世界上应用最广泛的解热、镇痛和抗炎药。因它在体内能抑制血小板的释放反应，抑制血小板的聚集，具有抗血栓的作用，临床上还用于预防心脑血管疾病的发作。仅美国，每年大约消费近 35 000吨约合 1 000 亿片的阿司匹林。在一项调查中，绝大多数接受调查的美国人都深切认为应当把阿司匹林列为世界第 8 奇迹，就像长城和金字塔那样。甚至有些人声称，没有计算机可以生存，但是没有阿司匹林却无法生存。

然而，就是这个"王牌药"，使用时不能过量。如果阿司匹林用量过大，不但容易导致皮肤及内脏出血，而且可以引起肝脏、肾脏的损害。过去，高剂量（今天被认为是过量的）的阿司匹林曾被广泛应用于治疗某些疾病，包括感冒发热，而阿司匹林过量所产生的副反应或症状（图 4-6）很难与感冒的症状相区别。

当年流感盛行时，感冒后期死亡的原因容易理解，多为病毒性或

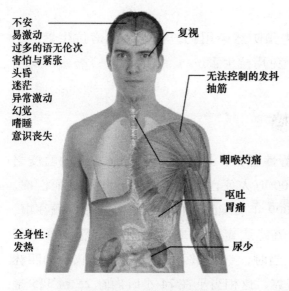

不安
易激动
过多的语无伦次
害怕与紧张
头昏
迷茫
异常激动
幻觉
嗜睡
意识丧失

全身性：
发热

复视

无法控制的发抖
抽筋

咽喉灼痛

呕吐
胃痛

尿少

图 4 - 6 阿司匹林过量的症状

细菌性肺炎，因为病毒性感冒可继发肺炎，这是大多数感冒死亡的原因；但那些在感冒早期死亡者的原因却很难解释，因为他们表现出肺水肿，有时为肺出血。在公共卫生服务部门工作的病理学家中，不止一人通过对一些感冒不久就死亡的病人尸检时发现，其肺损伤范围很小，认为不能将死因归咎于病毒性肺炎，而肺内大量的血水性液体肯定是由其他原因引起的。近年来，尸检发现 26 例水杨酸中毒的成人中 46% 有肺水肿。实验也观察到，水杨酸可增加肺内液体和蛋白质水平，并使黏液纤毛清除功能受损，故阿司匹林的过量使用完全有可能导致肺部出血与致命性的后果。不过，斯塔可博士承认她手头没有尸检报告或其他文件资料能证实阿司匹林就是问题的原因。她希望能查阅到当年完整的详细记录，比如军方的档案。

阿司匹林的药理作用十分复杂，直到 20 世纪 60 年代才被完全了解，其服用剂量是很重要的。如果把阿司匹林每 6 小时的服用剂量翻倍的话，可以导致体内药物的残留量上升 4 倍。即使是每天服用很低的剂量，如每天 6～9 粒标准药片连续数天，在一些人中也会导致血液中药物浓度达到危险水平。1918 年时，人们对其安全剂量知之甚少，医生们通常只是一味简单地提高剂量直至出现中毒表现。可以想象，那个时候的医生们不知道每天服用阿司匹林 8.0～31.2 克，可以使 33% 和 3% 的人分别产生过度通气和肺水肿。如果当年《美国医学会杂志》的有关建议被听从的话，流感期间的死亡中定然有一个显著比例是由于阿司匹林过量引起的。

说到阿司匹林过量的危险，那些正在服用阿司匹林防治心肌梗塞或脑中风的患者也不必恐慌。因为目前使用阿司匹林的剂量都很小，如推荐用于脑卒中二级预防的剂量为 50 ~ 325 毫克。对于急性心肌梗塞，推荐剂量大于 162 毫克。对心脑血管疾病患者，国内常用剂量为 100 毫克，一次顿服。现在知道，服用 50 毫克阿司匹林后，血小板的聚集作用开始受到抑制，当剂量达到 70 毫克后，血小板的聚集被完全抑制。当然，剂量也不能太小。如对于仅有危险因子但没有心脑血管疾病的老年人，预防性用阿司匹林的剂量小于 50 毫克是根本没有作用的。

16 接种疫苗的风险

大家都知道接种疫苗好，因为可以增强自身免疫功能，起到防病治病的作用，在前文我们也把它列为强化机体自愈能力的主要手段。然而，接种疫苗并非没有风险，尤其是当今需要接种的疫苗种类越来越多，对于最需要接种的婴儿，经常是同时注射几个疫苗，故由不确定性导致的风险也就越来越大。

接种疫苗的方法起源于防治天花，接种疫苗的副作用也在牛痘疫苗首先受到人们关注。尽管"种牛痘"技术为扑灭天花作出了巨大贡献，但在 20 世纪 40 年代，日本发生多宗因种牛痘而导致脑炎的病例，令一些患者大脑功能发生障碍，甚至死亡，受害者多为婴儿，称为"种痘后脑炎"。1948 ~ 1949 年间，日本患"种痘后脑炎"的人数曾经达 600 例，甚至超过了那时证实感染天花的患者（405 例），该情况引起了全社会的重视。最后，日本政府在 1972 年夏季取消了让日本民众接种牛痘的规定。

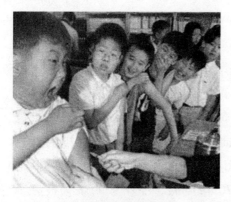

日本孩子在接种疫苗

随着医学与科技的发展，疫苗的种类越来越多。目前在美国，一个新生儿2岁之前平均接种疫苗超过25次，在未来四年中可超过40次。医学界建议至少有4次脊髓灰质炎疫苗，6次B型肝炎疫苗，5次百白破（白喉，破伤风，百日咳，DTaP）疫苗，至少2次麻腮风（麻疹，腮腺炎，风疹，MMR）疫苗，2次流感疫苗，3次圆环病毒疫苗，3次B型流感嗜血杆菌疫苗，至少2次水痘疫苗，以及2次A型肝炎疫苗。而20世纪70年代孩子疫苗接种一般不超过10次。

那么多次的疫苗接种，是否存在安全性方面的问题呢？在20世纪90年代后期，西方的兽医已经开始认识到接种疫苗可能发生的危险。例如，肯定过度接种与猫、狗的癌性肿瘤有关。一些兽医非常关心动物患者的健康，决定在1个月之内就将原先的疫苗接种修改为一个较保守的方案，尽管这样做会导致收入减少。不幸的是，人类的医生没有像兽医那样关心婴幼儿的疫苗接种。医生强调的多是接种疫苗的好处，而很少去教育受接种者或者其家属关于疫苗的副作用与风险。流感疫苗，是目前医学界唯一建议对儿童有非常显著风险的疫苗，如可能诱发心脏疾病、镰状细胞病、艾滋病毒感染或糖尿病。然而，大多数医生仍坚持为健康儿童接种该疫苗预防流感。至今为止，在美国如果选择拒绝或推迟接种某种疫苗，那是父母或本人的责任。

美国儿童有极高比例的过敏体质，有的表现为全身顽固性的湿疹，有的表现为食物过敏。过敏物质也是无奇不有，可以是鸡蛋、花生等食品，也可以是空气、自来水与亮光。近年来，不少医生开始怀疑儿童的这些过敏反应与注射太多的疫苗有关，尤其是几种疫苗的同时接种。

显然，正是所需接种的疫苗越来越多，难免要把一些疫苗混合在一起，以减少接种的次数。麻腮风疫苗就是一个例子。在一次新闻发布会上，有记者问英国前首相布莱尔，他的孩子是否接种麻腮风疫苗，他拒绝回答。虽然大多数人相信，对预防麻疹、腮腺炎和风疹进行疫苗接种是必要的，但这三种疫苗是否应该一起注射，一直有激烈的争论。因为如果发生严重的疫苗反应，无法确定是这三种疫苗的哪一种导致的。

美国加州的一位名为克里斯汀·席尔瓦的会计师，是两个孩子的母亲，她经过自己的研究，为自己的孩子设计了一个较为保守的接种疫苗时间表。以下是她的建议：

①尝试要求分开接种疫苗，拒绝接种组合疫苗。如需要支付额外费用，也是值得的。如果每次只接种一个疫苗，你可以跟踪任何可能出现的反应。

②要求将要注射的疫苗放在你面前。确保疫苗瓶是单次剂量的（瓶应该是非常小的，像一个巴西坚果的大小）。

③不接种不必要的疫苗。除非你的孩子有实际的危险因素，否则拒绝不必要的疫苗。（席尔瓦不为自己的新生儿选择水痘、流感、B 型肝炎或破伤风疫苗。她认为水痘疫苗、流感疫苗几乎肯定都是其风险大于益处的疫苗。）

④手头预备点消炎药。可以向你的医生要最安全的消炎药（可能是婴儿泰诺），以防万一你的孩子有反应。如果有反应，如发烧，给他点消炎药并看急诊。

⑤尽可能地留在家中与新生儿一起度过最初的 6 个月，以减少让

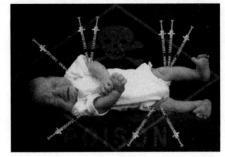

接种疫苗的风险

孩子暴露于风险因素中（托儿所，其他患病儿童等），要尽量推迟接种疫苗至少到婴儿满 6 个月之后。在这期间，婴儿的大量脑组织正在发育。

最后，席尔瓦女士认为，在接种疫苗上，尽量推迟任何类型的干预，因为接种任何疫苗都是有风险的，你可以选择为自己的孩子保守地接种疫苗。但是，当你选择不接种疫苗时也是有风险的。如果你担心后者，请记住，许多童年的疾病，如水痘、流感、麻疹都很少致命。然而，如患上严重的自闭症则可能一辈子被"判处死刑"。虽然医学界拒绝把接种疫苗与儿童患自闭症挂钩，但至今很难解释为什么在过去二十多年中自闭症和疫苗反应率暴涨的事实。

在美国，近些年来要选择推迟婴儿的疫苗接种，是十分复杂的事情，尤其是在新生儿生命的第一个月（最快速的大脑发展的时期）。他们甚至需要在离开医院前就完成接种。你可以选择拒绝（或推迟）这些疫苗（如乙型肝炎病毒疫苗），但你可能需要签署一份豁免书。有些疫苗的接种还为各州法律所要求，孩子在入幼儿园或小学前必须完成。当然也可以申请免除。所以你需要彻底了解自己所在州的政策。如果您选择推迟或跳过接种某些疫苗，大大超过了州里建议的时间表，你的孩子将要求在 5 岁之前补种所需的疫苗。

总之，尽管目前对各种疫苗的严重反应还缺少认识或明显证据，但谨慎地对待疫苗接种的风险，已经迫在眉睫。

17 让人不安的安眠药

据调查，约九成的失眠者都服用过安眠药。但越来越多的证据显示，用安眠药换来的好睡眠是要付出代价的。有人将安眠药称为"危险的朋友"。

首先，与这位"朋友"相伴，困倦、嗜睡、乏力、头晕是家常便饭，严重时还会引发暂时性遗忘和意识障碍，甚至导致昏迷和呼吸抑制。其次，这位"朋友"也很难缠，一旦对它产生依赖，突然停药可以引起戒断症状如失眠、焦虑、头痛等，甚至诱发癫痫发作，危及生命。

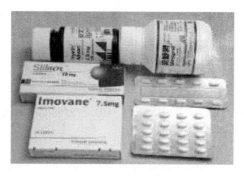

安 眠 药

据 2011 年加《拿大精神病学杂志》上发表的一篇最新研究，服用安眠和镇静类药物会大大增加死亡的风险。

该研究通过对 14 000 多人长达 12 年的跟踪调查发现，不服用安眠和镇静类药物的人群中有 10.5% 死亡，而服用这些药物的人有 15.7% 死亡，死亡率增加了 50%。在去除饮酒和抽烟习惯、健康水平、运动量和抑郁情况等因素对死亡率的影响后，最后的结论是：服用这些药物的人死亡风险可以增加 36%。

为什么服用安眠药会增加死亡率？已经提出了一些假说来解释。首先，安眠药和抗焦虑药可以影响服用者的反应时间、警觉性和协调性，故容易发生跌倒或其他意外事故。其次，它们有可能抑制呼吸系统，加剧某些睡眠性呼吸障碍。第三，它们通常是中枢神经抑制剂，可能会影响人的判断能力，从而增加自杀的风险。曾有美国媒体报道，世界第三大制药集团——欧洲赛诺菲－安万特公司生产的一种叫安比恩的安眠药，部分人服用后会出现梦游症状，有人会无意识地走进厨房吞下大量食物，甚至还有人在无意识情况下开车上路，对自己和他人的生命造成威胁。不过，也有专家质疑这项研究高估了安眠药的风险，并提出，"如果他们不服用安眠药，生活会不会更糟？"

人的一生中，约有 1/3 的时间在睡眠中度过。充足的睡眠、均衡饮食和适当运动是国际社会公认的三项健康标准。但据世界卫生组织调查显示，全球 27% 的人有睡眠障碍。其中美国的失眠率高达 25% ~ 50%，英国为 10% ~ 14%，日本为 20%，法国为 30%，中国也在 30% 以上。失眠会给人的身体健康和生活质量带来极大的损害，而解决失眠的一个有效手段就是服用安眠药。

专家评论说："安眠药不是糖果，服用它们远非无害。"专家认为，由于认知行为疗法在治疗失眠和焦虑上已经显示了良好的效果，医生应向病人推荐这种疗法作为一种选择。短期药物与心理治疗相结合的方法，对于减轻焦虑，促进睡眠是一个很有前途的战略。

关于失眠的行为疗法，方法很多，我国传统的气功疗法就是一种，并且积累了丰富的经验（参见第Ⅶ章"4　气功的科学本质"）。此外，中药与针灸治疗失眠都有十分明显的疗效，而且没有副作用。

18　令人抑郁的抗抑郁药

抑郁症是最常见的疾病之一。据估计，在人的一生中，女性有 10% ~ 25% 的风险、男性有 5% ~ 12% 风险发展成严重的重度抑郁症。现在，服用抗抑郁药被认为是治疗抑郁症的首选。几乎每 10 个美国人中有 1 个人需要抗抑郁药。根据美国联邦政府的报告，这些药物的使用在过去 10 年翻了 3 番，2006 年对抗抑郁药的开支猛增了 130%。

然而，抗抑郁药的畅销，并不意味着它们就一定是有益的；而且，越畅销的药物，越有可能存在被过度使用的情况。最近有研究揭示，抗抑郁药的畅销或者说广泛应用，与药业界只发表抗抑郁药有效的正面诱导不无关系。

2008 年，埃里克·特纳医生等在《新英格兰医学杂志》上撰文指出，制药公司不发表所有的研究结果，而只选择性地发表那些他们想要的结果，即几乎所有发表的研究都说其有益，而没有说无效的。这种做法扭曲了人们对抗抑郁药的认识，只以为它们有效，为这种精神科药物的大量使用推波助澜，成为仅次于降胆固醇药物的第二位最大销售药。

研究显示，40%的人服用安慰剂（糖丸）后好转，而只有60%服用抗抑郁药有症状改善，而且86%的患者服用抗抑郁药后有一种或多种的副作用，包括性功能障碍、疲劳、

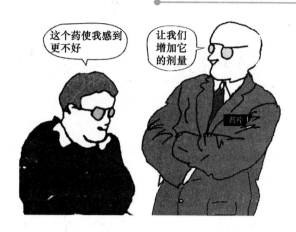

（译自 Martha Rosenberg, 2009）

失眠、心理障碍、恶心以及体重增加。有一半的人在尝试抗抑郁药4个月后放弃使用。

从上可知，尽管近年来已有不少研究观察到抗抑郁药无明显效果，而制药公司却只诱导患者相信抗抑郁药有效。关于这一点，美国的一位家庭医生马克·海曼评论说，这是"更令人抑郁"的医学新闻。

马克·海曼医生在自己的博客上还进一步揭露一些制药公司雇人做研究，只发表有利结果文章的途径。他有一位亲戚经营一家为制药公司搞研究设计的公司。据那位亲戚透露，其公司为制药公司设计研究内容，并从一个有声望的研究机构雇用研究人员，指导研究，然后写出研究报告让该研究人员检视后签名去发表。

所以，从抗抑郁药反映出来的问题，对如何看待其他药物的功效也有启发，因为这是一个关于科研与发表科学结论的伦理问题。如果一些制药公司收买或威胁科学家不要发表某新药的负面结果，那样推出的新药还能算是"以证据为基础"吗？根据这样的推荐，临床上岂能避免过度治疗？

19 不良的临床常规

综上所述，我们罗列了过度治疗或过度干预的多个例子。但由于临床实践十分广泛，这些例子实在仅是凤毛麟角。要真正有效地避免过度干预，尚须对各个专业的临床实践做全面的反思。

近年来，美国全国医师联盟（NPA）发起题为"促进临床实践良好管理"的研究项目，分别在家庭医学、内科、小儿科率先提出要求医生做到的"五大行为"，旨在促进医生坚持职业责任原则，改善医疗质量与最有效地利用有限的临床资源。

以下是 2011 年发表在《内科文档杂志》上的关于"医疗实践五大行为"的具体内容及其相应的证据或理由。

家庭医学的五大行为

1）腰痛发生后的 6 周内不做影像检查，除非伴有严重或进行性神经功能缺损或怀疑有严重的隐患，如骨髓炎。

理由：①疼痛出现后的前 6 周的腰椎影像不能改善预后，但增加成本；②腰痛是所有患者就诊的第五位最常见原因。

2）轻、中度急性鼻窦炎，不用抗生素，除非其症状（其中必须包括脓性鼻腔分泌物和上颌疼痛或面部、牙齿叩痛）为期 7 天或以上，或在最初的临床改善后又恶化。

理由：①门诊所见的大多数上颌鼻窦炎是由于病毒性感染，能够自愈；②尽管一致反对对急性鼻窦炎使用抗生素，但超过 80% 的门诊患者仍然使用。

3）65 岁以下女性与 70 岁以下男性，不使用骨密度测定来筛检骨质疏松，除非有风险因素（包括以下但不限于）：50 岁后的骨折，长期使用糖皮质激素，饮食缺钙或维生素 D，吸烟，酗酒，或骨架瘦小

患者。

理由：在年轻、低风险患者做骨密度测定不符合成本效益，但在老年患者值得做。

4）无症状、低风险的患者不做每年的心电图或有关心脏的其他任何筛检。

理由：①很少有证据显示，对无症状、低风险的冠心病患者检测冠状动脉狭窄可以改善健康结局；②假阳性结果可能导致不必要的侵入性检查、过度治疗和误诊，致使患者受到伤害；③每年例行这类检查具有的潜在危害超过了其好处。

5）未满21岁或因为良性疾病做过子宫切除术的女性，不做子宫颈抹片检查。

理由：①青少年的大多数异常会自动恢复，故在这个年龄组做子宫颈抹片筛检，可能会导致不必要的焦虑、发病和浪费；②子宫颈抹片对于因良性病变做子宫切除没有多大意义，很少有证据可以改善结局。

内科的五大行为

1）同"家庭医学的五大行为"第1）条。

2）对无症状、健康的成年人不做血液生化全套检测（如 CMP、SMA－7、BMP）或尿分析筛检。

理由：①在无症状患者中只有血脂筛查可以发现显著数量的阳性成果；②可对患有高血压的无症状成年人进行2型糖尿病的筛检。

3）同"家庭医学的五大行为"第4）条。

4）开始应用他汀类药物降脂治疗时，只使用通用的药物。

理由：①当剂量适合减少低密度脂蛋白胆固醇时，所有他汀类药物能有效地降低死亡率、心脏病发作和中风；②只有在通用的他汀类药物引起临床副作用或没有达到降低低密度脂蛋白胆固醇的目标时，才用较昂贵的他汀类药物，如阿托伐他汀（atorvastatin）或瑞舒伐他汀（rosuvastatin）。

5）同"家庭医学的五大行为"第3）条。

小儿科的五大行为

1）儿童没有丧失意识或其他危险因素的轻微头部损伤，不做诊断性影像。

理由：①给低风险病人做影像检查很少查出创伤性异常，即使检测到的异常也很少需要手术治疗；②高风险因素包括头晕、损伤的外部迹象、神经系统功能的变化，以及受伤的危险机制（如与自行车有关的受伤、从3英尺①或更高或5级楼梯摔下来），年龄2岁以下，格拉斯哥昏迷评分少于15，以及基底颅骨骨折的证据，如浣熊眼征象（两侧眼眶周围瘀血，状如浣熊或熊猫，也称熊猫眼）或鼓室积血；③生命早期暴露于放射性有显著的辐射致癌风险。做头颅CT的婴儿，该风险高达1/1400。

2）提醒家长不给孩子使用咳嗽和感冒药。

理由：①少有证据表明非处方的咳嗽和感冒药能减少咳嗽、流鼻涕或缩短病程；相反，它们可能会导致不良的后果，包括死亡；②但超过10%的儿童每周用咳嗽和感冒药。

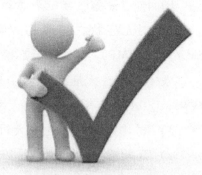

3）适当使用皮质类固醇吸入剂来控制哮喘。

理由：①对持续性哮喘使用控制药物，可以减少哮喘病情加重、

----

① 1英尺＝0.3048米

急诊次数和住院；②阈值：患者如6个月内超过4次喘息发作或2次发作需口服皮质类固醇，则需要使用皮质类固醇吸入剂；③皮质类固醇吸入剂相对安全而且耐受性良好。

4）咽炎病人不用抗生素，除非其链球菌试验呈阳性。

理由：①大多数咽炎病例是病毒性的，应用抗生素无效，但一半以上的咽炎患者使用抗生素；②使用抗生素对病人有潜在风险，增加细菌对抗生素的抗药性，并增加医疗开支；③如果存在不发热、颈部淋巴结肿大、扁桃体分泌物、咳嗽等症状，提示病毒性病因、做链球菌检查可能是不必要的；④在合理使用抗生素之前确认链球菌感染是绝对必要的。

5）积液性中耳炎的早期不要转院。

理由：①积液性中耳炎的许多病例可以在3个月内自愈，没有不良后果；②如有颅面或神经性异常、语言发育迟缓或学习上的问题，以及怀疑有鼓膜或中耳的结构异常，则符合早期转院的条件。

以上三个医疗专业的"五大行为"是由美国全国医师联盟组织的相应专业工作组提出的。实地测试表明，这些可促使高质量保健和更好利用有限临床资源的常用临床行为得到了美国医生的支持，对提高医疗质量和降低成本发挥潜在的积极影响，而且这些行为很容易做到。显然，它们也值得在我国的初级保健中借鉴。

V 中老年人的求生对策

"多思则神殆，多念则智散，多欲则智昏，
多事则劳形，多言则气乏，多愁则心慑，多乐
则语溢，多喜则妄错昏乱，多怒则百节不定。"

——孙思邈　享年102岁的唐代大医家（约581~682）

　　延年益寿，是人类永恒的追求。无论是健康人还是病人，无论是中年人还是古稀老人，都期望能够"尽终其天年，度百岁乃去"。

　　然而，至今要实现这一目标，可以说仍有千难万险。有13亿人口的我国，也只有数万百岁老人。由于衰老，或者说提前到来的生物学衰老，各种疾病都很容易成为老年人的杀手。

　　世界卫生组织指出，人的寿命15%取决于遗传因素，10%取决于社会因素（如战乱、人祸、贫困），8%取决于医疗条件，7%取决于气候环境因素，60%取决于个人的生活方式和行为习惯。在这些因素中，遗传因素、社会因素、气候环境因素是我们个人无法控制的，但医疗条件部分可以控制，个人的生活方式和行为习惯则完全取决于自己！我们可以通过改善生活方式来延缓衰老，增强身体对疾病的抵抗力或自愈能力；我们可以通过学习一些基本的医学知识或"久病成医"加深对自己身体状态或所患病情的了解，一方面配合医生的治疗，另一

方面避免不必要的医学检测或过度干预。

在这一章中，我们将围绕这些内容分析中老年患者保健的要领。

1 老年人的"多米诺效应"

多米诺（domino）骨牌是一种游戏，要求在限定时间内把骨牌一枚一枚地竖起来，并按点数的大小与一定间距排列连接起来，不能倒下。一旦轻轻碰倒第一枚骨牌，其余的骨牌就会产生连锁反应，依次倒下，速度一个比一个快，能量一个比一个大，产生一倒百倒的连锁反应。该现象称为多米诺现象或多米诺效应。

老年人患病有很多特点，其中最显著的是疾病一旦发作，尤其是重要维生器官受累时，病情可以迅速波及其他器官或系统，导致全身状态恶化，乃至威胁生命。这一特点可以用多米诺效应来比喻。临床上这样的病例十分多见，尤其是进入耄耋之年的高龄老人。以下列举两例，因为是由其家属回忆所录，其中一些检测或治疗措施细节可能有误。

病例1　退休医生，男，89岁，因坐骨神经痛入住自己原工作医院做检查。尽管原工作单位十分照顾，却因恰逢冬季天冷，而位于南方的医院检查室里尚无暖气开放，故受凉导致感冒，后并发支气管炎、肺炎，经多方治疗，疗效反复，3个月后因呼吸衰竭死于医院，终未能再回到近在咫尺之家。

【按】　老人的维生系统稳定性很差，经不起折腾。该老翁如果不是因住医院方便而去检查，或许还能多活几年！

病例2　北京某离休干部，女，91岁。身体一直康健，饮食及大小便正常，生活自理。2011年1月29日因帮助料理家务的阿姨回家过春节，自己多干了些家务，不慎扭了腰。当夜去医院拍片说尾椎有轻

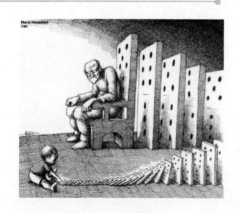

多米诺效应
（婴儿可以推倒大人）

微骨裂，医嘱静养、睡硬板床。躺了几天开始便秘，每次大便都很困难，也拉得不多。用过开塞露，也服用了中药，但没有太重视。2月2日除夕那夜还吃了饺子。2月4日不想去医院，2月5日（年初三）上午10点解大便时解不出来，全身大汗，就叫救护车送医院。在医院口服石蜡油、肛门内用开塞露，下午3点余也解出些大便，晚上11点又解了一次（拉稀）。CT检测发现有高位、多段肠梗阻，并怀疑有胰腺癌（因发现胰腺有5厘米长的肿块）。血液检查仅有一项指标异常。当夜开始发热（近39℃），即予以补液，后退热。2月6日晨6点抽血化验，7点多生命体征就开始不行了，血压测不到，送抢救室后就一直没有苏醒。昏迷1天半，于2月7日夜8点左右逝世。

【按】 老年人便秘都可以致死，这是典型的多米诺效应！该老妇住院后查出有胰腺癌，但其死因显然不是癌症。

通过以上两个真实的例子，可以得到什么教训呢？首先，避免健康状态由于一些偶然事件而急剧直下，对于高龄老人显得尤其重要。因为他们的稳态调节能力明显下降，只要有轻微的内外扰动发生，就可能发生多米诺效应，使全身的稳态从偏离开始迅速地发展到全面崩溃，最终导致死亡。

其次，在各种内外扰动之中，最危险的是应激刺激，如受寒或外伤。老年人因为跌倒骨折，卧床一段时间后，身体状态越来越差，临床上这类例子屡见不鲜，特别多见平时身体状态较好的老人，正是因为身体矫健，平时经常外出活动，故跌跤受伤的机会也较多。长寿老人按照其活动多少经常可以分为两类：一类是活动型，他们笃信"生命在于运动"，经常出门锻炼、散步；另一类则是静息型，深居简出，几乎足不出户，凡做事"如履薄冰"。一位朋友描绘他母亲的长寿秘诀就是一个"猫"字，即整天"猫"（躲）在家中。好一个"猫"字！说出了高龄老人必须学会躲避各种危险的要领。

再者，高龄老人尤其要预防医源性疾病。一些医疗检查或干预手段，即使过度，对于年轻人来说尚可耐受，而对老年人就可能诱发多米诺效应。过多的检查不仅容易在操作中出问题，而且可以导致过多的治疗，它们的不良后果已在前文论述。为避免不必要的检查与治疗，一些长寿老人都很少去医院，即使生病也不愿看医生，宁愿在家里自己服药。的确，国内目前大多医院的环境与条件，尚不适合高龄老人。对于老年人来说，一些慢性病，如高血压、糖尿病乃至癌症，虽难以治愈，但其发展也缓慢，对预期寿命的威胁甚至还不及医疗干预的风险。换句话说，高龄老人或许更容易死于医疗干预带来的各种副反应，而不是疾病本身。

2　老年患者的病情特点

老年人不仅是各种慢性疾病的好发人群，而且容易发生严重的并发症，患急性病的临床表现也有其特殊性，对于医疗干预的反应也经常与年轻人不同。从系统医学的角度来看，老年人患病时特有的临床表现或治疗反应，是由老年人维生系统的一系列稳态特点（参见第V章"6 '保健新十六字诀'"）所决定的。老年人患病时大致具有以下方面的临床特点。

①起病隐袭，症状表现不典型。由于老年人反应性低下，对冷热、疼痛反应性差，体温调节能力也低，故自觉症状常较轻微，起病常不明显，临床表现也不典型。例如，老年人严重感染时只有低热或不发热，较青壮年的高热少见；老年人的肺炎可无寒战高热、咳嗽轻微、

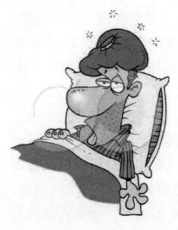

白细胞不升高等，即使严重肺炎时也可能症状很不明显，先不出现咳嗽、咯痰、发热等症状，只是自述食欲不振，全身无力，可能突然出现休克、意识障碍。由于年龄差别，老年人甲状腺功能亢进未必有同年轻人一样的典型症状，如多动、怕热、出汗、眼球突出和甲状腺肿大等。由于感觉减退，尤其对痛觉敏感性差，老年人急性心肌梗塞时可无胸痛，阑尾炎或其他急腹症时腹痛也可很轻，泌尿道感染时的尿急、尿频、尿痛等膀胱刺激症状也不明显。

老年人的症状、体征不典型，用一种病常无法解释各种症状。加上老年人记忆力减退，甚至表达能力下降，到医院看病时，不能详细、准确地讲清楚病史，对症状的叙述也含糊不清。

②衰老和疾病相混。老人特别是高龄老人，由于机体明显衰退，有些疾病可能被当成衰老的表现，而衰老的表现也可能被误认为是疾病。老年人的上述两个临床特点，常给诊断带来困难，容易造成漏诊和误诊。老人本人及其家属也容易掉以轻心，甚至因病去世了还被称为"无疾而终"。其实真正的"无疾而终"是很少的，只是因为受到既往科学条件局限，未能及时查出疾病。

③多种疾病常同时存在。老年患者一人多病的现象极为常见。一是多系统同时患有疾病，如集高血压、冠心病、慢性胃炎、糖尿病、胆石症等多种疾病于一身；二是同一脏器、同一系统发生多种疾病，如慢性胆囊炎、慢性胃炎、慢性结肠炎等消化系统炎症同时存在，增加了诊断和治疗上的困难。一位老年人同时患多种病会相互影响，互为因果，使病情更加复杂。有时一种病的临床表现还会掩盖另一种病的表现，给诊断造成困难，甚至误诊。

④病情进展快，容易发生并发症，常见多米诺效应。老年人由于抵抗力减退，系统稳定性差，故一旦发病，病情发展迅速，容易发生并发症，就好像多米诺效应。这类例子临床上举不胜举。例如，老年人感冒易导致肺炎，继而引发原有的心脏病（如冠心病、肺心病等）病情加重，甚至诱发心力衰竭。肺炎在老年人的死亡原因中占35%。再如老年人胃肠道溃疡病，平时无明显症状，直至发生消化道大出血去就诊时，已并发血性休克和肾功能衰竭。再如老年人心肌梗死起病时，仅感觉疲倦无力、出汗、胸闷，但很快出现心力衰竭、休克、严重心律失常，甚至猝死。

⑤容易发生意识障碍和精神症状。老年人患病，特别是患急性病时，容易出现谵语、淡漠、嗜睡、昏厥、昏迷、躁动或精神错乱等意识障碍和精神症状。

⑥恢复慢，病程长，易发展为慢性病。老年人不仅对各种致病因素的抵抗力及对环境的适应能力减弱，容易发病，而且由于机体的自愈能力明显下降，发病后不易恢复；患病时间相对较长，并易转变为慢性病，不少疾病还易留下后遗症；治疗后易复发。

⑦药物治疗效果差、副反应大。老年人对药物的敏感性及耐受性均降低，治疗效果减弱，易出现副作用或毒性反应。老年人的肝、肾功能多有下降，对药物的分解、排泄都不及青年人，因此除需选择对肝、肾损害较小的药物外，用药量也应减少。

3 控制慢性炎症

衰老，是指随着年龄增加，身体各器官普遍逐渐出现退行性变化的一个过程。加速衰老的因子很多，如炎症、氧化应激与激素水平不足等，其中尤以炎症的影响最为显著。近年来大量研究表明，炎症作为细胞衰老及机体老化的伴随反应，在促进和维持衰老或老化中起着重要的作用。然而，一直以来，科学家们对衰老的炎症机制却了解得不是很清楚。

2011 年，北京大学顾军等在《自然细胞生物学》上发表文章，首次揭示了衰老的炎症机制及抗衰老蛋白是如何通过抑制炎症反应来拮抗衰老的。他们的研究提示，衰老是一个炎症调节失衡的自然程序。随着衰老的发生，细胞和机体逐渐向致炎过程倾斜，抑炎作用逐渐减弱，最终导致衰老的慢性炎症。这很好地解释了为什么衰老总是有炎症相伴的现象。

炎症有急性、慢性之分。它们对身体的作用可谓截然不同。急性炎症是身体免疫系统对损伤、感染或休克等刺激产生的一种有益反应。古人早就已经知道，身体细胞中释放的化学物质（现称为细胞因子）可以引发局部反应：发红、发热、肿胀和疼痛。在急性炎症时，这些细胞因子激发免疫、补体、激肽释放酶和凝血系统，虽然可能导致不适，但有利于身体迅速恢复健康。

急性炎症反应如果不能被及时"关闭"，则往往会导致慢性炎症的开始（参见第Ⅲ章"5　炎症与抗炎"）。慢性炎症是正常反应的变异，与衰老性疾病相关。慢性炎症也被称为"沉默的、系统的、隐藏的或低度的炎症"。慢性炎症损害细胞，最终伤害我们的整个身体。

现已知道，作为一对孪生子，衰老与炎症是导致多数慢性病的主要根源。内科专家、心脏病专家、肿瘤学家和营养学家已经有越来越多的证据表明，慢性炎症是导致衰老性疾病的首要原因。慢性炎症的影响可以终生累积，最终表现为诸多疾病，包括心脏病、癌症、糖尿病、肺部疾病、关节炎、勃起功能障碍和阿尔茨海默氏病等（图 5-1）。

急性炎症通常伴有疼痛或肿胀，故容易察觉；当变成慢性炎症时，因为它以低水平存在，没有明显的疼痛可以揭示其存在，故它对身体的沉默攻击容易被患者忽视。幸运的是，医学的发展已经开发了一些方法来测试慢性炎症的存在，其中有一种简单的尿液测试方法。它是通过测定炎症患者尿液中的一种间接标志物 11-脱氢-血栓素 B_2（11-dehydrothromboxane B_2）水平来实现的。医学文献已经广泛报道慢性炎症与该标志物的相关性。例如，临床研究表明，检测尿液中的该标志物可以预测心脏病发作、中风和心

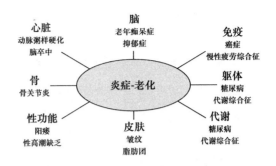

图 5–1　炎症 – 衰老所致的慢性病

血管死亡的风险。所以，如今已经可以通过该项检测，来间接地识别和监控慢性炎症与相关衰老性疾病，及时地告诫受试者要改善不良的生活方式，或进行适当的诊治。

吸烟和暴饮暴食对促进慢性炎症或加剧衰老性疾病的恶劣影响是众所周知的，但以下几种影响因素或许较少为人所知：脂肪组织（肥胖）也是促炎细胞因子（致炎因子）的一个来源，故要控制会转换为"炎症脂肪"的食物摄入；而运动则可以减少促炎细胞因子的产生。此外，慢性轻微感染如牙龈疾病、胃溃疡和上呼吸道感染均可以加速慢性炎症。

总之，鉴于炎症与衰老的孪生关系，要延缓衰老，避免任何促进炎症的不良生活习惯十分重要。

4　对抗氧化应激

（1）氧化应激的概念以及对人体的影响

20 世纪中叶，美国加州大学伯克利分校的邓汉姆·哈尔蒙博士的研究成果已经指出："很少有人能活到他们潜在的最大寿命。他们往往提早死于各种疾病，其中很大一部分是自由基引发的。"但直到近年

来，人们才对他的理念深信不疑。

　　要理解什么是自由基，还得从我们每时每刻都离不开的氧气说起。依靠氧气，我们的身体才焕发出勃勃生机，这主要是因为氧气可以用来燃烧燃料（消耗食物）并制造能量。但是，细胞使用氧气时（即氧化反应）会产生副产品———一种以高能氧气分子形式存在的废物，称为活性氧自由基（ROS）。当自由基蓄积超过机体的抗氧化功能时，就会对人体组织和细胞结构造成损害，主要表现为：使脂质过氧化而破坏细胞膜和细胞器膜；与蛋白质巯基或色氨酸残基反应，引起蛋白质分子聚合和交联，导致蛋白质功能或酶活性丧失；破坏核酸的结构、攻击嘌呤与嘧啶，导致变异的出现与蓄积。由自由基造成的这种损害，也称为氧化应激，意思是指人体在利用氧气过程中加诸自身的压力。

　　现在已有大量证据证实，大部分与老化有关的问题，如皱纹、心脏病和阿尔茨海默病，都与体内氧化应激过度有关（图 5 - 2）。事实上，人体几乎所有的器官都很容易受到氧化应激带来的伤害，症状表现多样，如疲倦、全身无力、肌肉和关节痛、消化不良、焦虑、抑郁、皮肤瘙痒、头痛，以及注意力难以集中和感染难以痊愈等。由氧化应激水平升高诱发的最常见疾病有心脏病、癌症、骨关节炎、风湿性关节炎、糖尿病以及神经退行性问题如阿尔茨海默病、帕金森病。

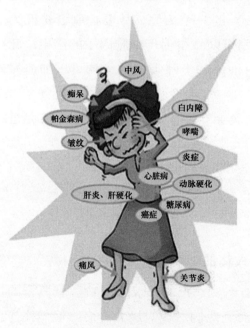

图 5 - 2　与氧化应激有关的疾病

（2）氧化应激产生的原因以及如何对抗氧化应激

氧化应激产生的原因既有内部的也有外部的。外因包括接触环境污染、石化制品或重金属，特别要注意的是日晒（紫外线辐射）过多与吸烟（包括间接吸烟）；内因包括慢性或急性感染，以及血糖调节方面的问题。氧化应激的出现还与生活方式有关，除吸烟、喝酒外，还与进食过量、劳累过度、营养物质缺乏有关。过多日晒与皮肤皱纹的关系，长期劳累与衰老体型的关系，都是众所周知的。在我国农村，这两类因素加上营养物质的缺乏，导致许多老农"老态龙钟"的外表与其真实年龄明显不符。

如果缺硒，或者体内的维生素 E、维生素 A 或其他关键性抗氧化剂含量不足，那么就无法给自身提供维护抗氧化系统正常工作的必要因素。体重超重也有危害，脂肪组织制造致炎因子，从而导致氧化应激。

过度进食之所以会诱发氧化应激，那是因为人体处理食物时，先是消化食物，将其转变为燃料，然后在线粒体内燃烧（内燃的过程）以制造能量，与此同时也就产生了自由基。但也正因为如此，人体必须每天制造出抗氧化剂来消除这些自由基。一旦抗氧化剂的制作不足以抗衡自由基的生成，就会发生氧化应激。

为了降低自由基的威胁，除了避免接触环境中的氧化应激因子之外，还要从控制饮食做起，要控制热量摄入但不控制营养物质。饮食中营养物质与热量的比率应该保持较高的水平，即老年患者要吃富含多种营养物质而不是富含热量的食物。如果饮食中的大部分是高热量食物，而营养物质的比重却很低，那么氧化应激水平就会升高。人们常常谈论的"白色威胁"，如白糖、白面包和白米等，就属于高热量食物。而非精制食品所含的重要营养物质往往比较高，因此推荐多吃粗粮。哈佛大学公共卫生学院与医学院于 2011 年推荐给美国人的一盘健康食品就包括蔬菜、全粒谷物（或称粗粮）、健康蛋白质与水果四大类

（参见第Ⅱ章"12　亡羊补牢的'吃与动'"），故具有抗氧化应激的功能。

5　适宜处置退变性疾病

人到中年，因为躯体疼痛到医院就诊，"骨刺"、"骨质增生"、"腰椎肥大"等医学词汇经常是患者首先学会的。为什么会有这些病变？那是因为进入中年之后，我们的身体发育停止，随之而来的就是身体各组织的老化、退变，即进入退变期。各种退行变性疾病（简称退变性疾病）开始陆续出现。临床上常见的有退变性关节病、退变性神经疾病以及退变性眼病等。

（1）退变性关节病

最多见的退变性疾病是退变性关节病，又称退行性关节炎、增生性关节炎、骨关节病（图5-3）等。它是由于关节长年累月磨损导致的，可发生于全身各关节，但好发于负重较大的关节，如颈椎、腰椎、双膝关节、髋关节、足后跟等，尤以膝、髋关节病变为多。人体的关

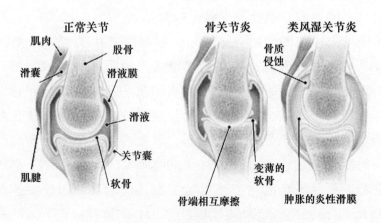

图5-3　正常膝关节与关节炎

节自 20 岁开始就可以出现退变，不过中年之前并不明显，50~65 岁时约 85% X 射线检查可发现骨关节的改变，如骨刺或骨质增生。当然，临床上也经常见到，有的人年龄仅 40 岁左右，但其腰椎或膝关节的 X 光片已经显示犹如 50~60 岁的退变程度，这说明关节退变的程度可以因人而异。为了延缓关节退变，应当避免长期或过度负重，尤其是肥胖人群要减轻体重。

其实，骨质增生的本质是人体关节在衰老过程中的一种自我保护机制。随着年龄增长，人的脊柱和关节周围的肌肉、韧带等组织都会发生退行性改变，出现脊柱和关节的不稳定。机体为了适应这些变化，通过骨质增生的方式来增加骨骼的表面积，减少骨骼单位面积上的压力，使脊柱或关节更加稳定。所以，只有当骨质增生造成了疼痛、肿胀、肢体功能障碍等症状时，才应被当作疾病来看待。

实际上，并非所有骨质增生都会引起不适症状，因为许多中年人 X 光检查可以发现各种骨质增生但本人并无症状。而且，骨质增生并非一定是患部疼痛的原因，因为许多患者手术去除骨质增生后，局部疼痛并没有缓解。对此，一种解释是，因为骨质增生等解剖结构的异常，容易导致局部软组织的炎症肿胀，而后者才是导致局部疼痛的根源。只要经过适当治疗（如局部封闭或针灸）消除了局部炎症，疼痛等症状也就会消失。所以，不要因为发现骨质增生就认为其必定是局部疼痛的原因而去做手术治疗，否则很可能会落入过度治疗的陷阱（参见第Ⅳ章 "13 膝关节与腰椎手术"）。

（2）退变性神经疾病

中枢神经系统退变性疾病，是以神经元原发性变性为主的一组严重危害健康的疾病，包括阿尔茨海默病、帕金森病、脊髓小脑共济失调、运动神经元病以及多发性硬化等多种类型。

多发性硬化，是一种中枢神经系统脱髓鞘疾病，青、中年多见。

该病的病变位于脑部或脊髓。神经纤维就像错综复杂的电线一般，大自然很巧妙地在许多神经纤维的外面包裹着一层叫"髓鞘"的物质，髓鞘不仅像电线的塑料皮一样让不同的电线不致短路，同时还可以加速神经讯号的传导。多发性硬化症就是中枢神经系统中的某些髓鞘脱失而产生的症状。所谓"硬化"指的是这些髓鞘脱失的区域组织修复过程中产生且变硬的疤痕组织。这些硬块可能会有好几个，随着时间的进展，新的硬块也可能出现，所以称作"多发性"。该病的预后取决于治疗是否及时、是否给予康复治疗，也与其分型有关。

现在有一种观点，认为脑老化可能是退变性神经疾病的最初级阶段，阿尔茨海默病与帕金森病可能是在脑老化的同一背景下的不同表现形式。许多证据表明，脑老化与这些退变性神经疾病之间具有相互重叠的临床和神经病理特征，相似的生化改变、病因与发病机制。与帕金森病相比，阿尔茨海默病与脑老化更为接近。目前对阿尔茨海默病和帕金森病的治疗大多只限于缓解症状，尚无法阻止受损伤的神经元继续退变、死亡。由此，通过对脑老化机制的认识，或许可为退变性神经疾病的治疗提出新思路。既然脑老化与这些疾病有着相同的病变基础，那么研究脑老化在健康状况下是如何维持稳态，或机体在老化过程中的自我补偿机制，有可能从根本上预防和治疗退变性神经疾病的发生。

（3）退变性眼病

退变性眼病包括老年性黄斑变性、玻璃体变性混浊、视网膜色素变性等。老年黄斑变性为视网膜黄斑区结构的衰老性改变，多发生在45岁以上，年龄越大，发病率就越高。它能引起中心视力的急剧下降，而中心视力是日常活动所必需的，如阅读和驾驶等。我国以往首位的致盲原因是白内障，现在随着医疗条件的改善，白内障基本都能得到有效的治疗，而老年黄斑变性正在成为非常重要的老年人致盲原因。黄斑变性有时发展得很慢，以致察觉不到视力的改变，有时却进展迅速。通常多为一眼先发病。

总之，多数退变性疾病自中年开始，其内因自然是衰老，但也与许多外因包括生活方式有关。所以，自中年开始，我们就应为延缓各种退变性疾病尽早采取对策。中医认为"年过四十，阴气自半"，40岁以上的人体力、精力"向背"，逐渐不足，显示亏虚之象。记得 20年前，我也曾对一位朋友建议，那就是"年过四十，要突出一个养字"。在此也把这一句话献给所有中老年的读者朋友们。

6 "保健新十六字诀"

针对衰老的主要机制（如炎症应激、氧化应激、心理应激等），中老年人的对抗策略可以总结成一些基本措施。根据 1992 年世界卫生组织在著名的《维多利亚宣言》中提出的健康四大基石，洪昭光教授归纳为十六字诀：**合理膳食，适量运动，戒烟限酒，心理平衡**，认为坚持施行这四句话，就能使高血压减少55%，脑卒中、冠心病减少75%，糖尿病减少50%，肿瘤减少 1/3，平均寿命延长 10 年以上。综合系统医学的理念，尤其是针对老年人多患有各种慢性病的特点，笔者在这十六字的基础上再加另外十六字：**关注稳态，防微杜渐；改善睡眠，同步活动**。这也可以称为保健新十六字诀。前八个字是从疾病的早期防治出发，后八个字是关于生活方式与行为习惯的。

（1）关注稳态

老年人稳态的特点 在本书的开头，我们已经分析了稳态是健康的基础，稳态的持续偏离或部分破坏是疾病的本质。

从系统医学的角度来看，老年人维生系统的稳态大致具有以下四方面特点：

一是反应性减慢。由于人体的反应性随着老化而减慢，对任何刺激的反应性调节速度要比年轻人明显减慢。所以，凡事都要预先准备，给机体有一个较长时间的反应过程。比如，不要突然用力或突然改变姿势或体位。无论是晨起与入睡，都要有一个从安静到兴奋或从兴奋到安静的过渡期。老年人由于经常有感觉减退与反应迟钝，对于一些严重疾病或并发症的先兆症状可以察觉不力，如球结膜出血、手足发麻、小便不畅、头昏眩晕、疼痛不止、运动不利等。老年人千万不能跟着感觉走。

二是适应性削弱。由于人体的适应性随着老化而削弱，对任何新鲜刺激的适应过程要比年轻人明显减慢。如由于生物钟或生物节律的定型，多年养成的生活习惯很难改变，故要避免强行改变生活规律，包括跨时区旅行、做夜班或熬夜活动。对突然的精神刺激或情绪波动以及气候变化过快（大寒或酷暑）也要小心。这些因子对于年轻人来说，或许很容易适应，但对于老年人来说都可以成为稳态扰动因子。给老年人做手术也要小心，因为外科手术对于老年人来说，通常属于巨大的应激刺激，可能会引发其他疾病。例如，有一位80岁的男性患者在切除了一侧肾脏肿瘤后，出现了尿毒症，原因是病人有潜在的肾功能损害，被手术激发而恶化。因此，老年人接受手术前要让医生对自己的健康状态进行全面检查，并对术后反应作出评估。

三是自我修复能力减弱。老年人一旦感到不适，要尽早就医，不要延误了治疗。年轻人自我修复能力强，一些小病小痛，如感冒发热，挺一挺就过去了。但老年人就不同了，老年人感冒后很容易继发感染，如导致肺炎致死。

四是人体系统的结构稳定性减弱，即组织结构在功能的发挥过程中容易受到破坏。比如由于动脉硬化的存在，突然的血压升高就可能导致脑血管的破裂。再如，一个系统的功能衰竭会迅速波及其他系统甚至全身，诱发多米诺骨牌效应。

老年人如何维持稳态　关注自己各种功能或结构的稳态变异是中

老年患者求生的第一要领。关注稳态，大致包括三个方面：一是监测自己的各种生理、生化功能是否偏离正常范围以及偏离的程度，及时察觉一些严重疾病的先兆症状；二是要避免各种常见的稳态扰动因子；三是要知晓老年人的一些稳态特点。

对于中老年人来说，定期进行体检或常规化验十分重要，因为它们通常可以提供相当准确的有关功能或结构稳态偏离的信息，如血压偏高、体重剧变、血脂异常、血糖偏高、血黏度过高、乳房肿块等常见的稳态偏离信号，有利于许多慢性病的早期防治。

多数中老年人对自己的血压、血脂、血糖的升高都比较熟悉或重视，但有两项容易忽视的稳态指标，一个是体重，另一个是骨密度。

中老年人不但要关注体重的增加（参见第Ⅵ章"8　关注肥胖一辈子"），也要关注体重的明显下降。只要体重在 1 年内非自主性的（即非有意的）减轻达到原来体重的 5% 以上时，就要多加注意。美国华莱士等在对某个社区诊所年逾 65 岁以上的人群进

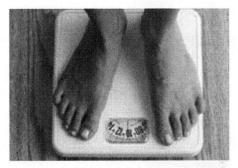

关注体重变化

行的一项前瞻性研究中证实，1 年内体重下降超过 4% 是标志未来 2 年内死亡的最重要单一预兆。当然，也有把体重显著下降的标准定在 6 个月内体重下降 7.5% ~10% 的，但这些较高范围体重下降与未来死亡率的关系，尚未做相关性研究。

引起体重显著下降的原因很多，最需要关注的是肿瘤，尤其是消化系肿瘤。可以做 B 超检查肝、胆、胰、脾的疾病，做胃镜检查胃的肿瘤，做结肠镜检查大肠疾病。另外引起消瘦的疾病还有内分泌疾病，如糖尿病、甲状腺功能亢进。特别要指出的是，一些正在减肥的患者，当发现体重显著下降时，容易误认为是减肥的效果，而忽略了其他可

能。笔者曾见到一位中年患者几个月体重下降近 5 千克，一直自以为是减肥的结果，同时有肩膀疼痛，也以为是肩周炎，后来才发现得了肺癌并已有骨转移。

骨密度也是一个重要的稳态指标。骨质疏松是一种严重的慢性病，对健康的危害是多方面的，最严重的是导致骨折。有数据显示，骨质疏松症在 50 岁以上妇女中的患病率约为 1/3，80 岁以上妇女患病比例超过 2/3。但目前国内许多人把骨质疏松作为一种年老的必然表现而未予重视，大约75%的骨质疏松患者从未就医，接受治疗率仅为2%。很多人常常发生了骨折后才发现患有骨质疏松症，而目前医学上尚无法帮助已疏松的骨骼恢复原状，因此早期预防尤为重要，不要等发生了骨折才开始注意。50 岁以后当出现腰背疼痛或全身不明原因疼痛、频繁抽筋、驼背、身高变矮等症状时，很可能就是骨质疏松症。建议，对 65 岁以上女性和 70 岁以上男性人群，用骨密度扫描来筛检骨质疏松症；对伴有上述症状或危险因素的 50 岁以上女性和 55 岁以上男性，也要做骨密度检查。

（2）防微杜渐

防微杜渐，是指对严重疾病或并发症要及时预防或控制，或者"先发制病"。这里从两个方面举例说明。

大肠癌的早期检测与防治　我国大肠癌以40～50 岁年龄组发病率最高。大肠癌患者预后与其发现早晚密切相关，进行早期结肠镜检查是目前最有效的手段。由于结肠和直肠息肉癌前病变或癌变是这种疾病的常见形式，如果早期通过结肠镜检查发现息肉并将其切除，可以大大提高其生存率。有数据表明，早期大肠癌术后 5 年存活率高达90%，而晚期则仅为10%。由于结肠镜检查可以降低一般人死于结肠癌60%的风险，专家建议，从 50 岁开始每 10 年应该检测一次。

有的读者也许还记得麦当劳前总裁查理·贝尔 44 岁就死于直肠癌

的深刻教训。对于贝尔的英年早逝，有媒体指出：如果他能把自己对麦当劳市场的敏锐触角分一点到健康意识方面，关注一下自己，哪怕只有半小时，他一定不会错过做一次结肠镜检查，那就一定会检测出他的直肠癌早期表现而做及时治疗，他的生命也会因此而延长 10 年甚至更长。这

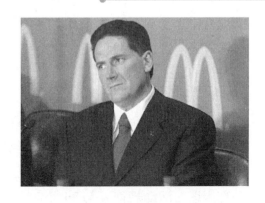

麦当劳前总裁查理·贝尔

个教训告诉我们：即使是罹患癌症，其结局是生还是死，经常取决于能否进行早期诊断与早期治疗。

肾功能衰竭或尿毒症的预防　尿毒症是肾功能衰竭晚期的终末表现，全身各系统都会受累，出现心力衰竭、精神异常、昏迷等严重情况，危及生命。由于大约 15% 的高血压患者会发展为尿毒症，而且某些患者，肾病一经查出就已经发展到尿毒症阶段。为了防止这种悲剧的发生，高血压患者要严密监测肾功能，及时发现肾功能不全或尿毒症的早期症状。一般来说，患高血压 5 年以上者要每年进行尿常规检查，包括尿液比重、渗透压等；10 年以上者要进行肾功能的评估，如内生肌酐清除率、血肌酐、尿素氮等生化指标，最好每 2 个月检查 1 次。

此外，因为高血压并不是诱发尿毒症的唯一原因，也要警觉其他原因，如任何肾脏病的持续恶化都可能会变成尿毒症。若小便有出血或起泡沫经久不消（可能有蛋白尿）的现象，须马上就医检查。肾炎患者若经常感冒不容易好者，须留心肾功能是否受损。很多肾脏病早期没有任何症状，往往到末期才会有症状，故勿以为出现尿少和水肿才会有肾脏病。若非运动性原因所致的腰痛，须怀疑有肾脏或泌尿道疾病，应接受尿液、腹部 X 光或肾脏超声波检查。尿路结石也勿轻视，须定期（每 3 ~ 6 月）追踪。因为结石虽然不痛了，但可能已经造成慢

性肾盂积水。男性如有解尿困难包括频尿、夜尿、小便变细，可能罹患前列腺肥大，长久也会影响膀胱和肾脏机能。

（3）改善睡眠

从生物钟的角度来看，人体的衰老与生物钟的老化有关。要延年益寿，就要不懈地驱动生物钟，延缓生物钟的老化。而身体功能的各种节律，不仅是由遗传决定的，更受到环境同步因子的驱动。人类一天的休息与活动规律，与 24 小时昼夜明暗周期相应，是最重要的同步因子。我们个人无法改变体内已有的遗传基因，但可以通过改善自己的生活方式与行为习惯来影响体内的各种功能。

在长年累月的生活中，中老年人都养成了自己特定的生活规律，包括休息与活动的规律、睡眠与觉醒的规律、进食与排泄的规律等。这些规律都与我们的健康息息相关。

大家都知道睡眠的重要性，但不一定清楚睡眠的真正目的。人体为什么需要睡眠？这一直是个未解之谜。以前总认为是为了中枢休息，即睡眠被看做是大脑被动的休息状态，只是觉醒状态简单的停止。但这种观点已逐渐被抛弃。关于睡眠的真正意义，目前一种流行的认识是：机体在一天繁忙的环境应对之后，需要**再调整**，即睡眠是对白天进行各项活动时扰乱的生理功能的一次"整理"。比如，白天工作或"战斗"时，机体的交感－肾上腺系统激发，肌肉内的血液灌注增加，消化道内脏的血液供应减少，以利于肌肉活动的最大需要；进食时，迷走－胰岛系统激发，消化道内脏的血液供应增加，肌肉内的血液灌注减少，以适应消化吸收活动的需要。一天下来，机体各方面的活动都跟原先大不一样了，"拆了东墙补西墙"，就像一间房间住了一天后肯定脏乱许多一样，需要有一个整理的时间。这种机体功能的"重新协调"或"重新分配"，就在睡眠期间进行。所以，只有经过一夜的睡眠"休息"或真正意义上的"生理休整"，第二天才能以最佳生理状态来应付各种新的刺激，并做出最佳反应。

由此可知睡眠的重要性。对于中老年患者来说，良好的睡眠经常胜过药物。改善睡眠应该包括以下三方面。

要保证足够的睡眠时间 "失眠催人老。"睡眠时间充足、质量好通常被认为是人体最好的补药。随着年龄的增长，中老年人睡眠变浅、变少是一个趋势，这是正常的，也不用做任何处理。其实，中老年人在所谓睡眠变浅，即易醒的同时，睡眠的次数也会增多，比如坐在沙发上看报纸时，看着看着就靠在沙发上睡着了，眯上 5 ~ 10 分钟，然后醒来，这也是中老年人的特点。一般认为，中老年人一天总的睡眠时间不可以少于 7 个小时。

要尽量提高睡眠的质量 整个睡眠时间内既要有浅度的慢波睡眠，又要有深度的快波睡眠。为了快速入睡，睡前要放下一切烦心事，"**睡觉要先睡心**"。因为快波睡眠时间与疲劳程度相关，通常晨睡比午睡有较多的快波睡眠。故可以采取白天减少疲劳或清晨多睡一些时间的方法来增加快波睡眠时间。一些老人清晨若醒得早，可以在上午补睡或打个盹。

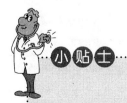

小贴士

慢波睡眠和快波睡眠

慢波睡眠和快波睡眠（也称为异相睡眠）是以脑电图的波形来区分的。一次慢波睡眠与一次快波睡眠组成一个睡眠周期，成年人每夜的睡眠由4~5个周期组成。这两类睡眠均不可缺。在慢波睡眠时，循环系统、呼吸系统和自主神经系统的活动水平都相当稳定并稍降低；在快波睡眠时，虽然比慢波睡眠时睡得更熟，不易唤醒，但大脑皮层处在紧张活动状态。这时往往有间断性、阵发性的自主神经功能剧烈波动表现，如血压增高、心率增快、呼吸加快而不规则等。

　　建立午睡习惯　每天一次的午间小睡，对调剂身心、恢复精力、保持健康很有益处。尤其对于中年以上脑力劳动者，午睡还有预防脑血管意外（中风）的功效。据调查，脑出血的发作与血压昼夜波动有密切关系。在半夜血压最低的时间最少发生，而在下午 1～2 点时以后开始增多，大约在晚上 6～8 点最多，这与血压一日的变化规律大致相应。午睡可以缓冲白天血压的上升，减少脑出血发生的机会。午睡时间因人而异，以不超过一个半小时为宜。养成午睡习惯者通常只需片刻或十余分钟即可。

（4）同步活动

　　随着老化，强化生物钟（如休息－活动节律）的同步驱动越显重要。同步活动有两层意思，一是与季节、与昼夜明暗同步，即与大自然同步；二是与自身年龄、体力或身体状态同步，即包括体力活动在内的任何行为要与自身的稳态特点相适应。

　　与大自然同步　包括以下内涵：日出而作，日落而息；增加户外活动，接受自然光照（＞2500 勒克斯）；重视季节气候对机体的影响等。

　　与大自然同步活动的另一大好处，是容易避开"临界期"的危险，避免不测之祸。黎明与黄昏，是一日之中白天与夜晚交替的"临界期"；春分与冬至，是一年之中寒热交替的"临界期"。在这些特定时间，人体的抵抗力最低，反应能力亦最低，容易发病或发生意外。如长途旅行时，半夜或凌晨开车容易发生车祸。再如随着季节变化，高血压、冠心病、心绞痛、心肌梗死、心力衰竭以及呼吸道感染等一类疾病开始高发。此类疾病易患人群，一定要提防季节

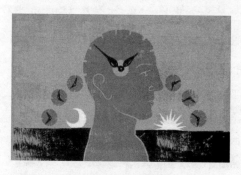

日出而作，日落而息

更替导致的疾病发生或变化，积极做好防治措施。如高血压患者在秋季初始及冬季气候突变时，血压容易发生变化。在此季节一定要注意调整血压用药，以防发生高血压危象或脑中风等并发症的发生。

活动要与自己的年龄或体力同步　生命在于运动，坚持一定强度的锻炼或体力活动才能保持健康的体魄。但锻炼的强度要因人而异。体壮、力强者，每天一小时打网球或骑车等，活动到大汗淋漓都无妨。但对体弱年老者，以步行、登高或太极拳为宜，以微汗为度。有腿部关节炎的肥胖者，适合游泳或在水中锻炼，靠浮力减轻体重，同时能减少运动对下肢关节可能造成的磨损。对于一般中老年人来说，散步是最好的运动。

定期休假　如果说睡眠是每天必需的休整机制（小修），那么是否在每个月或每年还需要进行这种休整（大修）呢？对妇女来说，每月一次的月经期既是易损期，又是修复期。怀孕也是一样，既是易损期，又是修复期，而且是要比月经更大的易损期与修复期。所以中医很重视"做产"，认为这是身体状态进行巨大调整的大好时机。

如果把一个人工作之间的休假看作是休整所需的时间，那么，由于中老年人容易发生疲劳，其所需的休假时间与次数都应该与年轻人不同。换言之，对于尚未退休的中老年人来说，一年中休假期的多少应该与年龄及工作直接相关。工龄越长，休假越多。两次休整之间的间隔时间也应该较短，这就好像年轻人不午睡没有关系，但中老年人最好应该有午睡。此外，退休年龄的规定仅是一个平均水平，每个中老年人应根据自己的身体情况作适当的调整。

7　基因预测寿命

人类的寿命与遗传因素密切相关，近年来已经能够通过检测基因来预测个体的寿命。

（1）长寿相关基因变异体

美国波士顿大学一个研究小组 2010 年发表在《科学》杂志上的文章报道了一种通过检测基因序列来预测寿命的方法，准确率高达 77%。该方法是通过收集百岁老人的基因数据开发出来的。

百岁老人是医学、生命科学等领域宝贵的研究对象，因为他们可以帮助医生深入了解与年龄有关的疾病（如癌症、心脏病、痴呆等）在老年人身上是如何演进的。波士顿大学医学院的该项研究收集了新英格兰等地区数千名百岁老人和数百个长寿家庭的数据，是目前世界上同类研究项目中规模最大、数据最全的。他们发现，长寿秘诀在于这些百岁老人身上存在的 150 种基因变异体，即单核苷酸多态性（SNPs）。那些年龄高出人均寿命许多的老人身上，通常可以发现这些基因变异体。

研究还发现，研究对象与对照组之间，在疾病相关基因变异体上体现出来的区别微不足道。这可能意味着，存在长寿相关基因变异体，要比没有疾病相关基因变异体重要得多。由于目前临床上预测疾病风险使用的方法，就是单凭疾病相关基因变异体，故证实长寿基因变异体的作用，不仅可以预测个体寿命，还将对目前预测疾病风险的方法带来新的革命！

当然，该研究组也强调"这种预测并不完美"，因为在决定寿命长短的因素中，还有许多其他环境因素。例如生活方式，也对人类能活到非常高年龄有重要贡献。先前的一项研究发现，美国老人长寿的一个重要原因是能够知足常乐，哪怕收入不高。

（2）"科学算命"

除上述检测方法外，西班牙、英国研究人员最近还开发了通过提取血液中的白细胞，测量其染色体端粒（telomere）的长度来推断寿命的技术。检测端粒其实就是基因检测的另一种形式，如同孕妇产前检测胚胎的 DNA 以判断未来孩子是否健康或是否有遗传病一样，被称为"科学算命"。

端粒与寿命的关系早就被科学研究所证实，2009 年的诺贝尔生理学或医学奖就授予了发现端粒的三位科学家。他们发现，人和一些动物的细胞核染色体（图 5 - 4）的两端各有一个帽子状的东西，称为端粒（图 5 - 5）。端粒实际上就是一种 DNA 片段，由特殊的碱基序列构成。端粒的作用是保

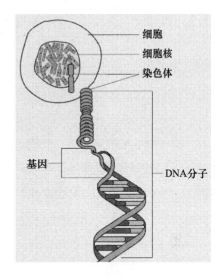

图 5 - 4　细胞染色体上
DNA 的片段——基因

护染色体，由端粒酶来启动、制造和维持其功能。端粒酶的活性是调控衰老的关键因素。人年轻时，端粒酶的活性较大，容易维持和延长端粒。但在年老时，端粒酶活性降低，难以维持端粒的长度，端粒就会缩短，因此衰老会慢慢显露。端粒的长度决定着生物的寿命：端粒越短，生物的寿命越短。有研究者观察到，肥胖女性的端粒比同龄瘦女性短 240bp。如果按照体内端粒长度代表细胞更新和暴露于氧化、炎症性损害的假说来看，瘦者与肥胖者之间端粒长度的这种差别可与 8.8 年相符，即肥胖者的寿命可以比瘦者短 8.8 年。也有研究发现，男性端粒长度缩短略快于女性，这或许正是男性平均年龄低于女性的原因。

还有研究表明，运动可防止端粒变短。然而，自这类基因测试预测寿命的方法问世以来，迅速地在社会各

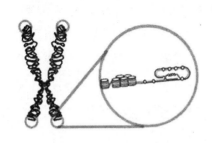

图 5 - 5　染色体端粒

界引发包括伦理学在内的剧烈争议与关注。赞成进行"科学算命"的人大力推崇其好处。检测端粒后，如果受试者有一种积极的生活方式和态度，知道自己的端粒较短，就会提前做好人生准备，包括：其一，通过多种因素来弥补端粒较短的不利。因为基因仅仅是长寿的一部分原因，所起的作用大约是25%～30%，长寿更多的因素是后天的生活方式，包括合理膳食、适量运动、戒烟戒酒、心理平衡等。所以，测试者即使端粒较短，也可以通过后天的生活方式来弥补。其二，测试者也会对自己有限的生命长度做一个比较合理的安排，甚至有可能做一般人不可能做成的事。其三，端粒的长短和某些疾病的发病率有关联。随着分子生物学的发展，人们也许能通过医学的方法保护或延长端粒长度，阻止衰老和疾病的产生。反对或不愿意"算命"的人也有自己的理由。他们认为如果把未知的东西当作有知来对待，会增加心理负担，生命在很大程度上就失去了意义。而且，人类和其他生物的衰老有多种机制，端粒和端粒酶只是其中一种重要途径。人的衰老和寿命也取决于后天的生活方式，而生活方式也是多种因素的集合。所以，依据端粒的长短来检测寿命虽然有科学根据，但未必完全准确。

8　测算生物学年龄

　　人有多种年龄，除年历年龄之外，还有生物学年龄和心理年龄等。人的年历年龄，即自然生长的年龄，是以出生后实际生活过的年数和月数来计算的，一般以人体的组织、器官、结构系统和生理功能的生长和成熟程度为指标。而**生物学年龄**是指在一定自然年龄时期，人体外表和内脏器官生理功能的状况。至于**心理年龄**，则是指在一定自然年龄时期，人的精神、情感、兴趣、爱好的心理状态。

　　在年龄的这些表现中，以生物学年龄最为重要。生物学年龄，通

常是指从生物学和生理学的角度来衡
量的年龄，又称生理年龄。它可以根
据每个人的视力、听力、记忆力、反
应速度、皮肤、皱纹、白发以及心脏
等功能的综合指标来判定。一般说
来，生物学年龄随年历年龄的增长而
增长，但它也可能大于或小于年历年
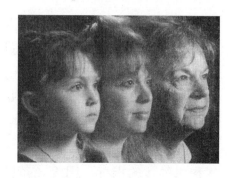
龄，而且在同一个体，不同器官细胞的生物学年龄也可能不同。每个
人都知道自己从出生日开始计算的年龄（年历年龄），但大多不知道自
己的生物学年龄。其实后者才是我们实际的年龄，或者说真正的年
龄，理解自己的生物学年龄并努力使它年轻些，是追求长寿的科学
之道。

把握自己的生物学年龄，除了前文介绍的基因测试技术之外，临
床上也有许多简单的自我检测方法。例如，英国《每日镜报》曾报道
一套测试生物学年龄的方法，分别测试瞳孔大小、大脑活跃程度、眼
角膜环、皮肤弹性、反应时间、平衡共 6 个指标，然后取这些测试结
果的平均数来推测生物学年龄。

譬如，其大脑活跃程度的测法是：由 100 开始倒数到零，每次隔 7
个数字（100、93、86……），并记下所用时间。时间如果少于 20 秒，
就表示你的生理年龄在 40 岁以下，时间在 25～40 秒之间，则表示生理
年龄没超过 60 岁。

再如皮肤弹性的测法：捏着手背皮肤 1 分钟后放松，记录皮肤恢复
正常状态的时间。皮肤越老复原时间越长。恢复时间少于 1 秒，表示
生理年龄小于 20 岁，1～2 秒为 30 岁，3～4 秒为 40 岁，5～10 秒为 50
岁，11～30 秒为 60 岁，33～45 秒为 70 岁，45 秒以上为 80 岁。

其实，上述方法测试的只不过是身体某些器官或组织的功能，对
于要真正把握全身所有器官和系统的功能状态是远远不够的。故要想

得出整体的生物学年龄，还需要检测更多的影响因素，不仅要有与遗传因子有关的因素，也要有与日常活动或生活方式有关的因素，因为它们都能影响生物学年龄。目前一项最完善的检测试验是由美国迈克尔·罗森医生所创的真实年龄试验。该试验分析了150个影响衰老的因子，其中52个因素是与生活方式相关，可由个人加以控制的。所以，该试验不仅能较准确地测定个体的生物学年龄，而且可以为每个人提供具体的指导。因为该试验内容繁杂，这里不多赘述，有兴趣者可以上网（www. RealAge. com）免费自测。上海市爱国卫生运动委员会也在其网上（www. shawh. gov. cn）介绍了一种生理（生物学）年龄测试法。它主要是根据常见危险因素对生物学年龄的影响来预测的，共13道选择题，其内容与美国的真实年龄试验的部分内容类似。

当测出自己的生物学年龄大于自己的年历年龄时，也不要担心，因为生物学年龄也是可以通过改善生活方式和行为习惯变小的。为健康做些改变，什么时候都不晚！首创真实年龄试验法的罗森医生指出，

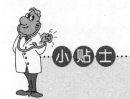

白色淀粉

目前常用以填饱肚子的食物是面包、面条和大米（还有土豆），但我们真的应该避免食用精白面粉制成的白面包和其他食品。这些淀粉类食物，也称为"白色淀粉"，它们除提供热量外不包含任何有用的营养。它们属于具有高血糖指数的碳水化合物类，可以导致机体的血糖快速升高，接着是一个类似繁忙的胰岛素反应。当胰岛素水平高时，它们实际上是保护而不是燃烧身体储存脂肪。来自粗粮的食物，则与精白食品不同，它们通常有更好的减肥功效。因此，要避免食用白面包、白面条、饼干、蛋糕、甜甜圈以及由白面粉为主制作的比萨饼等。

为了保持健康和精力充沛，成人需要每夜平均 8 小时的睡眠；健康饮食也很必要：低脂、低糖、低白色淀粉对健康有利，每天吃 6 次小餐，而不是 3 次大餐；尽可能无忧无虑地生活。此外，有规律的锻炼、相互支持的人际关系与正向思维都将改善健康的质量。

9 挑战人寿极限

《黄帝内经·素问》首篇《上古天真论》已经明言："尽终其天年，度百岁乃去。"也就是说"上天"即自然界赐予人类有百岁寿诞。社会发展到今天，随着生活条件的改善以及医疗事业的发展，国人的预期寿命正在悄然变化之中，"人生自古七十稀"的古语已经不再适合今天。当代一句流行的话是"七十小弟弟，八十多来兮，九十不稀奇，百岁笑嘻嘻"。百岁期颐才算真正享受天寿。

的确，当今世界上活到百岁的人数已有相当数量。例如，美国人口普查局数据显示，全美百岁以上老人从 1990 年大约 3.7 万人增至 2008 年的约 8.4 万人，预计到 2040 年将增至 58 万人。而据日本厚生劳动省的调查结果，2011 年日本百岁以上老人达到 47 756 人，连续 41 年保持增长，且男女人数均创新高。京都府京丹后市的木村次郎右卫门出生于 1897 年 4 月 19 日，2011 年已经 114 岁高龄，成为全球最长寿男性列入吉尼斯世界纪录。

我国虽是人口大国，但由于新中国成立前长期战乱，至今百岁人数尚不及美国。然而，近几十年来随着经济的快速发展以及人民生活与保健事业的蓬勃发展，国人的平均寿命明显延长。中国老年学学会最新数据显

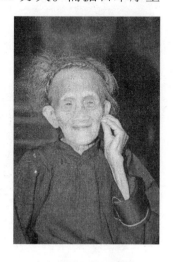

126 岁的广西罗美珍

示，截至 2011 年 7 月，我国内地共有 48 921 位百岁老人，比 2010 年净增 5228 人，增幅为 10.69%。2011 年第四届十大寿星排行榜，来自广西的罗美珍（瑶族）以 126 岁的高龄荣居十大寿星榜首，来自贵州的杨胜忠、杨金氏夫妇（汉族）以 213 岁年龄总和居十大百岁夫妻榜首。目前在我国，80 岁及以上的高龄老人成为增长最快的一个群体。1990～2000 年，我国 80 岁以上的高龄老年人口从 768 万增加到 1199万，年平均增长速度达 4.56%，远远高于老年人口和总人口的年平均增长率。近十年来，百岁老人约以每年 2500 人的速度增长。

然而，100 岁还不应该是我们的极限寿命。按照生物界的普遍规律，动植物包括哺乳动物一般均能活到生长期的 5～7 倍。人类的生长期为 20～25 岁，通常可以用最后一颗牙齿（智齿）长出来的时间或骨骺长满来计算，因此人的生物学寿命最短为 100 岁，最长为 175 岁，公认的是 120 岁。可是至今多数人的寿命还达不到这个岁数。美国男性的人均寿命是 79 岁，女性 80 岁；中国人的人均寿命比此略低，男、女寿命分别为 71 岁及 74 岁。日本妇女及意大利东北部小国圣马力诺的男性最长寿，分别为 86 岁及 80 岁。为什么都没有达到生物学寿命呢？如果除去社会、环境因素，现在多数人是病死的，老死的是少数人。

为了减少病死或因病折寿，中老年人尤其已经有病之身，一定要重视改善医疗条件与加强自己的医学知识。

影响寿命的因素除医疗条件外，还有遗传因素与个体的生活方式等内因。尽管遗传因素对寿命有相当的影响，但生活方式的影响通常占主导地位。所以，要想使自己实现百岁或 120 岁的生物学理想目标，改善个人的生活方式或行为习惯为首要任务，即："合理膳食，适量运动，戒烟限酒，心理平衡"，再加上："关注稳态，防微杜渐，改善睡眠，同步活动"。尽早施行这些措施，必将受益无穷。

总之，除了先天不足或后天失养、疾病扰乱，百岁甚至更长寿些是可以达到的。我们经常可以从报上读到百岁老人的长寿秘诀，百人有百人的养生经，但有一点是共同的，即"**养生之要在于勿伤**"，就是说不要在日常生活中自己伤害自己，如不良的生活方式或意外受伤，也不要让别人来伤害自己，如误诊、误治、过度治疗或药物副作用等。

VI "与病长相存"的信念

"生命是由慢性病累积而成的，若超出我们的负荷，便得向疾病屈服。"

——以西结·伊曼纽尔　美国国家卫生研究院教授

在慢性病的流行逐渐取代急性传染病的今天，有一个医学新理念变得越来越重要，那就是"与病长相存"。

与病长相存，是一种忧患意识，它提醒我们每个人关注身体功能或结构的微小异常（或稳态偏离）或亚健康，有利于及时发现早期的疾病。同时，也是更重要的，它时刻提醒我们的患者角色，要努力地改善心态与生活方式，积极主动地防治包括慢性病在内的各种身心疾病。在疾病的防治过程中，要克服治病的急躁或轻敌情绪，避免过度干预或放任自流的双向危害。

许多常见病如高血压、糖尿病、肥胖病、老年痴呆症、睡眠呼吸暂停综合征，甚至癌症都是慢性病，坚持"与病长相存"的信条，将十分有利于它们的防治，最大限度地减少它们的危害性。

1　常存忧患意识

忧患意识，是中华民族自古以来的精神传统之一。中国人，尤其是知识分子，"先天下之忧而忧"，体现的是一种社会责任感和历史使命感，是一种居安思危的高超智慧。但是，这里要讨论的是对自己身体内存在的隐患——疾病。国人最缺少对疾病的忧患意识，这或许是许多中年人包括某些著名知识分子英年早逝的原因之一。

据报道，目前在我国与生活方式等有关的慢性病患病率逐步上升，比如肺癌、乳腺癌、大肠癌等的患病率比十年前几乎翻了几倍。有人估计，"如果不健康的生活方式继续下去的话，未来我国会有4亿人超重，2.1亿人患高血压"。

这里提出"与病长相存"的理念，首先就是要让大家增强对自己身体状态的关注，对自己的健康建立忧患意识。不仅在未病时要"居安思危"，患了慢性病后更要引起足够重视，不能放任自流、得过且过，任疾病发展。

具有健康忧患意识的人，一旦自己感觉到任何微小的功能异常，便应及时就医进行必要的检测。尤其是到了中年以后，需要做常规体检，因为不是所有的疾病早期都有症状和体征。如动脉粥样硬化早期、结核病早期，甚至癌症早期，都可能没有相应症状和体征，只是在仔细检查时才被发现。所以，只有随时警觉自己机体的每一个稳态信号的变异，才可以防患于未然。

有时，尽管检查出来患的是轻症，也要加以重视。一个典型例子是脂肪肝。据一些医院近年的数据，脂肪肝是单位体检中检出率最高的疾病（28%～30%）。出租车司机脂肪肝患病率甚至可达47%。脂肪肝与肥胖是一对好兄弟。很多脂肪肝患者肚子很大，往往是摄食过多和肥胖患者。此外，饮酒也是造成脂肪肝的另一大原因。医生常常将脂肪肝分为"酒精性脂肪肝"和"非酒精性脂肪肝"。对爱喝酒的人来说，酒精性脂肪肝绝对要引起高度重视。它的发病机制是，因为长期或近期内大量饮酒引起肝脏负担过重、代谢障碍，致使脂肪在肝脏过量堆积，诱发脂肪肝。

现在知道，得了脂肪肝10～15年导致各种并发症的致死率大概有

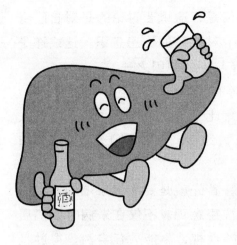

饮酒与过度摄食引起的脂肪肝

40%。脂肪肝的危害不亚于病毒性肝炎。脂肪肝引起的代谢异常还会诱发心脑血管疾病。如果不加控制，在一二十年后脂肪肝可能进展为肝硬化、肝癌。因此，不管患的是哪种脂肪肝，都应该积极治疗。由肥胖和饮酒造成的早期脂肪肝，是完全可以逆转的。但是一旦到了中晚期，脂肪肝就治不好了，还会越来越重。

忧患意识的另一种表述，是要随时记住我们永恒的患者角色。由于健康是一种动态的平衡，在环境暴露因素的作用下，疾病状态是经常发生的。生活中几乎每一个人都会有在医学上称为疾病的现象，如足癣、近视、疣、痔等。一生中没有人不生病。尤其对老年人，可以说几乎没有人能完全避开疾病的侵袭。不同老人之间的区别不过是疾病种类或病得轻重的不同。从这一意义上来说，我们所有的人都可以称为患者。

患者角色又称患者身份，主要是指患者在防治疾病中应有的权利与义务，即患者要积极地从自身角度配合治疗，恢复健康。记住自己的患者角色，对于慢性病患者尤为重要，它可以帮助患者常存忧患意识。很多慢性病尤其是中老人易得的疾病，如高血压、糖尿病、冠心病，多半难以痊愈，故老年人的患者角色经常是难以改变的，不要急于改变角色，而是要学会与慢性病共舞，或者说与它们"和平共处"（参见第Ⅵ章"3 与慢性病'和平共处'"）。譬如高血压病，通常是不能治愈的，只能依靠合理的治疗而使患者带病延年。现行的降压药物治疗无非是对症处理，服药时可以控制血压，停药后血压往往又恢复到服药前的水平。因此，为保证血压正常，高血压病患者一般需要长期服用降压药。再如糖尿病也是同样，"一旦戴帽，终生难摘"。虽然糖尿病不能根治，但可以控制。在药物的维持下，注意饮食疗法、运动疗法、精神疗法相结合，糖尿病患者可以有相当好的生活质量，甚至不影响寿命，照样活到耄耋之年。

慢性病的特点之一，就是从发病之初的来势汹汹到逐步控制，再到痊愈是一个缓慢的过程，中间会有一个持续较久的平台期，那是稳态破坏机制与自身修复代偿机制相对平衡的阶段。此时各项异常指标也许都已回到正常范围，但并不意味着该病已经治愈。这时仍不要忘记自己的患者角色，要耐心配合医生治疗，尤其是改变不良生活习惯、加强锻炼、提高机体自愈能力等，既不急躁也不轻敌。这对于一些严重慢性病患者尤其重要。例如，肿瘤治疗结束后，只要不复发、不转移，就意味着肿瘤的临床治愈。但实际上，肿瘤患者出院后的 1~3 年内是肿瘤复发、转移的高危期，**90%** 的肿瘤患者都是在这段时间出现复发、转移，前功尽弃的。这是因为经过手术或长期的放化疗后，肿瘤患者的抵抗力严重受损，如免疫失调、内皮系统损伤、内环境紊乱等或单独或相兼地持续存在，需要一个长期的恢复过程。此时，残余或"休眠"的癌细胞特别容易死灰复燃。上海何裕民教授曾举两例卵巢癌患者，在稳定康复之后回去工作，忘了自己的患者角色，又恢复当年之"勇"，终致阳性指标反弹，甚至不救。所以，在与慢性病的抗争过程中，要记住自己的患者角色通常是永恒的角色。

当然，具有忧患意识或记住自己的患者角色，并不是要大家整天去担心自己会得这个病那个病，杞人忧天，那只会造成不必要的精神紧张。

2 "既来之，则安之"

"既来之，则安之"，出自《论语·季氏》中孔子所说的一段话，原意是已经把别人招抚来，就要把他们安顿下来。后指既然来了，就要安下心来。现在这句话常用于生病时自慰或安慰别人。它的好处是能够使患者保持较好的精神状态或者说乐观主义，从心态上先胜疾病一筹；但有时也有缺点，那就是容易对疾病产生姑息心理，不去积极治疗或寻求新的方法。

当刚刚得知自己罹患上一种难愈的严重疾病，尤其是一般常识认为是绝症的那些疾病如癌症时，我们每个人的内心都会受到极大的震撼，由于性命攸关，故思绪万千，情绪激烈波动，通常有下述的适应过程：震惊（否认）→悲愤→妥协→沮丧→接受。

具体说来，患者的第一反应常是震惊："怎么可能？搞错了吧？"由于无法接受，有的患者或许因为症状尚不严重，干脆以"鸵鸟心态"完全加以否认或不予理睬；也有的患者则寻求不同医师的说法，即"第二意见"，企图扳回一局。当"不幸"一再地被确认时，一些患者则会感到内心的悲愤或自责："为什么是我？我的运气为什么这么不好？是我造了什么孽吗？"此时或许会排斥别人的关心与拒绝医疗。在

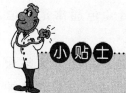

"鸵鸟心态"

鸵鸟遇到危险时，会把头埋入草堆里，以为自己眼睛看不见就是安全，人们将这种心态称之为"鸵鸟心态"。"鸵鸟心态"是一种逃避现实的心理，不敢面对问题的懦弱行为。

情绪激动过后，患者会开始冷静地思考如何接受治疗，希望自己的运气尚没有那么坏。在此期间，患者追求的可能是正规的医疗，也可能是各种另类疗法。可是，一些患者慢慢地发现，不管如何努力治疗，该病导致的不适还是天天纠缠自己，未能在短时间内改善，于是又情绪低落，进入沮丧期。如果患者能安然地渡过沮丧期，终将慢慢地接受事实，开始"与病共舞"的日子。

患者对于所患疾病的适应过程时间长短不一，也不是每一个患者都需要或都会走完其间的所有步骤。对于慢性病来说，患者可能有较长的时间去面对，但一定要尽可能以最短的时间适应现实，改善心态。对慢性病的控制来说，心态健康的重要性不亚于服药等医疗行为。

癌症，通常被认为是不治之症，一旦确诊，患者的心理压力之大可谓任何疾病之最。临床上已有证据，心理因素会在一定程度上影响癌症病人的生存率。有临床报道：情绪乐观的癌症病人，经过治疗后的复发率都比较低，故生存年数比较长；反之，情绪低落、思想悲观、精神抑郁的癌症病人，复发率较高，生存年数也减少。

也许可以这么说，当癌症由急性期进入慢性期后，一个人的抗癌斗志、积极的心态和乐观情绪，对疗效的影响越来越明显。患者除了定期复查、按时吃药、注意病情变化外，一定要努力以泰然自若的态度面对癌症，消除对癌症的恐惧，千万不要囤积压力。这就是做到了"既来之，则安之"。当然，需要时也可以寻求心理治疗与宗教上的精神支助。这些措施都有助于防止癌症病情的恶化。

但是，在具备"既来之，则安之"心态，即在不害怕癌症的同时，也不应轻视癌症的杀伤力而放弃治疗。患者要与医生积极配合，尽可能采取有效且副作用较少的干预手段，控制病情的发展，根治或预防癌症的转移或复发。

3 与慢性病"和平共处"

您也许看过《与狼共舞》这部相当知名的电影。它曾获得 1990 年的 7 项奥斯卡大奖。影片描述了在南北战争结束时的美国，一位白人军官邓巴渐渐地成了当时敌对的印第安部落苏族人朋友的故事。苏族人取名字是以某人所在环境或曾经经常进行的活动而定的。因为邓巴被苏族人发现时正在与一只狼跳舞，故"与狼共舞"成为他的印第安名字。

在这里我们所说的"与慢性病和平共处"，经常也称为"与病共舞"。疾病与狼一样，通常都是人类的敌人，但与敌人之间，必要时也可以妥协或者"和平共处"。所以，"与病共舞"指的是患者尤其是慢性病患者应该具有的一种处世哲学，一种与病魔抗争的战略。它比前述"既来之，则安之"的心态具有更深的涵义。概括说来，疾病虽然是我们身体的敌人，但当其不容易很快治愈时，与其一味地敌对，还不如先接纳它，学会与它"和平共处"。这样，我们才有机会克服它，并把它对自己的伤害降到最低。

目前常见的慢性病如癌症、心脑血管病、高血压、糖尿病、风湿病都难以根治。对于这些长期形成的慢性疾病，不能苛求像手术切除阑尾、抗生素治疗小儿肺炎那样迅速、彻底。多数患者要在长期带病情况下，一边治疗，一边生活。一个"舞"字，体现的正是慢性病患者对良好生活质量和较长生存期的追求。

（1）与痛风共舞

我们先来看看由炎症引起的各种躯体疼痛，如骨关节炎、肌纤维组织炎、痛风等。它们是老年人最常见的慢性病，虽然通常不会致命，但也难以根治，对患者的生活质量影响很大。在"与病共舞"的理念下，患者要一边逐渐适应它们，一边寻找与避免日常生活中可能使它们发作或加剧的原因，并采取有效且副作用最小的干预手段控制它们。其实，目前的绝大多数老人，包括长寿者都是在与各种炎症的"和平共处"中生活的。

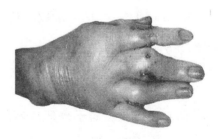

手的痛风炎症

痛风，是一种因嘌呤代谢障碍，使尿酸累积而引起的疾病，又称代谢性关节炎。古希腊名医希波克拉底称它为"不能步行的病"，并指出痛风是富者的关节炎，而风湿则是贫者的关节炎。历史上，痛风曾一度被认为是一种社会向往的疾病，因为只有达官贵人、有权有势的上流社会人士才有机会患上痛风。如元世祖忽必烈晚年就因饮酒过量而饱受痛风之苦，使他无法走路和骑马领兵上阵，故痛风古称"王者之疾"或"富贵病"。随着国人生活水平的提高，痛风病是近年来的多发病。保守估计，我国现在有近9000万痛风患者，90%集中在25～45岁之间的男性，目前发病率还在以每年10%的速度逐年上升。

高尿酸血症是引起痛风的主因。在男性，血尿酸浓度愈高者，出现痛风症状的机会愈高。女性一般在50岁之前不会发生痛风，因为雌激素对尿酸的形成有抑制作用；但是在更年期后发作比率会增加。如果尿酸在人体血液中浓度过高，会在软组织如关节膜或肌腱里形成针状结晶，导致身体免疫系统过度反应而造成炎症。急性痛风发作部位出现红、肿、热、剧烈疼痛，一般多在子夜发作，可使人从睡眠中惊醒。首次发病通常只侵犯一个关节，有50%～70%的患者第一发作部位是大拇趾关节，然后再慢慢地扩散到踝、膝关节等，最终身体的任一关节都有可能受累。

痛风虽不能根治，但适当的药物与饮食控制可以防止痛风复发。常用控制尿酸的药物有两类：一是减少尿酸合成的药物如别嘌醇片

（allopurinol）；二是增加尿酸排出的药物，如丙磺舒（probenecid）与苯溴马隆（benzbromazone）。急性痛风发作期间，针灸常有立竿见影的效果，也可以服用一些非类固醇消炎止痛药。近年的大型流行病学研究发现，痛风与饮酒（尤其是啤酒）及肉类（尤其是内脏）和海产的摄取有关。因此，对于痛风患者来说，"对酒当歌，人生几何"的寻欢作乐应尽量避免。要想"与痛风共舞"，则必须戒酒与调整饮食结构，包括少食高蛋白食物等。

（2） 与癌症共舞

对于可以致命的疾病，譬如癌症来说，要做到"与病共舞"，那就不太容易了，因为还须掌握干预治疗的火候与时机。初发病时，疾病经常来势汹汹，因为身体还来不及调动相应的对抗机制。这时，疾病方面的攻击力量可以超出身体的防御力量，身体是无法与所患疾病"和平共处"的，必须采取积极主动的对抗治疗，控制疾病的首轮攻击。尽管这些治疗手段也许无法治愈疾病，但可以起到缓解病情或控制疾病发展过快的趋势，使身体有足够时间来启动对抗的反应机制，平稳地过渡到与疾病打"持久战"的阶段。当疾病的首轮攻击被阻遏之后，是否要继续攻击治疗，则要根据患者的身体状态能否经受得起，以及该干预手段能起到多大效益来权衡了。

因为癌症是自身长期、慢性的病理产物，有效的治疗不一定是把癌细胞全部消灭。例如，小细胞肺癌的瘤体虽然较容易消灭，但患者寿命并不一定延长；而有一些癌症，如甲状腺癌、前列腺癌患者可以做到长期带瘤生存。所以，在不少情况下可以选择"与癌症和平共处"的对策，即既不过度攻击治疗、激怒疾病，使病情恶化，也不放弃对症或姑息治疗，以免一些严重并发症的发生。这种对策的出发点是，因为所患的疾病难以治愈，如果采取激烈的手段去进攻，很可能会带来很大的副作用。尤其是一些老年患者，各脏器功能都比较弱，合并的其他慢性病也较多，若进行过度的攻击性治疗，经常会因毒副作用严重，反而降低其生活质量或缩短其生存时间。

网上曾报道一位晚期肺癌合并胸水及小量心包积液的老年患者，身体一般状况较差，还患有冠心病和糖尿病，按常理不适合全身化疗，故最初只是局部抽胸水并进行腔内化疗，及全身免疫治疗、中药扶正祛邪综合治疗等。结果胸水明显控制，肺内原发病灶未见增大。调整治疗3年余，患者一般状况良好，胸水稳定，但肺内病灶较前稍稍增大。此时，患者及家属不甘心"坐以待毙"，竭力要求应用全身化疗以期控制病灶的发展，决心"背水一战"。于是到另一家医院进行了两个周期的化疗。化疗后，肿瘤病灶无明显缩小，相反患者的身体状况发生急剧恶化，胸闷、呼吸困难等症状明显加重，又出现严重的肺部感染，虽经多方治疗，无奈回天无力，不到1个月就去世了。

这个例子说明，在患者身体状况不佳、体内肿瘤负荷相对较大的情况下，应用攻击性较强的疗法，有可能出现癌细胞与患者生命"同归于尽"的治疗结果。如果所患的疾病尚处于稳定的阶段，对生命的威胁尚不急迫，有时可以尽量采取一些强化机体自身抵抗力的自然疗法包括中药调理、针灸或气功锻炼，逐渐地改善身体状态。

总之，与慢性病和平共处或者"与病共舞"，是可能实现的。它是"与病长相存"的一个代名词。

就在本书即将出版前夕，我母亲以93岁高龄平静地在家中睡眠中辞世，她毕生与各种病魔进行了顽强的抗争，肺结核、癌症、高血压、房颤、心功能不全、老年性记忆力降低……她从未退却，虽然病魔夺去了她的一侧肺与一只眼，但最终她都赢得了胜利，为患同样疾病的病友战胜疾病增添了勇气。她抗争病魔的经历，是各种慢性病人能够做到"与病长相存"，或者说"病得健康"的一个例证（参见书末"后记"）。

4　久病成医

中国有一句成语"久病成医"，指生病久了对医理就熟悉了。的确，生病久了，患者自己对所患疾病的认识也越来越多，不仅能大略知道诊断步骤基本治疗手段（包括各种药物的用法、居家调理方法），而且对发病机理也会说个八九不离十。这对于具有一定文化程度，尤其是关心健康的人来说，更是多见。

在网上看到一则"七年之痒，久病成医"的故事，记载了一位慢性湿疹患者，多年下来对自己的病到了什么程度、该用何种药物已经到了炉火纯青的地步，甚至超过了医院门诊的专家。一次，小腿上又有湿疹复发，根据网上的介绍找了一位治疗湿疹的专家，去看她的门诊。因为自己以往应用复方甘草酸苷（甘草酸二铵）或者苦参素效果很好，就问医生，结果这位专家说没听说过，然后给他推荐了一个叫甘××的药，据说也是同一天她的另一位慢性湿疹患者推荐的。另外专家又推荐了两个外用药。该患者问这个药的主要成分是什么？她避而不谈，只说此药有收敛消毒、促进愈合的功效。该患者当场用电脑上网去查，发现那个叫甘××的内服药就是甘草酸二铵。然后又发现她推荐的两个外用药里面有一个含"曲安奈德"，该患者马上拒绝了："不要这个，这个我过敏。"专家只好删掉了那条处方，一边嘟囔着说："这个是我们医院自己做的，跟外面的不一样……"

现在，快速积累医学知识，已经变得十分容易，这要归功于计算机网络的飞速发展。只要键入一个关键词，国内的、国外的，中文的、英文的，无论是名词解释还是科技论文，无论是摘要还是全文，从图片到幻灯、录像，应有尽有。

美国有个著名的医疗健康服务网站［WebMD（www.webmd.com）］，

它拥有全球最丰富的健康医疗资讯，同时也是全球医师最愿意付费的专业网站。据统计，在美国有四成以上的医师都是 WebMD 的忠实会员。WebMD 为患者和医生建立了一个网上了解和交流医疗信息的通道。它除了汇集全美医师的临床报告，还有最新、最完整的各种医疗资料库。这个强大而完整的资料库所提供的资讯绝对能满足专业医疗人员与一般民众上网的即时资讯、教育、社群的服务等各层面的需求。它的座右铭是"更好的信息，更好的健康"（Better information, Better health.）。该网站经常发表有关最新医学进展的科普文章，为了保证这些文章的科学性，它们均经过某个医生审阅并由该医生签发。

必须注意的是，患者懂得一定程度的基础医学知识后，千万不要自以为是，以为可以不听医生的话了。自学得再好，也是个业余的，懂得的主要是书本知识，临床经验最多也不过是自己一个人的。而医生是专业的，每天要看许多病人，他们不但有"与时共进"的最新理论知识，更是有着丰富的实践经验。

一些老年性慢性支气管炎（简称老慢支）的患者就经常犯此大错。他们认为自己久病成医，每次咳嗽都是自己买点药吃，但忽视了对病情稳定期的治疗。往往没了咳嗽、咳痰、气急等症状，就自作主张放弃治疗，结果导致病情反复。事实上，老慢支千万不可小视，不及时治疗很容易发展成为慢性阻塞性肺病（简称慢阻肺）。老慢支经过专业治疗尚可治愈，而慢阻肺几乎不可治愈。慢阻肺具有隐匿性，老慢支病人很可能不知不觉地就发展成为慢阻肺，不少病人感觉气喘时来医院检查，其实已是慢阻肺晚期。慢阻肺会逐渐削弱患者的呼吸功能，而且往往逐渐加重，导致严重的心、肺功能障碍，甚至多个器官的功能衰竭，危害不可估量。

所以，作为患者，在与慢性病的长期抗争中，既要努力做到"久病成医"，多多了解与疾病有关的知识，又不要忘记自己永久的患者角色。

5 长寿的"病秧子"

　　唐代大医家孙思邈，人称"药王"，其所著《千金要方》和《千金翼方》，含有医学理论、临床医案、食疗、养生、气功等内容丰富，堪称我国医学史上第一部医学百科全书。他所创的"大医精诚"、"胆欲大而心欲小，智欲圆而行欲方"等言论更为后世医家作为座右铭而身践力行。孙思邈享年102岁，也有说法为141岁，在当时甚至现代都称得上是老寿星。然而这位老寿星却打小是个"病秧子"，据《旧唐书·孙思邈传》记载：他"幼遭风冷，屡造医门，汤药之资，罄尽家产"。在实际生活中，我们也经常看到许多长寿者，年轻时或者过去都曾经是"病秧子"。因为经常要服药，他们也被人称为"药罐子"。上了一定年纪，反而身体越来越健壮。

　　为什么"病秧子"或"药罐子"也会长寿呢？大概有以下几种解释：

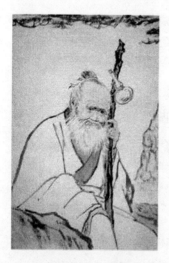

唐代"药王"孙思邈
（约581~682）

　　①有病就及时治疗。"病秧子"之所以被人嘲笑为"药罐子"，是因为他们有一点小病就吃药。事实上，这正是"药罐子"的优势所在，他们最大的优点就是知道有病赶紧治，并能够早期发现疾病，哪怕是非常小的病，症状也不是特别明显。同时，"药罐子"也会根据医生的嘱咐和久病成医的患病经验"对症下药"，而不是胡乱吃一通。如果自己吃药不管用，他们会第一时间跑到医院去治疗。

　　②虽然有病，但心理状态良好。通常所说"病秧子"的病，大多指躯体上的病，而

健康者也多指体格上的健壮。但多病者的心理健康水平不一定差。由于小病不断,"病秧子"习惯了与疾病打交道。在疾病面前,他们通常不害怕,能坦然处之,有良好的心理状态。此外,他们深知自己身体有病,经不起大喜大悲、患得患失等不良情绪的刺激,他们的心态比较平衡,不仅对身体,对生活中各种事情的期望值也不会太高,遇事能做到心平气和。这一切,都是心理健康的表现,在一定程度上也促成了他们躯体上不容易得大病。

而一些平日很少生病的人,因身体健壮,争强好胜,对失败或生病的心理承受能力低。这种人精神上受到一点刺激,就会血压上升、心跳加快。久而久之,身体的抗病能力实际上已经下降,不得病则已,一旦得病,难说就是大病。即使患的是小病,也往往会把自己的病情往坏的方面联想,有很大的心理障碍。

③早预防,居安思危。因为时常有疾病的干扰,"病秧子"更关注自己的健康和生活中的一些细节,比如什么食物对自己的身体好、做什么事情对身体不好、每天需要服什么药、需要备什么药。而这些看来普通的行为,却经常能起到救命的作用。

"病秧子"由于身体不好,深知患病的痛苦,加倍珍惜和保护自己的身体,有规律地生活,坚持体育锻炼。一位冠心病患者常说:"我只是平时多注意点儿,就比别人多活了好几年。"别人打牌的时候,他在打拳;别人喝酒的时候,他在喝茶。即使在身体状态挺好时,也不敢大意,身边经常带着救心丸、硝酸甘油。

还有一点也不能忽视。慢性病经常需要长期服药,比如心脏病、高血压,"药罐子"由于吃药已经吃得很习惯了,对于需要长期服用的药物,"药罐子"们能做到每天都吃,而且能比较规律地吃。按照医学术语来说,就是有较好的用药依从性。

④日常小病,增强了免疫力。"病秧子"长寿还有一种最好的解释,那就是"病秧子"在长期生病的过程中,机体的免疫力加强,或

者说机体各系统尤其是曾发生过机能或结构稳态偏离的系统，其代偿或自愈能力得到了明显的提高。用一句话来归纳：与慢性病的"持久战"，使身体赢得了代偿！

随着现代医疗干预手段越来越高明，人体的自愈能力似乎变得越来越渺小或被忽视。然而，大多数疾病的治愈或康复，都离不开患者本身的抵抗力与代偿功能的建立。"病秧子"的日常小病，都可以成为强化抵抗力与代偿功能的有效刺激。因此，如何促进患者的自愈能力，应该是医生在实施医疗干预的同时始终不能忽视的。

6 癌症是慢性病吗？

最近几年，关于癌症的一种观点曾引起争议，即认为癌症是一种慢性病，癌症患者可以长期带瘤生存。

把癌症看作是一种慢性病，主要是因为癌症的发生与发展是一个渐进的慢性过程，从正常细胞→癌细胞→癌症，最快 5 年，通常需要 10~20 年，甚至更长。但在免疫"监管"下，癌症可以长期休眠。据一项解剖学研究结果，在 40~50 岁的妇女中，39% 的人乳房内有肿瘤存在。在 60~70 岁的男性中，46% 被发现患有前列腺癌。这些肿瘤的体积很小，也没有扩散，更没有出现任何症状，如果生前被查出的话，他们都会被视为乳腺癌或前列腺癌患者，并接受相应治疗。然而，在实际生活中，相应年龄段中乳腺癌和前列腺癌的发病率只有 1%。尸体解剖还发现，约 1/4 的 80 岁左右老年人身体内患有肿瘤；几乎所有 50~70 岁的人甲状腺内都有微型肿瘤，而甲状腺癌的发病率只有 1%。这就是说，在成年人的身上或多或少有肿瘤存在。它们多数未被发现，未被确诊为癌症。因此，这些人是处于不自觉的带瘤生存状态。

美国国家疾病控制中心预测，美国人平均预期寿命若达到 90 岁，47% 的男性及 32% 的女性最终将死于癌症。研究资料还显示，1/4~

1/3的人一生中会因癌而求治。所以，可以把癌症看作是生命过程中难以避免的结果，而且无法痊愈，但是通过适当的治疗可以"**推延其发生，减慢其进程，减轻其伤害**"。

如果发现的癌症尚在早期或者没有转移，经手术完全切除或其他手段控制后，可作为慢性病治疗，患者甚至可以长期带瘤生存，存活几年、十几年没有问题。世界卫生组织之所以将癌症定义为可以治疗、控制，甚至治愈的慢性病，就是建立在早期发现、早期治疗的基础上。希望未来随着医学的进步，癌症可以像慢性病一样进行治疗。

把癌症看作是一种慢性病，另一个理由是癌症的发生与许多慢性病一样，不是单一因素导致的疾病，而是由生理、心理、社会和生活习惯等因素综合促成的疾病。换言之，环境因素包括饮食习惯、吸烟等不良生活方式，是导致癌症多发的重要原因，甚至比遗传因素更重要。

然而，持反对意见的人则认为，把癌症看作是一种慢性病，仅是一种美好的愿望。因为癌症一旦出现转移或进入中晚期就不再是慢性病，而变成了急性病，其存活期之短，病情发展之迅速，往往出乎人们的意料。肺癌晚期存活期一般只有1年，肝癌晚期出现黄疸和腹水存活期为1～3个月。据卫生部门的统计，目前我国癌症患者平均5年存活率仅为25%，其中肺癌仅为10%，肝癌为5%。80%的癌症患者确诊时即属于中晚期，尽管经过多方治疗，但他们的存活期一般在1～5年之内。国内不少名人患癌症后都在不到1年的时间内去世，他们生前都用尽了最好的治疗方法，但存活期之短很难用慢性病来解释。

笔者以为，从慢性病的定义来说，癌症的确是一种慢性病，但它在发病时的严重性往往超过其他的多数慢性病。许多其他的慢性病也会有严重的并发症，如高血压并发脑卒中、心肌梗塞或肾功能衰竭，但一般情况下有一个缓慢的发展过程，而癌症就不同了，因为其隐匿时很难检出，一旦确诊，可能已经或者迅速发生转移。所以，对癌症这一慢性病的早期诊断与早期治疗，比其他慢性病更为重要。把癌症看成是慢性病，并不是告诉患者就可以姑息对待，不去积极地治疗，相反要及时治疗，以免耽误病情。

另一方面，把癌症看成是慢性病，起码具有下述的积极意义：

首先，由于人们通常都把癌症看成是不治之症，甚至"谈癌色变"，当认识到癌症也是一种慢性病之后，心态的准备或转变要容易得多，容易做到对癌症不害怕，不恐慌，树立起战胜疾病的信心。

其次，因为癌症是慢性病，除非在其早期阶段发现并进行了手术根治，一般不可能完全治愈，还有可能复发。作为患者，对癌症不能放松警惕性，确诊后的 1～5 年之内要积极进行治疗，防止复发和转移，控制病情发展，争取长期存活。即使已经痊愈，平时也要从改善生活方式（包括运动锻炼、健康饮食、劳逸结合、稳定情绪、戒烟、限酒、减肥等）着手，杜绝各种可能使癌症死灰复燃的环境暴露因素。

再者，当癌症的急性期受到控制之后，患者有可能与癌症和平共处，或者带瘤生存。许多癌症患者可以在很长的时间内，癌瘤存在于体内，既不发展，也不缩小，似乎已经与体内的抗癌机制建立了平衡。这也提示治疗癌症的一种新思路：在许多情况下，因为不能完全切除肿瘤，与其应用化疗等毒副作用大的疗法与肿瘤苦斗，导致两败俱伤，还不如与肿瘤和平共处，即带瘤生存又何妨！

然而，长期以来，大多数癌症确诊之后的带瘤生存，对于患者来说是一件遥不可及的事情。以肺癌为例，肺癌的疗法包括手术治疗、放疗、化疗等。手术治疗适用于肿瘤体积比较小、肿瘤细胞没有转移的患者；放疗

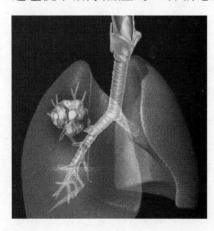

肺　癌

可以杀灭外科手术后残留的肿瘤细胞，但是人体的正常细胞也可能一起遭受损伤；化疗作为晚期肺癌的一线治疗方案尽管有效，但同样是"善恶不辨"。如果第一次化疗后肿瘤复发，25%～50%的患者无法耐受静脉化疗。如果第二次化疗后肿瘤复发，90%的患者都无法耐受静脉化疗的毒副作用。

近年来，随着医疗技术的发展，临床上已经发现一些新疗法有可能帮助患者实现带瘤生存，使中晚期肺癌患者得以长期存活。生物免疫治疗技术就是其中之一。该技术利用人体自己的细胞治疗自己的疾病，即利用树突状细胞调节的、细胞因子诱导的杀伤细胞（DC＋CIK）细胞精确地作用于癌细胞，对有效缩小瘤体、控制症状、提高患者机体免疫能力等方面有积极的治疗意义，能有效地帮助患者防止癌复发、转移，有效地避免化疗带来的不良反应，明显改善晚期肿瘤患者的生活质量。它的特点是简便、安全、有效、无创和并发症少。

解放军第309肿瘤医院的专家指出，肺癌患者的带瘤生存状态，是指患者经过全身有效的抗肿瘤治疗后，常见的癌性症状，如出血、癌痛、咳嗽、吞咽困难等消失，瘤体局部进一步缩小，癌细胞不再扩散，病情长期稳定并趋于好转，患者一般状况良好，可独立工作和生活。换句话说，就是机体免疫保护功能大于肿瘤扩散能力，使癌细胞长期处于静止、休眠状态，患者处于临床治愈的健康状态。

除现代医学的生物免疫治疗技术之外，作为传统医学的中医中药在促进带瘤生存方面也有很大的优势，如可以提高癌症患者的手术成功率，减少并发症；配合放化疗，减毒增效；当患者已接受手术或放、化疗缓解后，调整免疫力，防止其复发或转移等；甚至在已复发或转移的中晚期癌症的直接治疗中，通过辨证施治与合理配方，加上天然药物中的某些抗癌有效成分，增强机体免疫功能，诱导癌细胞分化与凋亡。

目前有可能长期带瘤生存的癌症种类已越来越多，除肺癌外，还有宫颈癌、鼻咽癌、骨髓瘤、胰腺癌、胆管癌、肝癌、脑瘤、肉瘤等。2006 年年底，上海科学养生康复协会组织了一场肿瘤患者联欢会，52 个活过 5 年的患者济济一堂，欢声笑语。有一个患友说，当时医生都说我只能再活 6 个月，现在我已活了整整 2000 天，我还想再活 2000 天、5000 天。她的一段话，激起了在座各位的回忆与感慨。50 多个患者中，有 34 个患者当时被医生确定为寿限为 6 个月到 1 年。其中，有 14 人被明确判定只能活三四个月。这些被判为只能活几个月到 1 年的人，现在个个活过了 5 年，最长的已经活了 11 年。

与癌症和平共处或带瘤生存，不仅是一种美好的愿望，而且也是可以实现的。它是现代医学治疗癌症努力的方向。

7 降血压 = 平常事

原发性高血压因为病因复杂，很难根治。血压升高仅是其临床表现之一，时间久了，会诱发多种心脑血管疾病。有些病人经过一段时间治疗，血压接近正常就自动停药，但病因还在，停药后血压可重新升高，间断性的高血压很可能发展为持续性高血压。或者即使血压升

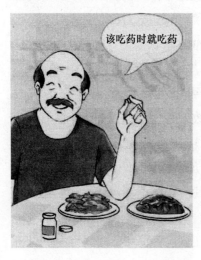

该吃药时就吃药

幅不是很高，但心、脑、肾等靶器官的损伤可以持续发展。因此，原发性高血压一旦确认，多数患者需要终身服药，终身接受治疗，控制血压，尤其是 55 岁以上的老年人。

按照《中国高血压防治指南》，经 3 次不同日（一般间隔 2 周）的随诊血压测量，收缩压 > 140 mmHg 和/或舒张压 > 90 mmHg，可考虑诊断为高血压，并应用药物治疗。其原则是：小剂量开

始；多数终身治疗，避免频繁换药；合理联合用药，兼顾合并症；24
小时平稳降压，尽量用长效药；个体化治疗。

　　由于降低血压对于预防高血压并发症十分重要，降压作为硬道理，
适合所有年龄的高血压患者。国内的高血压病人有一句顺口溜，"宁可
一顿不吃饭，也不能一次不吃药"，体现的正是这一硬道理。这里我们
用一个等式来表述：降压 = 平常事。它有两层含义。首先，不要把降
压当成是治疗，而是使其成为日常生活中的一件必须做的事。也就是
说对于上了年纪的人来说，降压就和吃饭睡觉一样，是一种身体的需
要。其次，牢记降压不仅仅是服用降压药，日常的行为，包括：健康
的生活方式、良好的饮食习惯、适宜的休息 - 活动模式等，都是有助
于降压的简便方法，如世界卫生组织推荐的减轻体重、限盐、运动、
限制饮酒及松弛疗法等非药物治疗措施。

　　把降压当作平常事来做，也要在平常事中随时注意血压的变化。
血压在一天 24 小时中不是恒定的，而是存在着自发性波动。由于血压
的昼夜节律，正常人睡眠时的血压可自然下降 10% ～ 20%，而且以熟
睡后最为明显。一些高血压患者也有同样的昼夜节律，即半夜血压最
低。但是，必须记住，并非所有高血压患者的血压都是夜间较低，也
有不降低甚至更高的，切忌不量血压，仅凭"感觉"判断血压高低，
因为自觉症状与病情轻重经常不一致。一般来说，白天的血压升高与
觉醒及活动有关，即睡醒后血压逐渐升高。许多研究表明，上午 9 ～ 11
时和下午 3 ～ 5 时血压最高，即有一个晨峰与下午峰。故测血压时间最
好在上午 8 时和下午 4 时。季节也经常影响血压。许多高血压患者的血
压在夏天会较低，而秋冬季又升得较高。

　　在长期服用降压药的过程中，经常需要根据自己血压变动的情况
来适当调整降压药的剂量。因为不仅降压不达标有极大的危害性，而
且如果血压降得过低，也会造成重要器官如心、脑、肾的血液灌注不
足。在夏季与秋冬季尤要严密监测血压，根据血压高低来调整降压药。

也要防止昼夜血压波动太大。一般认为，夜间血压的下降幅度达到一个理想水平（即 10% ~ 20%），对于恢复正常的血压昼夜节律是有益的，有助于减少高血压靶器官的损害。

总之，中老年高血压患者原则上应长期或终身治疗。一些轻度高血压患者经治疗恢复正常达半年以上，或可试行停药观察。而中、重度高血压患者经治疗血压恢复正常并稳定一段时间后，可停用其中的一种药物或减少药物的剂量，但应定期随访，如果血压回升或升得更高时，则应恢复原来剂量或调整其他药物，这样才能防止重要脏器受到损害。

8　关注肥胖一辈子

肥胖所造成的健康影响不容小觑。人类十大死因就有六项与肥胖相关，包括大家熟知的癌症、脑血管疾病、心脏病、糖尿病、高血压、慢性肝病及肝硬化。根据世界卫生组织的报告，2009 年全球死于肥胖的人，多于死于体重过轻的人。业已证明，死亡率升高和预期寿命减少都与肥胖相关，特别是老年人。

这里提出关注肥胖一辈子，有两层涵义，一是减肥不是短时间内能够实现的，肥胖者经常需要坚持减肥一辈子；二是所有年龄段的人，包括儿童与老人都要关注肥胖。

很多肥胖者都想轻松、快捷减肥，希望能吃些有效的减肥药立竿

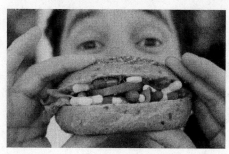

见影。2010 年美国《读者文摘》杂志发布了一项全球减肥调查，有 16 个国家的 1.6 万人参与了这项调查。该调查从了解各国民众对减肥的态度出发，并搜集了各国独特的减肥办法，目的是给那

些想减肥的人提供参考。该调查表明，我国是全球服用减肥药物比例最高的国家，37%的受调查者都表示曾经或者正在服用减肥药。调查者指出，中国人对自身的体形日益重视，而各种减肥药则被视为快捷而时尚的减肥方法，因此中国人对之趋之若鹜。

其实，这是很大的误区。一是许多未经批准生产的减肥药可能对身体是有害的，甚至是致命的；二是减肥不可能那么轻松、快捷。减肥的目的在减脂肪，通过节食或减肥药来速成减肥很容易只减掉肌肉，而不是减掉多余的脂肪，结果身体的基础代谢率反而降低，体重下降不仅随之停顿，还会反弹，增回更多脂肪。据统计，速成减肥的人中有九成会反弹。

要想减肥，必须在减少能量摄入的同时增加能量开支。但通常情况下，增大能量开支往往也会增加能量摄入，故使减肥失败。正确的减肥方法不应该是吃减肥药，而应该是靠长期的饮食控制与适量运动。一个健康的减肥公式是：均衡的营养＋控制热量＋运动。而且，体重控制不应追求一举成功，而贵在渐进而持续。只有坚持一定时间（如数月之久）才会起效。

国内有一个调查数据显示了开始发胖与年龄的关系：15岁以前发胖的占11.5%，15～19岁开始的占14%，20～29岁开始的占18%，30～39岁开始的占33.8%，40～49岁开始的占28.1%，50～59岁开始的占5.6%，60岁以上开始的占0.1%。由此可见，中年开始发胖的最多，合计30～49岁开始发胖的为61.9%。故人到中年，防止发胖，尤显重要。尽管到了50～59岁后开始发胖的比例（5.6%）明显降低，但中年开始发胖的那些人还在持续肥胖，故老年人肥胖的总数还是很高。2010年江苏省正式发布的第三次国民体质监测结果，显示成年人肥胖率从10年前的7.4%上升到10.4%，老年人的肥胖率从10年前的13%增加到16.4%。

关注肥胖，对于中老年人尤其重要。研究表明，老年肥胖常伴有多种疾病。通常易伴有的疾病有关节炎、高血压、冠心病、糖尿病、胆囊炎、胆石症以及感染等。譬如，肥胖者患高血压的比例为正常人的3倍。老年肥胖所带来的高脂血症，可使动脉硬化进一步加重，在其他因素的作用下，极易发生冠心病。长期持续性肥胖，糖尿病的发生概率明显增加。据统计，糖尿病在正常人群中的发生率为0.7%，而在体重超过正常20%的人群中发生率为2%，在体重超过正常50%的人群中发生率为10%。肥胖者也易发生胆结石，并常合并胆囊炎。肥胖人的免疫力低下，常易发生细菌性合并病毒性感染，一旦发生，则恢复较慢。

但是，老年人除防止肥胖外，也要防止太瘦。一些人也许不同意这一观点，并以老话"有钱难买老来瘦"来佐证。其实，这句老话一般来说没错。如研究显示，瘦人的寿命确实要比胖人长些。故老年人适当瘦点确实有很多好处。但是，老人太瘦也有坏处。因为一些老年人由于牙齿脱落、胃肠消化功能减弱以及其他脏器衰老等，体重会减轻。如果过瘦，就提示有营养不良。那时身体的抵抗力也会下降，容易感染疾病，所以，"有钱难买老来瘦"不能误解为老年人只要身体瘦就会健康，也不能误解为体重越轻越好。这一"瘦"字，应该理解为老年人应保持理想体重，保持精力充沛，没有慢性疾病发生，那样的老人才是健康的，就会长寿。

此外，关注肥胖的另一重点，现在已经移到了儿童期。近年来，儿童（15岁以下）肥胖发生率有增高趋势。江苏省2010年的数据显示，该省幼儿肥胖率已经从2000年的6.3%上升至12.4%。也就是说，该省的小胖子数比10年前多了1倍。这与父母给予孩子的饮食及营养摄入不合理有很大关系。为了孩子的将来，每一位家长都要正确地掌握好儿童的饮食方式（一日三餐，按时就餐，少吃零食，少食甜食），并指导孩子加强运动等减肥措施。

对于肥胖关注与不关注，其结果大不一样。有一组统计数字很有说服力：芬兰是最知晓肥胖危险的国家，20世纪70年代它有世界上最高的心脏病死亡率。现在不同了，由于开展公众健康运动，教育人民节食、运动和戒烟，劳动年龄人群的心脏病死亡人数在过去30年中下降了80％，使芬兰人的平均寿命增加了近10岁。也毫不奇怪，芬兰减肥的女性占85％，男性占59％。在2010年美国《读者文摘》发布的全球减肥调查中，芬兰是全球最关注肥胖的国家，83％的芬兰人一生中最少尝试一次减肥。这个数字比同时调查的其他任何国家至少高出10％。与芬兰相比，73％的荷兰人减肥，排名第2；72％的美国人为了健康尝试减肥；而只有21％的印度人表示曾尝试减肥，其比例居全球之末。

综上所述，关注肥胖，务必从小开始。由于中年是最多人开始发胖的时候，尤其要关注。进入老年后，虽然不再容易发胖，但自中年开始发胖的人会持续肥胖到老年，而多种老年病都与肥胖关系密切，故老年人也要关注肥胖。这就是关注肥胖一辈子的内涵，也是一种居安思危的理念。为了减少肥胖病的危害，它应该成为全社会的共识。

9 在"鼾声如雷"的背后

许多中老年人，尤其是男性，睡眠时鼾声如雷。殊不知在这鼾声的背后，经常存在着一个隐患，那就是**阻塞性睡眠呼吸暂停综合征**，又称睡眠窒息症或鼾症。

正常人夜间睡眠时发生呼吸暂停的持续时间较短（10秒钟以下），次数也较少。但少数人可在夜间睡眠的7个小时内，发生30次以上、至少持续10秒钟的呼吸暂停，那就是患上了睡眠呼吸暂停综合征。该病在任何年龄均可发生，以40～60岁多见，中老年超重男性更常见。绝经期后的女性发病率亦与男性相似。最新调查显示，我国30岁以上的人群中有4％的人患该病。因为缺乏有效疗法，该病可以持续终生，是一种需要与之共存的慢性病。

该病的主要临床表现是：夜间发生呼吸异常，血氧饱和度下降和心血管机能紊乱。患者还常有打鼾、白天嗜睡、疲倦、晨间头痛、红细胞增多等症状。打鼾和呼吸暂停要比白天嗜睡出现得较早。鼾声响度常大于60分贝，可以妨碍同室人睡眠。呼吸暂停指数可大于5。由于经常打鼾，在病人卧室内放一录音机有助于该病的诊断。想要确诊，只要做一个多导睡眠图（polysomnography，PSG）就行了。患者由于夜间血氧饱和度测值偏低，在睡眠期呼吸暂停期间可见胸腹部用力呼吸动作，于憋气末可听到一阵暴发性响鼾，并呼出一口长气。

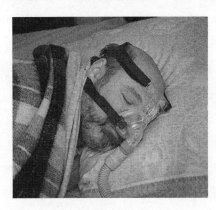

阻塞型呼吸暂停患者的气道加压

该病的主要危险是在睡眠中猝死。血氧饱和度下降和心血管机能紊乱是致死的原因。低氧血症在整个睡眠阶段均可发生，但在快波睡眠时下降最明显，下降最大值可低于50%，持续30分钟以上；下降的总时间占睡眠总时间的25%以上。低氧血症主要引起心血管机能紊乱和神经、精神方面的改变，包括心律失常、高血压及肺动脉高压等。该病心律失常的发生率约为30% ~ 90%。目前知道，该病诱发的全身性疾病主要有高血压、冠心病，它还会对精神、脑血管造成损害，引致脑血管疾病、精神异常、肺源性心脏病和呼吸衰竭，以及糖尿病、性欲减退等一系列并发症。

该病分中枢型和阻塞型，大部分人尤其是肥胖者多为阻塞型，比如鼻息肉、下鼻甲肥大等所致。至于睡眠时呼吸暂停的病因，虽然至今尚未确定，但它可能与两种因素有关，一是在慢波睡眠阶段，机体对二氧化碳的敏感性降低，对缺氧的肺通气反应不一致；二是可能与睡眠期间舌头后缩阻塞气道有关。通常舌头是靠舌下神经支配的颏舌肌拉向前方或伸出，在慢波睡眠的第一、二阶段及快波睡眠时，颏舌肌等咽部扩张肌张力低下，在吸气时不能收缩，故舌头后缩可能阻塞气道。一些人在睡眠时打鼾，亦与颏舌肌等咽部肌肉松弛有关。

关于睡眠呼吸暂停综合征的治疗，对于因为咽部组织松弛，腭垂、扁桃体肥大导致呼吸道梗塞者，必要时可行手术治疗，如悬雍垂-腭-咽成形术等，但它是创伤性的，至今未被广泛接受。常用的保守疗法，包括对于轻症患者，鼓励减肥，侧卧睡眠（避免长时间仰卧），避免睡前饮酒和使用镇静剂，皮质激素滴鼻保证呼吸道通畅，必要时也可给予吸氧治疗。

还有一个有效防止气道阻塞的疗法，那就是经鼻持续给气道加压，维持气道在吸气时为正压。其方法是，睡眠时戴一个与呼吸机相连的面罩，由呼吸机产生的强制气流增加上呼吸道压力，无论在吸气或呼气状态下都能保持恒定压力，使上气道始终保持开放，避免塌陷或阻塞。据观察，其近期、长期疗效均较好。此外，也可在睡眠时使用不同类型的口腔矫治器，使下颌骨或舌体向前上方提起，增加咽部横截面积，增加呼吸气流量。

选择软硬适度的枕头，对于该病患者也很重要，因为可以保持正常的颈部生理曲线，使咽部和上气道通畅。如果枕头太软，平躺时头很容易向后仰，使喉部肌肉过度紧张；而如果枕头过硬、弹性差，脖子容易窝住。它们都可以使呼吸道的角度改变，呼吸不顺畅，从而加重打鼾的程度。

对于中枢型睡眠呼吸暂停的患者，在采取上述积极治疗的前提下，还可给予氨茶碱、安宫黄体酮、普罗替林等药物以提高呼吸中枢驱动力。

由于人的一生中有1/3的时间是在睡眠中度过的，与病长相存的理念，也适用于睡眠时，适用于那些常见的睡眠性疾病（如失眠）或在睡眠期间发生的疾病。睡眠呼吸暂停综合征是后者的一个典型例子。

10 "好死"与"赖活"

长命百岁，无疾而终，自古以来就是国人的追求。有一句老话"好死不如赖活"，更是清楚地表达了宁可无奈地病死也绝不自动放弃生命的理念。但是，在医学科技高度发达的今天，人类的寿命越来越长，一些严重的疾病经过抢救与治疗，尽管保住了性命，但患者也许落下了残疾，或是生活无法自理，或是无法与人交流，甚至连自我意识都没有，譬如植物人。再如许多癌症患者，被病魔或治疗（如化疗、放疗）折磨得奄奄一息，虽然生命还能维持，但每天过的是生不如死的日子。有鉴于此，医学界与越来越多的患者及其家属对"好死"与"赖活"的关系，开始了反思。

这里，我们来讨论两个论题，即病人应该享有的生活质量与安乐死的伦理。

（1）生活质量

评价个体的幸福和生活满意程度，有一个专业词汇"生活质量"。在医学层面，"生活质量"这一概念的提出与健康标准的重新定义、疾病谱的变化密切相关。世界卫生组织把"健康"定义为躯体、心理、社会活动层面十分良好的一种状态，而不仅仅是无病。这也就是说要从躯体、心理、社会适应能力三方面，来综合评价个体是否健康。所以，与健康相关的生活质量，包括一个人的体力、功能、心理/情绪、社会/职业上的状态。

随着现代疾病谱重点由急性传染病转向慢性病，治疗方法能否使患者有一个好的生活质量日益受到重视。换言之，医学的重心从以"病"为中心转向以"人"为中心。医生在关注疾病本身的同时，更应顾全患者的整个机体，强调其生活质量。不管是健康人还是患者，都应以"活得好"和"活得久"为最终目标。其中"活得好"是基础，只有生活质量高，延长寿命才更有价值。

在肿瘤治疗中，目前对疗效的评价标准也已由单纯观察抑瘤率转变为重视患者生活质量的改善（参见第Ⅵ章"11 评估生活质量"）。如对中、晚期肿瘤患者来讲，在选择治疗手段时，经常要在是否能延长生存期与不降低生活质量之间进行权衡。一方面，应慎重选择那些尚未肯定具有延长寿命作用的攻击性治疗。对某些不具有再次放、化疗指征的患者，一味地追求局部肿瘤的消退而不顾及全身情况，往往适得其反。另一方面，要避免强调根治性治疗而忽视对症处理与心理治疗，使某些已经完全或部分缓解的患者生活质量明显下降，使一些适合放、化疗的患者，因恐惧不良反应而放弃治疗。

至今在各类癌症患者的生活质量研究中，关于乳腺癌患者的研究最为充分。这不仅是由于近年来乳腺癌的发病率呈不断上升趋势，而且因为其患者的生存时间比其他肿瘤患者相对较长。有研究显示，乳腺癌患者的生活质量在躯体、心理与社会功能三方面均显著低于对照组，尤其是心理方面。一般来说，乳腺癌患者在确诊后，心理上有三次严重危机：第一次是在刚确诊时；第二次是在确诊2年后失去对医院的信赖，家庭又视之为包袱时；第三次是在确诊后5～7年间，这一时期是癌症复发和死亡率高发的时期。

早期乳腺癌患者，经过手术及放、化疗，肿瘤可完全治愈，但是患者却因缺少一侧乳房而苦恼，加之治疗带来的脱发、面色萎黄、乏力、疼痛、厌食、上肢水肿等，患者精神上蒙受着患病的焦虑和治疗损伤带来的双重打击，有时会引起严重的心理障碍，从而影响生活质量，甚至会产生轻生的念头，使救治效果毁于一旦。

所以，临床治疗癌症患者时，不但要注重常规疗法，也要认识到对症处理和姑息治疗的必要性，并配合实施心理治疗，力求患者有良好的生活质量，这样才能获得最佳疗效。

（2）安乐死

下面再来谈谈安乐死。在包括晚期癌症在内的一些绝症患者，选择安乐死，显然是宁愿"好死"而反对"赖活"的一种做法。但是，安乐死的选择者有两种情况，一是患者本人，另一是患者家属。安乐死也有主动与被动之分：被动安乐死指对符合安乐死条件的病人，医生停止使用抢救措施而仅给适当的维持治疗或者撤除所有的治疗和抢救措施，任其自然死去。这种安乐死在古今中外的医疗实践中大量存在。主动安乐死，不只是撤掉医疗护理，而是使用药物或其他方式尽快结束病人痛苦的死亡过程。无论是谁在做选择，无论是主动还是被动，安乐死对遭受病痛折磨且已无意识或无恢复希望的绝症患者本人及其家属来说，是一种解脱，但对于仍有求生愿望的患者及其家属来说或许是一种残忍。

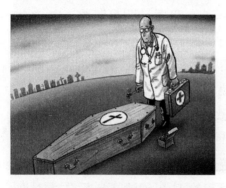

安乐死

至今世界各国对于安乐死的态度仍有很大分歧。英国是虽然没有立法但普遍存在安乐死的国家。该国报刊曾以头条报道了一对悲痛的夫妇，他们希望法院允许医生撤掉维持他们儿子生命的呼吸机，但是他们的要求被法院驳回了。伦敦大学的一项研究估计，在英国，每500个死者中有一个与自愿安乐死有关，每300个死者中有一个与非自愿安乐死有关；每年共计有3000个死亡事件游离于法律框架之外。故有批评家认为英国人安乐死的数目是"烦扰的"，而且急需管理。有研究报告称2/3的英国医生反对主动安乐死，但英国"临终镇静"的发生率高于平均水平。所谓"临终镇静"是让病人保持无意识状态直到死亡，批评家称之为"慢性安乐死"。

宗教信仰也影响人们对安乐死的态度。2006年的一项研究发现，在意大利和波兰，职业的天主教徒比他们较不虔诚的同胞更反对安乐死。但是在法国、荷兰、比利时和斯堪的纳维亚半岛（包括挪威、瑞典和丹麦），宗教信仰者和他们开化的邻居持有相同的观点。瑞典的大部分医生反对安乐死。纳粹曾以安乐死的名义谋杀平民的记忆，使得德国人对安乐死持小心翼翼的态度。

在我国，关于安乐死已经讨论几十年了，现行法律是禁止安乐死的。由于实施安乐死的权利不在患者自身，而多在其亲属，国人的朴素情感似乎也不赞成。

11 评估生活质量

生活质量的评估，通常采用精心设计的调查问卷或面试的方式来进行，但以患者自己报告的结果最有意义。因为某些治疗副作用，如疼痛和情绪化的效应，只有患者自己知道。而临床上的生理测定和医生报告经常不能很好地反映患者的自我感觉或实际功能。有时甚至连患者的亲属和最亲密的照顾者都无法对患者的生活质量提供准确的判断。当然，在某些情况下患者病得很重，也只有由别人代做，别无选择。问卷中的问题，一般涵盖了患者的症状、活动能力、心理、睡眠和社会影响各方面，下面分别说明。

（1）患者受益的指标

现在美国食品与药物管理局每批准一种新的抗癌药物，都需要病人的生活质量或病人自己报告的效果信息。这是因为越来越多的医生认识到，肿瘤治疗不能以消灭肿瘤为唯一目标，如果一个治疗方案能让患者多存活数月，使肿瘤缩小若干个百分点，但却以损害患者生活质量为代价，则这种治疗实际上并无多大意义。测量肿瘤体积和血清肿瘤标志物，通常是评价治疗反应的主要指标。但是，当治疗副作用高时，病人的生活质量明显下降，这些指标的好转对病人几乎没有任何明显的好处。

在许多情况下，如应用化疗作为中晚期癌症的姑息疗法时，生活质量的测量无疑是疗效的唯一标准，其他诸如治疗反应、肿瘤消失的时间和生存期等传统应用的参数可能是较不重要的。例如，非小细胞肺癌患者的生存期可能只有几个月，尽管荟萃分析表明化疗比最佳的保守支持疗法可以稍微延长生存期，但因为考虑到其副作用可能会抵消生存期延长的受益，一些医生并不愿意提供化疗。

有时，临床试验的疗效在不同疗法之间只有轻微的差别，在这种情况下，生活质量可以作为一个有用的指标来权衡。此外，生活质量评估也可以被用来作为临床试验中存活率的一种替代终点，以预测有无临床效益。所以，包括生活质量评估在内的临床试验可提供较多的信息，以澄清姑息性化疗的相对危害和好处，帮助患者在生存期方面受益不大时作出抉择。

（2）界定是否需要支持性的干预

对癌症有效的疗法几乎总是有副作用，而这些副作用可能严重得使医生要减少最佳剂量或使患者停止所推荐的剂量。进行系统的生活质量评估，可以帮助界定这些副作用和它们是否只是短暂的作用，也可以帮助确定需要何种支持性的干预手段以改善最坏的副作用。例如，手和指甲的问题是在应用紫杉类药物治疗时常见的，但有研究表明，在化疗期间穿戴专门设计的冻结手套，可以防止或减少这种副作用。再如一些非药物疗法，如三维强度调节放疗（intensity modulated radio-therapy）或术中放疗（intraoperative radiotherapy），因为它们具有不同于一般放疗的副作用，故也需要有不同的干预措施来缓解。

(3) 以生活质量作为预后指标

因为在治疗开始时具有良好生活质量的癌症患者，要比那些生活质量较差的有较好的疗效，生活质量评估可以作为癌症治疗有效的预后指标。如在大肠癌肝转移患者，患者自己评估的生活质量变化，已被证明可以比用计算机断层扫描测量肿瘤大小变化提供更好的疗效（如生存期长短）估计。

(4) 帮助决策

在乳腺癌的治疗中，主要通过患者自己报告的信息，并提供各种治疗手段对患者生活质量的影响，以利于患者的知情和就选择最适当的治疗和任何所需的支持性干预做出个人的决策。譬如，早期乳腺癌，采取至少两年的激素辅助治疗，可以降低癌症的复发和死亡的风险。但不同的激素治疗有不同的副作用，如阿那曲唑（anastrozole）与其他芳香酶抑制剂相比，具有较少的血管舒缩功能方面的不适，但有关节痛、阴道干涩、性功能障碍方面的一些缺点。这些副作用可能会影响患者对治疗方法的选择。

此外，采用病人的生活质量评估还可以帮助选择生命终点期的治疗或对策，譬如，是否要应用昂贵、可能导致毒性而得益很少的药物，以及是否要执行安乐死。

总之，"与病长相存"是以保证一定的生活质量为前提的，任何疗法或决策的选择，都要综合考虑生活质量的评估结果。

12 活着，才有希望

前文我们反思了"好死"与"赖活"的关系，其实"好死不如赖活"的老话，也表达了另一层涵义，那就是"只有活着，才有希望"。

许多疾病，尽管当前尚无有效的治疗方法，但是在科技发展日新月异的时代，只要人活着，也许不久的将来就会发明新疗法来对付。在医学发展史上，这样的例子举不胜举。

1944年发现链霉素就是一例。在发现链霉素之前，我国乃至全世界有多少肺痨（肺结核）患者无可奈何地咳血死去。对于肺痨，不仅常用的中药回天乏力，鲁迅笔下《药》中的人血馒头也是无济于事。《红楼梦》中的林黛玉患病晚期咳血，咳嗽不断，从病态上看，完全是肺痨症状。如果她生活在链霉素发现之后，就不会含恨而终了。链霉素抗结核杆菌的特效作用，开创了结核病治疗的新纪元。它使结核杆菌肆虐人类生命几千年的历史有了遏制的希望。

应用骨髓移植方法治疗白血病，也是一个例子。白血病又称"血癌"。它的发病率在国人所患的各种肿瘤中占第6位，一直被认为是不治之症。1960年，爱德华·唐纳尔·托马斯等完成第一例骨髓移植。1977年报道100例难治性白血病病例接受异基因骨髓移植。据国际骨髓移植登记组报告，到1990年12月底，异体移植病例已经达到10 355例。1990年爱德华·唐纳尔·托马斯因其在骨髓移植领域的先驱作用获得诺贝尔医学奖。骨髓移植技术的诞生，改写了白血病为不治之症的历史。骨髓移植，至今已成为治愈白血病和恶性肿瘤的一个重要且最有效的手段。

骨髓移植，移植的是造血干细胞（图6-1）。近些年，各种干细胞移植技术的发展与临床应用更是如日中天。干细胞是具有自我复制、高度增殖和多向分化潜能的细胞群体，这些细胞可以通过细胞分裂维持自身细胞群的大小，又可以进一步分化成为各种不同的组织细胞，从而构成机体各种复杂的组织器官。干细胞移植为疾病、创伤、衰老和遗传等因素所致的组织器官损伤或功能障碍的治疗提供了新的思路。至今它已为许多患者解除病痛，带来了康复的希望。如为治疗老年痴呆症、脑萎缩、脑瘫等神经系统疾病提供了可靠的手段，在治疗肾病、

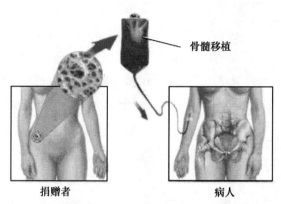

骨髓移植

捐赠者　　　　　　　病人

捐赠者的骨髓细胞移植到病人体内

图 6 - 1　骨髓移植

糖尿病等慢性病中也显示出极大的优越性。

　　在医学研究已经深入到基因与分子水平的今天，每天都有的新的研究成果加入到与病魔抗争的行列中去。日新月异的 21 世纪新医学，显然给各种绝症的治疗带来了新的希望。美国国家卫生研究院前院长埃利亚斯·泽鲁尼医生在 2009 年度预算报告中曾经这样写道："近来，几乎每个星期我都能收到一份在基因组学领域有意义的发现报告，这些发现涉及从精神病到自闭症的广泛慢性病谱。现在我们已能看见一条清晰的道路通往称为'四 P 的医学'，即较为预见性的（predictive）、个体化的（personalized）、先发制病的（preemptive）与参与性的（partici-patory）的医学。"

　　抑郁症，是当今最为流行的慢性病之一。据报道，我国抑郁症发病率约为 2% ~ 5%。由于得不到及时的治疗，抑郁症的复发率高达85%，抑郁症病人自杀率高达 15%。由于气候对心理、生理会产生重要影响，生活在极为寒冷气候下的芬兰人易得抑郁症，故芬兰是世界上自杀率较高的国家。《当我们一起去跳海》一书，就是芬兰作家亚托·帕西里纳以黑色幽默的笔调描写关于芬兰人抑郁自杀的故事。

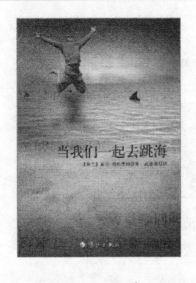

故事的主人公欧尼·雷罗南总裁在生意失败、疾病缠身、事事不如意的时刻决定开枪自杀，却在选择结束生命的木屋里遇到并救下另一个同样寻短见的军人。自杀的企图拉近了彼此之间的距离，双方的相遇带来了生命转机。他们决定把所有想自杀的人组织起来，成立了一个"找死俱乐部"，来一场既有效率又震撼人的"集体自杀"。经过热烈的讨论，大家想到的最佳死亡方式，就是乘着游览车，一路冲进欧洲最北端的冰冷大海。找死团踏上了这趟跑遍欧洲的最后旅程，可是随着终点的接近，原本死意坚决的自杀者们，开始出现奇妙的变化：有人尽情挥霍最后的生命，有人爱上了身边的伙伴，还有的人则感觉活下来似乎也不赖……当游览车开到最北端的海角，当死亡的大门就在眼前的时候，这些要一起跳海的生命，却选择了"活着，才更好"。这个故事向世人表明：人生充满了许多未知。生命，往往在你意想不到时会出现转机，希望只在于你没有心死，还在坚持活着。

总之，不论你的病有多重，即便遇上最绝望的困境，也不一定是最后的终点。人只有活着，生命才会有转机，才能看到明天的希望。

VII 回归自然的谨慎

"大自然不会欺骗我们，欺骗我们的往往是我们自己。"

——让－雅克·卢梭 瑞士裔法国思想家、作家（1712～1778）

崇尚回归自然，正在成为现代人的潮流。不仅是发达国家的西方人，已经富起来的中国人也从未落后过。但对回归自然的内涵，不同的人有不同的理解或侧重。离开烦嚣、紧张的都市生活，到阳光沙滩欣赏蓝天白云，或到有乡土气息的田园休假，是一种陶冶性情的回归自然；告别花天酒地、山珍海味，而专注于品尝绿色、粗粮食品，是一种"民以食为先"的回归自然；生病时忌讳药物毒副作用，寻求包括中医在内的各种传统疗法，是一种健身祛病的回归自然……

当今流行的自然疗法种类繁杂，除国人熟悉的中药、推拿、气功、导引等"国产品"之外，还有"舶来品"：西式的整脊疗法、静思、运动疗法，印度的瑜伽术等。此外，海外的各种营养品，尤其是所谓的天然"洋补品"，也使刚走出国门的中国人大开眼界，竞购者趋之若鹜。

各种自然疗法的益处不必多说，但也要了解它们的不足之处，尤其是可能对身体带来的伤害。

1 整脊、推拿的意外

在西方，随着回归自然的潮流，在来自东方的针灸热兴起之前，还有一门当地的自然疗法被主流社会接受。那就是在 20 世纪六七十年代发展起来的美式整脊疗法（chiropractic）。整脊疗法是基于现代医学的解剖学，尤其是对脊椎及位于其内的脊髓中枢功能的认识而独立发展起来的一种手法医学。

整脊疗法起源于 19 世纪末。加拿大的丹尼尔·帕玛移居美国，在爱荷华开设诊所，发现一个早期耳聋患者的脊椎出现了错位，经过他用手将其推拿回正常位置后，患者居然恢复了听力，因此他推想错位的脊椎压迫到神经时会干扰到正常肌肉、呼吸、循环、消化以及抵抗力，只要用手法将错位的椎体推回原位，病症即能解除，这就诞生了整脊疗法。1897 年帕玛创设整脊疗法学会，并开班传授弟子。自此，以"调节平衡脊柱，治疗病因根本"为目标的整脊疗法开始推广。至今在美国、加拿大、澳大利亚等国家已属于医疗保险范畴的独立治疗方法，在美国大约有 5 万名整脊医师。目前中国的许多地区也已开始风行。

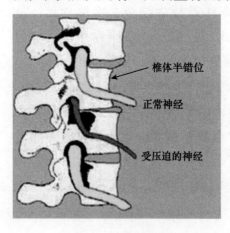

椎体半错位

正常神经

受压迫的神经

图 7 - 1　椎体半错位

对于脊椎异常，整脊医学有一个特别的名称"Subluxation"，可以翻译成椎体半错位。整脊医生治病，主要是应用一些特殊的手法米纠正那些微小的椎体半错位（图 7 - 1），达到解除脊柱周围软组织（肌肉、韧带、筋膜、神经、血管等）的病理改变，调节其外在的生物力学平衡，以此来治疗局部的急慢性损伤或相关疾病。

说来也巧，整脊疗法所使用的手法，在许多方面与我国传统的推拿术十分相似。东方的针灸与推拿也都十分重视位于头背中心的部位，"督一身之阳"的督脉与17对主治多种内脏疾病的"华佗夹脊"奇穴也都位于此间。现在，这两种由东西方独立发展起来的疗法正在相互促进并融合，在防治躯体疼痛等方面发挥其独特的作用。

然而，无论是美式的整脊疗法，还是起源于东方的推拿术，它们的意外事故也屡见报道。

实施整脊疗法尤其在颈椎附近施行强力手法时，最危险的意外是脑中风。它经常由极度的颈部旋转手法所引起。为了转动颈椎，医生的手通常放在病人的头部，通过突然旋转头部来实现。因为椎动脉绕过最上面的颈椎进入颅骨，是很容易受伤的，任何突然的旋转会牵拉该动脉，并撕裂其细腻的内衬，导致动脉壁的膨胀。在受伤部位形成的血块可能随后脱落，阻塞较小的脑动脉。当然，整脊转动颈椎诱发脑中风的风险究竟有多大，一直有争论。据该专业人士估计为1/100万~1/3亿，故是十分罕见的。

除脑中风外，由整脊或推拿诱发的意外还包括脊髓压迫、骨折、大血块形成、头痛、眩晕、耳鸣、耳聋、手臂麻木、刺痛等。

中医推拿治疗落枕或颈、肩扭伤酸痛时，颈部转动手法也是行之有效的常用方法。但亦有意外发生，以下两例是由推拿引起眩晕、听力下降，由血管造影证实有椎动脉供血不足的报道。

病例1　29岁，女性，因肩扭伤，骨科医师施以手法治疗，分别以突击式向左、向右旋转头部。翌日左耳鸣，听力减退，站立不稳伴眩晕，恶心呕吐，听力下降60分贝。血管造影示左椎动脉在第二颈椎处有1厘米长的狭窄，此狭窄段管径只有1毫米，即血流仅有1毫米的腔隙可通过。

病例2　45岁，男性，左肩及颈痛，按摩师让其俯卧，头向背部方向伸，然后左右急速旋转其头部，病人立即出现眩晕，恶心呕吐，视力模糊，右耳语音频率下降50分贝。血管造影示右侧椎动脉自第二颈椎水平与左椎动脉连接的一段严重狭窄，管径不足1毫米。

看到这两个例子，笔者不禁想到前面介绍的发明整脊疗法的帕玛医生，也正是在给患者整脊过程中偶然治好了耳聋。看来颈部转动手法的确会通过椎动脉影响内耳供血，只不过有时是起好的治疗作用，有时却会诱发其他疾病。左、右椎动脉经枕骨大孔进入颅内后，在延髓上缘吻合成基底动脉，担负着大脑颞叶、枕叶、丘脑、间脑、脑干、小脑、脊髓上部以及内耳的血液供应。不难想象，在推拿时颈、头部急剧的旋转和过度伸展，椎动脉受到过度牵连、压迫、扭曲、损伤，不仅可能引起血管壁撕裂，造成血管壁内或内膜下血肿，引起血管狭窄或血栓。若原有血管畸形，则血液供应可能更为困难，容易出现椎－基底动脉系统供血不足导致的突发性耳聋和脑部症状。

所以，为了避免这类意外的发生，无论是美式整脊还是推拿，医生使用的颈部转动手法一定要轻柔、缓和，而且要有个体化处置。对于颈部肌肉强壮的患者（如青、壮年男性或体力劳动者），手法稍重一些或许无妨，但对于颈部肌肉松弛，平时已经衰弱得像"豆芽菜"的患者（如某些女性或脑力劳动者），一定不能使猛劲。知道自身弱点的患者，最好不要寻求颈部转动式治疗。原来就有椎动脉供血不足可能的患者，或者儿童，尤其要避免。1993年的一篇评论文章曾得出结论，由于整脊疗法潜在的并发症和未知的好处，儿童不应该接受颈部转动手法。

2　练习瑜伽术须小心

在我国，清晨，只要气候适宜，公园、小区里到处可见"晨练"的中老年人。他们晨练的方式多种多样，有的在打太极，有的在甩手，有的在慢跑，更多的在搁脚……您或许就是晨练队伍中的一员。但您也许不知道，某些对于年轻人来说是轻而易举的锻炼项目，并不一定适合中老年人，尤其不宜于患有腰腿疾病的患者。气功的某些导引动作，尤其是瑜伽术中的一些牵拉姿势就是其例。

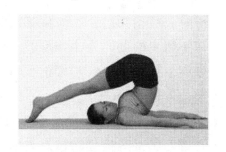

瑜伽的一种牵拉姿势

瑜伽，起源于印度北部的喜马拉雅山麓地带，是由古印度瑜伽修行者根据动物的姿势观察、模仿并亲自体验，创立出一系列有益身心的锻炼系统，也就是体位法。目前不仅西方有越来越多的人（主要是女性）每天在练习，我国的练习者也日益增多。

然而，由于瑜伽的许多姿势牵拉肌肉十分显著，可能对身体造成伤害，并不是每个人都适宜练习的。

据美国消费者产品安全委员会报告，2005 年在瑜伽课程中受伤的人数大约为 5000 人，比 2004 年的受伤人数（3700 人）有明显的增加。因为这些数据只来自美国各地 100 家医院的调查结果，而且不是每个瑜伽受伤者都上医院诊治，故实际受伤者的人数可能还要多得多。该调查发现，大部分受伤者在 35 岁以上。常见的伤害包括过度牵拉的颈部、膝盖、脊椎和腿部。先前患有类似疾病的练习者尤其容易受伤。瑜伽可使原有的伤情加剧，造成练习者不能再继续练习。最容易受伤的姿势是头足倒置，当练习者的上身无法重复地支撑整个身体的重量时，它可以间接引发练习者的手腕、脖子和肩膀的受伤。

为了防止练瑜伽受伤，瑜伽专家提示以下一些窍门：

• 如果你有一个陈伤，开始练习前可咨询医生。虽然你最了解自己的身体状态，但医生在他们的专业领域是最有知识的，对于瑜伽是否适合你的健身需求，他们会作出最好的估计。

• 随时关注自己身体的反应。当最初几次瑜伽训练使你感到不舒服时，应该知道什么时候该放慢进度、暂停或完全停止。疼痛是应该停止练习瑜伽的一个指标，一定要听从它，在练习瑜伽期间不要逞强好胜。你可能永远不知道，保持一种姿势太久不利于你的身体，一定会出问题。

• **瑜伽不是比赛，不要与别人竞争**。许多瑜伽有关的受伤，发生在练习者试图相互超越对方时，或者是为了练习一个更好的姿势但自己并无这个能力。即使别人为你能做一个完美的姿势而喝彩，你也不应该感到有精神压力，因为瑜伽需要结合平静呼吸的技术，练习时不要受别人评头论足的影响。

• **小心颈、膝、腰和大腿后侧肌肉这些区域**。当你练习一些牵拉这些部位肌肉的姿势时，要特别小心。有许多报道表明，这些部位是练瑜伽最容易受伤的部位。所以，如果你觉得不舒服，就放慢进度，尝试只练习部分姿势。

• **设定现实的目标**。切勿尝试高级的瑜伽姿势，除非你是位造诣很深的练习者，并且一直练习瑜伽已经数年。高级瑜伽姿势需要大量的肌肉力量、平衡力、灵活性和多年实践的经验。作为新手，尝试练习高级的姿势，一定只会像一个"瑜伽修行者"那样，以伤害自己、缩短自己的瑜伽生涯而告终。

• **不要试图加快训练进程**。通常情况下，不同类别的瑜伽课程安排在不同的日子。练习要循序渐进。初级班通常是小班，教练可以集中精力纠正每个学员的姿势。初级班也意味着是为了提高你的柔韧性和平衡力。所以，只练几个星期的初级班是不够的。否则你会发现，自己的身体尚不够灵活到可以练习较高水平的姿势。如果你在自己班的练习姿势仍感到不舒服，不要跳班。

• **合格的教练是至关重要的**。由于瑜伽的日益普及，一些瑜伽课程被不合格的教练所误教或用于行骗。要确保你的教练有来自瑜伽联盟的认证级别凭证，只有合格的教练，才会减少上课时受伤情况的发生。

一般说来，以下这些人在练习瑜伽过程中容易受伤，不适合练瑜伽：①有些人天生身体的柔软度就不好，而瑜伽则是训练身体柔软度与肌力的延展，如果上几节瑜伽课后，就出现关节、肌腱酸痛的情况，则提示身体柔软度不够，不适合瑜伽训练；②虽然女性比男性更适合练习瑜伽，但35岁后身体的柔软度下降，也容易受伤；③怀孕妇女练习瑜伽更要小心，虽然也有针对孕妇的所谓的孕妇瑜伽，但那是指本身练习瑜伽很久的女性，如果平时从来不曾练过瑜伽，则建议在怀孕12周以后，医生评估孕期状况良好后再练；④眼压过高、高度近视眼的人，不建议练习头下脚上的倒置动作；⑤骨质疏松症者要小心骨折，尤其在以手肘支撑身体的重量的时候；⑥有血液凝固疾病者，避免练习瑜伽。

其实，不仅是瑜伽术，我国的一些气功导引如五禽戏、八段锦等，也讲究姿势训练。故作导引训练时，也要注意避免肌肉牵拉伤。但是，气功导引中的姿势训练多半不如瑜伽剧烈、难做，故对身体的伤害概率也就小得多。

3 运动的"双刃剑"

当今，"生命在于运动"的理念早已深入千家万户，每天晨起或傍晚，到处都可以看到从事各式各样锻炼的人群，尤其是中老年人。然而，运动也是双刃剑，如果运动过度，或者方法不当，不仅容易引起躯体损伤，对全身的功能也会有许多不利的影响。对于已经身患各种疾病的患者来说，尤其要慎重选择与从事适合自身功能特点的运动。

运动对于身体的伤害主要可以归纳为两方面。

（1）对躯体的损伤

长期以来，运动损伤在崇尚体育运动的西方十分普遍，近年来在国内发生率也逐年上升。运动损伤，这种常见于职业运动员的疾病，正越来越多地降临在普通老百姓的身上。

慢跑，是最适合都市人群的一种运动，不论是在路上还是在跑步机上跑，对于提高体能与健康都是不错的选择，但是运动不当，会带来髋、膝、踝关节，大腿或小腿肌肉等损伤；游泳，可以使全身运动系统和内脏系统得到锻炼，但如果在游泳前忽视热身活动，肩膀和背部肌肉最易受伤；骑自行车，不论是户外普通单车还是健身房里的功率自行车，都是以下肢为主的运动，既可以增强股四头肌的力量，还能减缓膝关节的负担，但是过度运动容易损伤会阴部、腰部、足底趾间肌。

膝关节半月板损伤是登山时最常见的运动损伤。虽然登山运动对心肺功能是一种很好的锻炼，但是这种运动对膝关节的磨损比较大，尤其是下山的时候。许多登山爱好者因为不了解这一点，没有量力而行，导致膝关节受伤。半月板是一对半月形的软骨，位于膝关节股骨与胫骨之间，起着缓冲和吸收震动的作用（图7-2）。现在许多登山道都是台阶式的，登山者下台阶时如果不注意避震，腿部过于僵直，会对半月板产生巨大的冲击，长此以往势必损伤这对软骨。所以不仅是登山，平时上下楼也要特别注意，

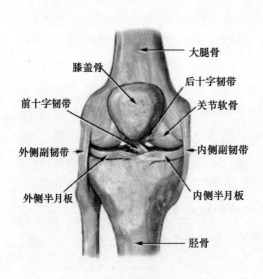

图7-2　膝关节半月板及韧带

尤其是经常穿高跟鞋的女性。为了预防半月板损伤，运动前要充分做好准备活动，将膝关节周围的肌肉与韧带充分活动开。平时还应当加强股四头肌的力量练习，因为股四头肌的力量加强了，落在膝关节的负担量相应就会减少；不要在疲劳状态下进行剧烈运动，以免因反应迟钝、活动协调性差而引起半月板损伤。还有膝关节交叉韧带损伤，也是运动损伤中最常见的损伤之一，国内目前这种损伤的漏诊率高达70%。

为了及时发现运动损伤，不要忽视运动后发生在关节周围的一些症状，如：在爬山或走楼梯后明显感觉膝关节疼痛，关节"卡住"，关节僵硬、松动、不稳等；不要在跑步中急转弯或急停；走路时经常出现腿"打软"或"脱臼"感；运动后膝、踝关节肿痛或积液，肩关节无力抬起或疼痛……不要把这些症状当做疲劳的表现，或者认为小伤小痛休息一两天就可以了，因为它们表明关节已经出现了难以自行修复的损伤，应该立刻去看医生。

（2）对全身功能的不利影响

对神经系统的作用　适量运动显然是有益的。有研究表明，人如果能经常进行有规律的、适量的运动，能让大脑中的海马体长出更多的细胞，让人的思维、感觉和反应都能更灵敏，从而让人变得更聪明。然而，运动虽然对大脑有益，但也应该适可而止。大强度运动可通过多种途径对大脑机能造成损害。运动时能源物质ATP的耗竭，可能是中枢神经功能下降的主要原因；运动过程中机体血液的重新分配、自由基的大量堆积及血流加速造成血管内皮损伤使脑的血液和氧供

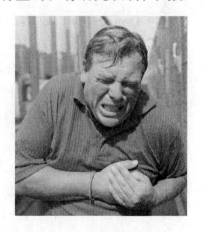

心绞痛发作

应减少、局部酸性产物的堆积等不仅影响脑的能量供应，而且直接遏制神经的活动，使脑机能下降。

与冠心病防治的关系　现在公认，体力活动缺乏是导致冠心病的独立危险因素。改变这个危险因素是每个人都力所能及的，因此安全有效地实施运动锻炼，对于防治冠心病发生非常重要。对于已经发生心肌梗死的患者，参加以运动锻炼为核心的心脏康复，可以使再发生心肌梗死和心血管死亡的危险性降低25%，这种作用可以与很多预防性药物媲美。而且，运动锻炼还有助于控制血压，降低血糖，降低"坏"的胆固醇，升高"好"的胆固醇，控制体重。除此之外，运动锻炼还有助于情绪的调节控制。参加运动锻炼的冠心病患者，抑郁和焦虑情绪都会减少，这对改善患者的生活质量很有意义。

然而，运动不慎也能导致心肌梗死，或诱发非致死、非梗死性的心肌缺血。据调查，每百位心肌梗死患者大约有4~5位为运动不当所诱发，经常表现为运动时或运动后持续剧烈胸痛，伴大汗淋漓、恶心呕吐、头晕、面色苍白等，经心电图、心肌酶学检查可诊断。这些由运动诱发的心肌梗塞多见于平时缺乏体力活动的人，其原因多与冠状动脉斑块破裂有关。

冠心病患者由于运动不当导致的心血管危害中，最严重的是运动性猝死。虽然其发生率极低，但30岁以上的运动性猝死几乎全因冠心病所致。它大多发生在患有冠心病而没有很好控制并在没有医生指导下进行运动的人群，或平时少运动而刚开始参加运动的人群。

冠心病患者在锻炼过程中能不能"趋利避害"，主要取决于患者自身的监护能力。例如，运动期间血压的变化就是一个重要指标。正常情况下，运动血压随运动量增加而适度增高，如果患者运动中发现血压不升反降，常提示有严重心脏病，这种人群在得到恰当治疗之前是绝对禁止运动的。运动时血压下降，患者会有明显的症状，包括头晕、面色苍白、恶心、胸闷和全身乏力等，患者一般不能坚持运动。所以，学会运动期间的自我监护，应成为冠心病患者"入门"运动疗法的基础课程。

与糖尿病的关系　由于运动有提高胰岛素敏感性、有利于控制血糖、改善脂质代谢、矫正肥胖体型等作用，它是治疗糖尿病的基础方法之一。在医生指导下长期坚持体育锻炼，能减少 2 型糖尿病的发生率，延缓其慢性并发症的发生和发展。不同类型的糖尿病患者选用的运动应有区别：1 型糖尿病患者要保存体力，故适合于低强度的活动，如散步、健身操、太极拳、平地骑自行车或轻便的家务劳动等；2 型糖尿病患者则鼓励消耗体力，因为他们普遍较胖，要减肥。

然而，糖尿病尤其是有并发症的患者，进行运动治疗必须十分小心。一般的糖尿病患者，过量的运动会使注射在四肢皮下的胰岛素吸收加快，出现的反应是在脑供血不足的情况下，会导致非常危险的脑功能障碍。尤其是糖尿病并有脑血管并发症的患者，千万不要做一些憋气的运动，如举重、举哑铃，否则会引起严重出血。一些糖尿病患者长期血压升高，脑动脉血管壁会增厚、变硬、管腔变细，当患者憋气时，易致脑血管破裂。此外，剧烈运动可能使糖尿病视网膜病变的患者眼底病变加重，极易发生眼睛玻璃体出血，进一步导致视网膜脱离，使视力突然显著下降，甚至失明。这些患者可以选择游泳或者手部运动进行适度锻炼。

对于糖尿病患者来说，正确的运动应该循序渐进，包括热身期（5～10 分钟，以缓慢开始的一些低强度、随意的运动为主）、有氧运动期（20～30 分钟，运动节奏加快，持续运动使肌肉需要消耗更多的氧，出现心跳加快、呼吸加深等）、放松期（逐渐结束运动）。而且，一定要执行安全锻炼的准则，包括做好运动前、运动中及运动后的血糖变化检测；运动时间最好是在进餐后 1～3 小时进行，因为运动可使血糖升高加快，从而加快胰岛素作用；要随时携带易于吸收的碳水化合物，例如葡萄糖凝胶、葡萄糖片、软饮料或葡萄干，以备出现低血糖症状时食用。保持体液的平衡也很重要，水是最好的饮料，每次锻炼前要喝水。还要选择一双合适的运动鞋，每天锻炼后要仔细检查双脚是否红肿，是否有伤口感染及开放性溃疡等状况。此外，锻炼时最好有一个同伴或家人在场，发生意外时可以及时救助。

最新的一项国外研究报道，将糖尿病患者分为运动和非运动组，观察到运动组血糖明显下降，但是其发生运动伤害的比例（28%）要比非运动组（14%）高一倍。所以，对于糖尿病患者来说，如何使血糖控制得好，同时降低运动伤害的风险，是实施运动疗法的难点。解决的方法是针对个体特点来设计运动方案，确定与实施适当的身体活动量（参见第Ⅱ章"12 亡羊补牢的'吃与动'"）。

总之，"生命在于运动"的口号是正确的，但要记住"适度"两字。既要针对个人的实际情况达到足够强度的刺激，又要防止运动过度。一般来说，以运动时的心率与运动停止后的心率恢复快慢来估计运动的剧烈程度（有氧或无氧运动）与个人的耐受力是最为可靠的。对于中老年人，以锻炼后"微汗为度"，也常是一项容易掌握的指标。

4 气功的科学本质

具有悠久历史的中华气功，是东方医学的瑰宝之一。气功入门虽快，但真要明其要领，掌握要诀并非易事。为了对气功的健身养生功效作出科学的诠释，笔者曾在2000年于北京召开的国际传统医学大会上发表"气功真解"一文，从生理学的角度，对气功的一系列核心问题作了详尽的分析，在此简要介绍。

(1) 气之象征

中医对气的认知起码有四种来源：一是空气，即呼吸之气，如人"气绝而亡"；二是屁，即腹中之气，如肚子胀气；三是肌肉之能量，即力气；四是精神状态或感觉，如"怒气冲天"及练功时体内某种流动的感觉。气虚可以是呼吸气短，也可以是周身乏力，或局部肌肉松弛。补气中药可致腹中胀气，而萝卜可消食除腹胀，故误以为两者不可同食。"不通则痛，通则不痛"的名言，有很大部分与腹胀致腹痛、放屁后腹痛消除的经验有关。另一个经验是妇女之痛经，经血来前痛极，经血来后痛消。所谓"血为气之本，气为血之帅"中的气主要指能量及空气。针灸时的得气或"气至而有效"中的气，则指针下之感觉。练气功时的局部肌肉隆起或随意念而走动，则反映局部能量状态的变化。英语翻译气为"生命力"或"能量流"，还是很恰当的。

（2）丹田之说

练气功时强调"意守丹田"，是指要集中意念于身体某个部位。丹田作为"生命之家"、"能量之发源地"和运气的出发点，标志清楚，故被选为最主要的意守之处。

丹田的位置，一般定在脐周，也有认为在脐下一指半或三指宽。之所以有这种变异，主要与对丹田的不同认识有关。丹田的象征有四：一是肚脐，出生前连接胎儿与母体，胎儿靠肚脐维持生命；二是小肠部位，人体后天营养吸收之来源；三是腹肌部位，任何用力之际，腹肌都要紧张，腹肌之强弱，可代表一身肌肉之力量；四是精液或经血储存之处，男人精液流失或女人经血过多，都可使人体衰。

丹田有上、中、下之说，是指除脐周的"下丹田"外，还有两处与生命至关重要的部位，一是心肺部（中丹田 – 膻中穴），二是脑部（上丹田 – 印堂穴）。这两个部位也是常用的意守之处。其实，意守可以选用身体的任何一处，都有同样效果，不必拘泥。

（3）天地之真气与采气

人的能量或气原来就来自天地。如食物营养，不论动植物，均由天地之气培育而成。由肺吸入之空气更是直接来自天地之间。食物与空气在体内转化成人体所必需的能量。所谓丹田之气不足时，可采集天地之真气以补之，多半基于以上认识。

究竟什么是天地之真气？新鲜空气是其一，清晨或雨后空气特别干净，含污染物少。阴离子是其二，森林之中、海滨或雨后空气中的阴离子较多，被认为有益于健康。日光是其三，室外亮度明显高于室内。日光是人体生物钟的重要驱动因子。大于 2000 勒克斯光强度的光线才有驱动效果。光线对人的情绪有很大影响，如阳光灿烂时人的压抑感可明显减轻。大地磁场是其四，越靠近极地人体所受到磁场强度越大。空气湿度是其五，雾或海滨潮湿的空气可以缓解干渴的躯体。紧张的尘世生活多半使交感神经系统功能亢进而致口渴。环境温度是其六，春天的气息通常包含温暖。但真气过度可转变为邪气，如潮湿过度及寒冷都是对人体有害的外邪。

最重要的天地之真气是大自然给人的感觉。人类生于自然，当面对大自然时就像回到家的感觉，可使人心旷神怡，忘却或减少外界的刺激。大自然的五彩缤纷、波澜壮阔、声色俱全是人为无法达到的。

人体的疲劳可分为体力疲劳与精神疲劳。体力疲劳主要是肌肉能量的不足所致，而精神疲劳是由神经活动过度后神经的兴奋性、突触传递功能等的减弱所引起。气功有助于疲劳的恢复，一方面是因练习气功时的深呼吸增强吐故纳新，另一方面是靠入静后皮层及皮层下结构功能的再调整。所谓采气的真实涵义，其实也主要是这两方面。即通过增加新鲜空气包括阴离子的吸入，和大自然环境对人体神经精神系统的正面影响，使人体感到体内能量的增加。

天地之真气，散布于天地之间，但其浓薄、强弱或纯度可因时因地而不同。高山之巅、大海之滨、暴雨之后、薄雾之中，均被认为是最佳的采气环境。采气宜在室外进行，最好在清晨或傍晚，避免直接在阳光之下，因其时阳气太盛而阴气不足；同样要避免在夜间采气，因其时阴气太强而阳气不足。

（4）聚气与布气

气功师聚气时可以看见其身体某部明显突起，这是局部肌肉紧张，而邻近肌肉仍处于放松状态的表现。一般人用力时，有关协同肌均一起收缩，甚至上下肢肌肉同时处于紧张状态，如走路时上肢一定要摆动。换言之，在完成每一个小动作时，都在其他肌肉收缩上浪费了大量能量。气功聚气的训练，即是学会精确控制某一部位的收缩，而尽量不涉及其他肌肉的活动。这时能量的利用率高，也可以使该部位肌肉发挥最大的力气。这可以解释气功师许多神奇的大力士行为。

布气是指气向体外的辐射，是练习气功到一定程度后才能达到的境地。现在比较清楚的布气能量是远红外线。它能被仪器检测、人体感受和模拟重复。但它的辐射距离很近，一般 1～2 厘米远效果最明显，如用手掌布气时，受气者局部皮肤会出现红带状痕迹，类似红外线照射后的皮肤表面。其机理与气功时自主神经中副交感兴奋增加，局部血流量增多致皮温增高有关。其实，气功练习者练功时都可不同程度地在感到手脚发热，这时也就开始向外布气。所以，布气并不神秘，也是容易做到的。只是自主神经兴奋性的改变程度随气功练习者有个体差异，有的反应大，故布气强，有的反应小，只有用仪器才检测得出。布气可随多次或长期的练习而强化。

（5）调息之要

调身、调神、调息，是练习气功的三要素。①调身，是体位的选择。②调神，是练功前的精神准备。③调息，即调呼吸，是任何气功形式中最重要的一环。一般是指减慢呼吸频率，使呼吸匀和、一致、自然。它的作用起码有二：一是促进入静。常言道："心平气和"，同样，气和则心平，其原理是呼吸减慢可使交感神经系统兴奋性受到压

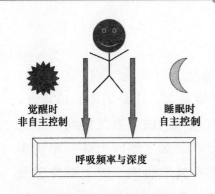

觉醒时
非自主控制

睡眠时
自主控制

呼吸频率与深度

图7-3 呼吸的双重控制

制。二是学会一定程度上控制自主神经系统的唯一门户。

人体的内脏活动由自主神经系统控制，即是非随意活动的，如人们无法命令心脏跳快跳慢。在众多内脏中，仅呼吸系统是受双重控制的，即既受自主神经系统控制，如在睡眠时呼吸并不停止，又受大脑皮层的随意控制，如人体可以有意加快加深呼吸或反之（图7-3）。说到呼吸运动的这个双重控制，德国还有一个古老的传说：有一位年轻人因欺骗龙王的女儿，犯了死罪，龙王卸去了他全部的自主节律，故他只有彻夜不睡，记住随意呼吸才能活着，但最后终因过度疲乏而睡着了，结果呼吸停止而死……

总之，由于呼吸运动既是自发节律性活动，又受意识的随意控制，这给人类控制自主神经系统留下了一个突破口。通过气功时的调息，或有意识地变化呼吸频率与深度，人体最终可一定程度上影响自主神经张力，对其他内脏活动发挥调整作用，如治疗胃溃疡、高血压、冠心病等。现在知道，气功治疗大多数慢性病，主要是通过放松精神紧张与调节自主神经系统平衡实现的。所以，练气功时，要从调息即调呼吸入手。

它的练习方法很容易掌握，关键是减慢呼吸频率。方法如下：坐或躺着，全身放松，眼微闭，舌尖轻抵上腭。内视印堂穴（在两眉头的中间），排除杂念，集中注意减慢呼吸，并不要受外界环境影响。分三步练习：第一步，命令与调节呼气与吸气两者，使其尽量深长、缓慢、细匀和自然，此时没有明显的胸腹起伏。这一步骤大约练习5分钟。第二步，只命令缓慢呼气，呼气时全身放松，但无意识地去命令吸气，而是让吸气在呼气后自然发生。这一步骤也大约练习5分钟。

第三步是对呼气与吸气均不命令，也不去注意其程度，让它们自然地缓慢发生。这一步骤时间可以较长，10～20分钟，如应用该法治疗慢性疾病时可以长达30～50分钟。练习结束前不要急于睁开眼睛，先慢慢抬高双手在胸前相互搓手10次左右，然后用手指轻轻梳理头发数次。睁开眼睛后，伸展腰背，深叹一口气，使头脑清醒。

其实，上述方法在气功中属于呼吸放松法。许多练习者经过一段时间的练习后，可以使自己安静时的呼吸变深、变慢。呼吸频率可从通常的12～18次/分钟下降到10次/分钟以下。他们在练习结束时不仅可以感到全身放松，而且感到双手发热，尤其在冷天双手发冷时练习效果更为明显。

调呼吸的主要作用机制，是可以使机体处于副交感神经张力较强的状态。现代医学已经证明吸气时心率加快而呼气时减慢。它在深呼吸时更为显著，并认为这是吸气或呼气时迷走神经中枢分别发生抑制或兴奋的结果。从上述调呼吸的方法中也可以看出，其特别重视有意识地延长呼气时间，即加强呼气刺激。故缓慢而加深的呼吸活动，总的来说是可以提高迷走神经中枢的兴奋而降低交感神经的张力。练习者调息后双手发热的感觉就是局部交感神经张力降低，毛细血管扩张的结果。但必须指出，为了能通过调整呼吸来持续增强副交感神经张力，持之以恒的练习十分重要。想只通过一两次练习就达到长久的功效是不可能的。

5　入静与"走火入魔"

练习气功，离不开入静。在西方，它被称为默思，被认为是精、气、神相连接的主要途径。其实入静作为气功三要素之一的调神的主要内容，当它与调身尤其是与调息相结合时所发生的功效，要比默思的作用不知大多少倍。

简单说来，入静状态是一种似睡非睡、高度安静，但仍有意念活动的精神状态。此时，机体对外界刺激的感觉或反应性都暂时降低，可以喻为"视而不见，听而不闻"，但对自己的体位及所处环境仍保持明显的警戒。我们每人都经历过似睡非睡的时候，如人躺在床上，并未完全睡着，好像飘飘欲仙，对周围环境的刺激反应缓慢或微弱，能觉察大的动静，但分不清细节的刺激。此时也很容易产生幻觉。

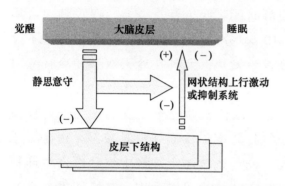

图7-4 大脑皮层与皮层下结构的正常联系

从神经生理学来看，入静是大脑皮层与皮层下结构的双向联系均被削弱的状态（图7-4）。一是大脑皮层对皮层下结构的控制明显减弱。这有利于皮层下结构建立新的功能联系或条件反射。所以，入静经常是训练意识控制内脏自主活动的先决条件。同时，入静也有利于皮层下结构原被压抑的功能或所谓"下意识"的释放。许多人练气功时发生的幻觉或不由自主的手舞足蹈，可由此得到解释。二是皮层下结构对大脑皮层的刺激输入减少。这可以解释"视而不见，听而不闻"。入静时，人体犹如自我封闭起来，降低了所有外界刺激的影响。这十分有利于大脑皮层本身的活动，有利于释放皮层原被压抑的功能或意识，如创造性思维活动可以特别活跃，各种灵感会泉涌而来。而且，大脑皮层对自身内部的感知也可能变得较为灵敏，如某些人有时可以感知自己身体内部潜在的不适或异常。

那么，如何开始入静状态呢？气功练习为此积累了丰富的经验。常用的方法是：练习者独居幽静之室，或封闭门窗排除外界声音干扰，但也可远远地有点声音或大自然（如波涛声、风声或鸟叫）的音响。

取坐位或仰卧位。先将自己的注意力集中在身体的某一部位，常用的部位是丹田（位于前额两眉内缘正中的上丹田，即印堂穴；或脐周的下丹田，即神阙、气海或关元穴），再集中注意力开始调呼吸（参见上节）。尽量不去想任何使自己烦恼的事情，精神要完全地放松。这也就是练习气功时常说的"意守"。此时还要尽量去放松全身肌肉，尽管结果可能只是得到部分放松。为避免入静时睡着，最好仍有些能使自己必须保持警觉的刺激，如预先规定入静的时间或保持某种姿势（最好取坐位）等。必须注意的是，入静与入睡有明显的区别，表7–1罗列了其主要区别。

表 7 – 1　入静状态与睡眠状态的区别

入静状态	睡眠状态
保持某种姿势	保持安全姿势
排除杂念	无意念
保持警戒	完全封闭
精神充分放松，但体力部分放松	精神与体力全身放松

在练习气功尤其是入静过程中，特别要预防"走火入魔"的发生。走火入魔的定义不很明确，通常指练功不当导致的精神失常或行为异常。但其机理很简单。在练功的关键时刻，或者说入静状态下，大脑皮层正如脱缰之马，思维极其活跃之时，或者皮层下结构正在建立一个新的条件反射之时，一个突如其来的外界刺激（如突然听到电话铃响或其他声音，或小说中常描绘的外敌入侵），很容易使正常的神经活动失控，或建立起原不应该打通的回路。这也是许多人练习气功时经常发生各种精神失常的原因。

所以，入静时，尤其正在建立新的条件反射（俗称"通关"）的关键时刻，切莫受外界打扰，尤其要防止受到惊吓。而且，原有精神疾病或精神病遗传史的人最好不要练习入静，否则很可能导致精神病发作或者加剧，也就是发生走火入魔。

6 中药的返璞归真

当今的中药，尤其是各种精心包装的中成药，到了亟须返璞归真的时候了。何谓"返璞归真"？就是去掉外饰，还其本质，恢复原来自然状态的意思。中药返璞归真主要涉及以下四个方面。

（1）假冒中药

由于不法商人利欲熏心，当今的中药市场，充斥着各种假冒伪劣商品。例如，人工染色的枸杞子，漂白的白木耳，以白芍替代赤芍，玉米须染红后混入红花充数，三七取其茎掺入与根通用，桑树枝染色冒充丹参，木须根冒充淮山药，在菟丝子中掺沙子，土豆雕刻成何首乌，白萝卜冒充人参，用蛋清与银耳、色素等加工制成的假鹿茸，用猪皮等下脚料熬制的阿胶，用面粉制成的冬虫夏草等。

也有以国产货冒充进口货的。最典型的例子是西洋参。近年来，北美的西洋参原产地由于天灾大幅减产，但国内中药市场却供应充足，商场里到处可见冠以"北美西洋参"的供货。这些西洋参或许真的是用西洋参的种子种植的，但是不是在北美而是在国内，种植条件（水土与气候）不可能完全一样，其成分也不会完全相同。国产西洋参返销北美的案例也多有披露。

（2）中药剂量及其剂型

中医治病，首先在于辨证论治，其次在于正确选择用药的种类与剂量。如果说中药种类的选择范围尚属有限，那么其剂量选择的学问就大了，特别是对于一些疑难杂症，有的名医擅长对某些中药使用大剂量，而也有一些名医则以小剂量配方取胜。

但是，在中药"快餐化"的今天，各种各样的中成药，已让患者不用劳心费力地请中医望、闻、问、切，也不用去中药房抓药，大包小包地带回家煎煮上几个小时。各种方便又"可口"的中成药随时可以买回家，一包冲剂、一支口服液，甚至只要一盒药丸，就抵过了一大碗煎得浓浓的药汤。这种统一剂量、统一剂型的方法，尽管方便了患者的使用，也许适合了一般病人的需求，但其恒定的剂量必然会使某些患者由于剂量不足引起疗效欠佳，或由于剂量过大导致毒副作用。

中药古方，注重"君、臣、佐、使"的配合，每付选药"少而精"，这样才能使每味药的功效明确，而现在许多中成药的说明书中经常罗列几十种成分，而且都没有标明各种成分的含量。尤其是含有一些贵重中药成分时，只给服药者该药珍贵的感觉，而难以知道它们在整个制剂中所占的比例。一旦患者服用该药剂无效时，败坏的是其所有成分的记录。"中药无效论"的盛行，与这些中成药标签的"打混战"不无关系。

（3）关于中药毒性或副作用的认识

中药大部分是天然药物，有效成分比较复杂，如生物碱、皂素、鞣质酸、挥发油等。但是，是药三分毒，中药也不例外，多数中药会有不同程度的副作用。一般地讲，中药的副作用比人工合成的西药要小些，但也有毒性较大的，如红砒石、白砒石、水银、斑蝥、青娘虫、红娘虫、生藤黄等。毒性稍轻些的有：白附子、生附子、生川乌、生草乌、生半夏、马钱子、巴豆、生天南星、生甘遂、闹羊花、天仙子、蟾酥、土木鳖、枫茄子、枫茄花、生硫磺、巴豆霜、白降丹、罂粟壳等。有些中草药虽然毒性轻微，若使用剂量过大，则会产生严重毒副作用。如木通有通乳作用，若用其大剂量（50克）可能发生肾功能损害。又如白果，因其含有微量氢氰酸，在过量情况下，就会出现发热、呕吐、腹泻、惊厥、抽搐、肢体强直、皮肤青紫、瞳孔散大、脉弱而乱，甚至昏迷不醒等中毒现象。

对于毒性较轻的中药，通常需要中医根据病人的体质、病情合理配伍，才能降低或者抑制其毒副作用，甚至以毒攻毒，恰到好处地治病。对毒性较大的中药，则要杜绝内服；即使微量外用，也要极为谨慎。

中药的毒副作用越来越显著的原因大致有三。一是虽然文献上也对不少常用中药的毒副作用或禁忌证有相关记载，但总的来说古代对中药的毒副作用缺乏深刻认识。二是大量中成药的使用，缺少了中医辨证施治的环节。三是古代应用中药很少长期服用，而现代慢性病的多发，需要中药治疗的时间自然也延长了。许多患者乃至不懂中医的西医以为中药的药性平和，无毒副作用，有病治病，无病强身，于是把不少中药当成长期服用的补药。甚至某些患者因为患了"不治之症"或痼疾，有意加大常规剂量。殊不知，短时间少量应用的中药，一旦长久使用或剂量加大，药物的毒性与副作用自然就变得明显。拿雄黄来说，很多牛黄类的中成药里面就含有雄黄，雄黄氧化以后会变成三氧化二砷，对身体的神经、消化和造血系统都会造成很大的伤害。

2008 年北京市的一项关于西医使用中成药现状的调查发现，北京市综合性医院西医开中成药处方量高达 60%。而国家食品药品监督管理局以往发布的药品不良反应报告中，中药发生不良反应多是中成药使用不当造成的。一些人们熟悉的中成药也曾名列其中。如龙胆泻肝丸长期服用可能引起肾损伤，甚至发展为肾功能衰竭；鱼腥草注射液可引起过敏性休克、过敏性紫癜等；复方丹参片或注射液可致皮疹、过敏性休克等。

在中药的毒性或副作用中，目前认识最多的是肾脏毒性。1992 年，一位中医在比利时开了个中药铺，用他自己配制的减肥茶为当地的"肥妞"、"胖嫂"减肥，一些人在无所禁忌地服用这些减肥中药后出现了不同程度的肾中毒症状，包括急性肾功能衰竭。到 1998 年，世界各地累积报道的死亡病例就达 43 例。由此，在人类疾病谱里增加了"中药肾病"（ Chinese herb nephropathy, CHN）这样一个疾病名称，德国、日本、英国都报道过这种被命名为"中药肾病"的疾病。现在知道，它是由于患者服用了富含马兜铃酸的马兜铃科植物引起的。

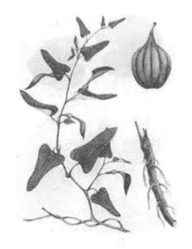

马 兜 铃

以下是可能导致肾脏损害的三大类中药：

第一类为植物类中药：雷公藤、草乌、木通、使君子、益母草、苍耳子、苦楝皮、天花粉、牵牛子、金樱根、土贝母、马兜铃、土荆芥、巴豆、芦荟、铁脚威灵仙、大枫子、山慈菇、曼陀罗花、钻地风、夹竹桃、大青叶、泽泻、防己、甘遂、千里光、丁香、钩藤、补骨脂、白头翁、矮地茶、苦参、土牛膝、望江南子、棉花子、腊梅根等。

第二类为动物类中药：鱼胆、海马、蜈蚣、蛇毒等。

第三类为矿物类中药：含砷类（砒石、砒霜、雄黄、红矾）、含汞类（朱砂、升汞、轻粉）、含铅类（铅丹）和其他矿物类（明矾）等。

（4）中西合璧药物的成分

此外，国内临床上还使用许多中西合璧的药物，如在《新编国家中成药》2002 年第一版收录的 5000 多种中成药中，有 160 余种中成药含西药成分，主要集中在抗感冒药、止咳平喘药、胃肠类药等三大类。这些药物虽然经常有比单独应用内含中药或西药较好的效果，但并非"纯天然"的中成药，一旦长期服用，就等于在长期服用内含的西药。

一个严重的事实是，有些中成药（如某些减肥药）明明加入了西药成分，却没有在药物说明书上标明，或只标明含西药成分，但不注明含量，也不提与其他药物可能产生的相互作用。这些都会使患者在服用药物时，忽略了药物可能导致的不良影响。像糖尿病患者常用的消渴丸和糖消灵胶囊，都含有西药格列本脲（优降糖）成分，如果患者同时服用优降糖或磺脲类降糖药，就会增加对肾脏的毒性，还易出现低血糖。所以，虽然不是所有的中成药里都有西药成分，但是患者在使用中成药之前还是应该多向医师或者药师咨询。

7 "餐桌保卫战"

"病从口入"的浅显道理，正在激发起一场席卷全球的"餐桌保卫战"。

近年来，全球性一波又一波的食品安全危机汹涌而至，其中尤以台湾的塑化剂事件、德国的有毒蔬果最为触目惊心。毋说是病人，即使是健康人，在餐桌上谈"毒"也都会色变，面对满桌丰盛的饭菜却迟疑不敢下箸了。其实，食品安全是一个包罗万千的话题，这里我们只择要论之：一是果蔬的农药残留，二是转基因食品。

(1) 农药残留

美国农业部门（USDA）和美国食品与药物管理局（FDA）每年都会对部分果蔬采样进行农药残留含量和农药种类检测，并对结果进行分析。你也许未曾想到，在美国民间环保组织"环境工作组（EWG）"发布的"2011 年果蔬农药残留排行榜"中，苹果居然跃居农药残留最多的果蔬榜单之首，而洋葱却成了"最干净的蔬果"。

该排名是基于 2000～2009 年间 10 年数据分析得出的。在 53 种蔬果中，超过 700 个苹果样本都发现了残余农药，占到了总量的 98%，其中 92% 的样本中，农药种类不止一种。农药残留最多的 12 种果蔬分别是：苹果、芹菜、草莓、桃子、菠菜、进口油桃、进口葡萄、灯笼椒、马铃薯、蓝莓、莴苣、羽衣甘蓝。农药残留最少的 15 种分别是：

洋葱、甜玉米、菠萝、鳄梨、芦笋、甜豌豆、芒果、茄子、美国产哈密瓜、奇异果、卷心菜、西瓜、甘薯、柚子、蘑菇。

苹果被排在"农药黑名单"的榜首。排名第二的是芹菜，有96%的样本检测出农药，其中一个样本同时含有13种农药。农药种类最多的要属辣椒了，所有样本中有高达97种农药。

为了真实反映人们进食后所吸收的农药量，这些样本在检测前已被清洗至少10秒钟或削过皮。但数据仍显示，人们每天吃5种农药残留果蔬，相当于吃进14种农药。不少研究都表明，农药有损人体健康，与神经系统疾病、激素失调、儿童智力受损都有关。

因为果蔬的生长周期与品种不同，以及地域、气候的差异，导致病虫害的发生程度有所不同，所以农药的使用次数和用量也会随之改变。除了上述提到的果蔬外，苦瓜、冬瓜因为病虫害较少，农药残留相对较少；土豆、萝卜、花生等在土里长的果蔬农药残留也会少些；水果中的樱桃、杏由于生产周期在病虫害发生比较低的季节，农药的使用也相对较少。除农药外，果蔬中还可能有重金属，这与种植环境密切相关。如果环境中重金属量超标，任何果蔬都会超标。

尽管果蔬存在农药残留问题，但美国政府和营养专家仍然达成一点共识，即相对于农药残留的危害，果蔬对健康的益处更大。在2011年哈佛大学公共卫生学院与医学院共同推荐给美国人的一盘健康食品中，包括蔬菜、粗粮、健康蛋白质与水果四大类，要求蔬菜量越大、种类越多越好（马铃薯除外），并吃大量各种颜色的水果。只要正确食用，比如蔬菜煮熟再吃，水果洗净并去皮，一般就能降低农药残留的危害。但必须提醒，由于农药种类各异，单纯用

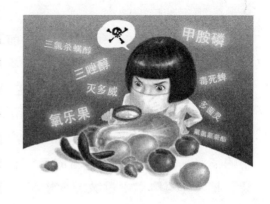

清水浸泡，或用食用碱、洗洁精来清洗并非最佳方法，应尽量购买有机种植的果蔬，特别是绿叶蔬菜。

（2）转基因食品

转基因生物是利用现代分子生物技术，将某些生物的基因转移到其他物种中去，改造生物的遗传物质，使其在形状、营养品质、消费品质等方面向人们所需要的目标转变。以转基因生物为直接食品或为原料加工生产的食品就是转基因食品。转基因食品的安全性，近年来越来越引起争议。1999 年，全世界有 12 个国家种植了转基因植物，面积已达 3990 万公顷。其中，美国是种植大户，占全球种植面积的 72%。我国的转基因食品技术仅次于美国与加拿大。

转基因食品，作为新的科技产物，有许多优点，如可打破物种界限，不断培植新物种，生产出有利于人类健康的食品，它的各种主要营养成分与同类传统食品无差异，而且生产成本较低，单位面积产量较高，可以摆脱季节、气候的影响，实现四季供应等。带着美好的愿望预测未来，我们再也不会担心农药的危害，我们吃的食品都是新鲜的，我们的食品不会短缺……也许糖尿病人只需每天喝一杯特殊的牛奶就可以补充胰岛素，也许我们会见到多种水果摆在药店里出售，补钙的、补铁的、治感冒的、抗病毒的……很有可能，转基因食品会让我们的明天灿烂无比。

但在我们未了解转基因食品之前，还是不要过分乐观。转基因食品也有缺点，因为转基因食品毕竟不是天然植物，已经存在一些转基因植物打乱生物链的情况。尤其是它从 1993 年出现到现在近 20 年，并未经过长期的安全性试验，对其食用的安全性还存在许多不确定因素。比如，转基因食物进入人体后可能会影响抗生素对人体的药效；作物中的突变基因可能会导致新的疾病；转基因技术中的蛋白质转移可能会引起人体对原本不过敏的食物产生过敏；基因的人工提炼和添加，有可能增加和积聚食物中原有的微量毒素或产生新的毒素，诱发不可预见的生物突变等。

但更多的科学家的试验表明转基因食品是安全的。主要有以下几个理由。首先，任何一种转基因食品在上市之前都进行了大量的科学试验，国家和政府有相关的法律法规进行约束，而科学家们也都抱有很严谨的治学态度。另外，传统作物在种植的时候农民会使用农药来保证质量，而有些抗病虫的转基因食品无需喷洒农药。还有，一种食品会不会造成中毒主要是看它在人体内有没有受体和能不能被代谢掉，转化的基因是经过筛选的、作用明确的，所以转基因成分不会在人体内积累，也就不会有害。

总之，不论转基因食品的利与弊，它对人体健康的不确定性日益成为餐桌上的讨论热点，越来越多的人开始关注转基因。我们首先要学会辨识转基因食品。美国对转基因食品都有明确标识。美国市场上的每个（种）水果上可以见到一张粘着的标签（水果标签），上面有几个数字，它除了告诉消费者水果名称与主要产地之外，还标示出选购的水果是属于何种方式生产的：

传统方法生产的水果标签：4 个数字，首位数字为 4；

有机方法生产的水果标签：5 个数字，首位数字为 9；

转基因方法生产的水果标签：首位数字为 8。

为什么中国人开展"餐桌保卫战"越来越显得迫切？除了上面所论述的两个方面，另一个重要原因是，随着经济的发展，我们的食品产业链正在无限延长，其延长的链条构成也日趋复杂。我们从技术上已经很难判断清楚一根黄瓜从采种到餐桌，究竟经过多少人的手，其中又添加了多少我们不知道的东西。这根黄瓜的背后，站着的早已不是一位憨笑着的农民兄弟，而是无数双"看不见的手"、看不见的公司（种子公司、化肥公司、食品添加剂公司，甚至医药公司）。众所周知，不少鱼群、牛群等，也和我们一样在服用抗生素……

这样一个漫长的食品生产与加工链条，甚至还延伸到国界以外。日本核辐射让全球日餐馆的生鱼片都仿佛变得可疑，德国"毒黄瓜"让全球的黄瓜同时垂头丧气，台湾的塑化剂则让各国食品卫生部门都开始重新审视自己的食品添加剂禁用榜单……所以，这是一场全球性的"餐桌保卫战"。我们每一个食客，可能也要开始反思眼下越来越反季节、精致化、无节制的食品消费习惯了；否则，人类真的可能自食苦果。

8 透视"洋补品"

随着改革开放与市场经济的发展，对补药有着特别宠爱的国人，也对补品中的各种"舶来品"感起兴趣来。从脑白金、深海鱼油、银杏到多种维生素，推销热潮一波又一波，在那些蛊惑人心的广告词的吸引下，送礼或自用"洋补品"几乎已成为一种时尚。洋补品的国产化也紧跟市场。这些"洋补品"究竟有多大的效果？或者说有怎样的适应范围？本节择其部分作一澄清。

（1）褪黑素是"脑白金"吗？

褪黑素最早在美国生产和销售是 1993 年，《新闻周刊》1995 年曾为它做专题大肆报导，尤其是已经 70 岁的瑞杰森写了一本小册子《褪黑素的奇迹》，让褪黑素一举成名，在美国掀起了一股褪黑素销售热。在那本小册子里，褪黑素被毫无根据地说成可以防止衰老、使人返老还童的灵丹妙药，不但能够治疗失眠、癌症、提高免疫力，还能预防心脏病、高血压、推迟更年期、提高性能力（医学家却普遍认为这种激素是抑制生殖功能的）……褪黑素简直就成了 20 世纪拯救人类的曙光。

这一切很快引起美国医学界严肃的关注，经过批评和论证，半年之后，即 1996 年，这股褪黑素的销售热灭火了，从此褪黑素只是被作为健康食品而不是药品销售，对于功效的说明也仅仅是"有助于睡眠"，并且标明"没有获得美国食品和药物管理局证实"。

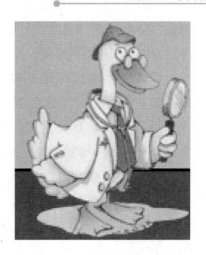

但是，就在美国褪黑素销售热过后一年，我国有人写了一本《脑白金席卷全球》的小册子，褪黑素以"脑白金"的名号在国内上市，并一再声称 100% 从美国进口，纯度 99.99%，是国产的 10 倍。

其实，褪黑素是一种在我们体内自然生成的激素，由脑中的松果腺所制造。笔者早年著述的《现代时间医学》（湖南科学技术出版社，1993）一书中，首次在国内对褪黑素的功能进行介绍。该激素在改善睡眠方面的作用已被广泛地研究。它通常在夜间被制造出来，帮助调整睡眠 – 觉醒周期。一般说来，它的水平在年轻人较高，其原因可能是年轻人要比老年人有更少的睡眠障碍。虽然后来有研究显示它对免疫系统也有些影响，并正作为一种治疗癌症的可能药物被加以研究，但至今还没有任何确定的结论。比较肯定的是，它治疗失眠有一定功效，并可以帮助跨时区旅行者调整时差。

（2）深海鱼油能"软化血管"吗？

深海鱼油受中老年人欢迎的主要原因，是由于它所含成分（多不饱和脂肪酸）具有一些特殊营养功能。单就多不饱和脂肪酸含量来说，深海鱼的确高于淡水鱼，而且不同鱼种的多不饱和脂肪酸组成也不一样，深海鱼油的确有其独特成分，如 DHA 和 EPA，即二十二碳六烯酸和二十碳五烯酸。而淡水鱼和植物油就不一定具备，或者含量不如深海鱼类，比如花生油成分主要是二十碳四烯酸，所以虽然同为不饱和脂肪酸，成分有所区别。

EPA的主要作用是，轻度降低甘油三酯，稍微升高高密度脂蛋白胆固醇，但对总胆固醇和低密度脂蛋白胆固醇则无影响，故其制剂主要用于高甘油三酯血症，预防血管疾病。而DHA是大脑细胞形成、发育及运作不可缺少的物质基础，同时也能对活化衰弱的视网膜细胞有帮助，从而起到补脑健脑以及提高视力的作用。此外，DHA还是母乳中必要成分，能增强人体免疫力。深海鱼油适用病症包括高血压、高胆固醇、高血脂、脑血管障碍、心肌梗塞、动脉硬化、青光眼、白内障等。

由于EPA的作用，深海鱼油被形象地称为"血管的清道夫"、"可以延缓动脉硬化"。这或许不假，但如说其可以"软化血管"，则有点过分。至今临床上尚无能使硬化的血管软化的药物。所以，对深海鱼油所谓功效要有正确认识。深海鱼油常见的副作用为鱼腥味所致的恶心，一般难以长期坚持服用，服药后约有2%～3%的病人出现消化道症状如恶心、消化不良、腹胀、便秘，少数病例出现转氨酶或肌酸激酶轻度升高，但罕有引起肌病的报道。

有营养专家指出，不排除深海鱼油有保健作用，但多吃也可能对人体造成损害。因为深海鱼油实际上就是一种脂肪——单纯的多不饱和脂肪酸。普通的植物性食用油如花生油、芝麻油、豆油、粟米油内都含有相当于深海鱼油的营养物质。每种脂肪单一使用都有所谓的不良反应，所以，从营养学角度，医生从来不建议人们只食用一种脂肪，而是建议摄入各类脂肪。在美国，市场上售卖的深海鱼油都属于保健品而非药品。有人认为，"很有可能深海鱼油的作用还没有体现出来时，脂肪堆积以及过氧化等副作用先出现了。"对于那些饮食中偏向不饱和脂肪酸摄入的人士（如某些素食主义者），营养学家认为他们应该通过适当服用维生素E或维生素C来防止副作用。把深海鱼油当做正常饮食外的保健品服用，无疑增加了饮食中的热量摄入，是不利于人体健康的饮食习惯。

此外，要注意深海鱼油成分化学结构中的烯键很不稳定，容易被氧化，致使它的可储藏性低，空气、光照射都有可能导致其氧化分解。

（3）银杏是增智补品吗？

银杏叶，是植物银杏的叶，又名白果叶。据《食疗本草》记载，银杏叶可用于心悸怔忡、肺虚咳喘等病症。20世纪60年代，西德即开始了银杏叶的研究。他们发现，银杏叶中以黄酮为主的有效成分，具有保护毛细血管通透性、扩张冠状

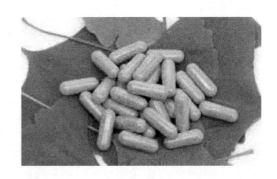

银杏胶囊

动脉、恢复动脉血管弹性、营养脑细胞及其他器官的作用。后又发现银杏叶中还含有萜内酯类、酚类等化合物。根据现代医学研究，银杏制剂的主要功效是调节血脂、降低血液黏稠度、预防动脉硬化、防止血栓形成，以及改善大脑功能、延缓大脑衰老、增强记忆能力等，故可以用于促进心脑血管健康，治疗老年痴呆症和脑供血不足。它连续10年名列德国、美国心脑血管植物用药第一位，被誉为"挽救大脑的植物"、"心脑血管的植物维生素"。它与天然维生素E的组合，被认为是"黄金组合"。目前，在美国与许多欧洲国家银杏制剂可作为非处方药买到。

《美国医学会杂志》曾报道，银杏提取物可以改善老年痴呆症（阿尔茨海默氏病）的症状，提高患者的认知能力和记忆能力。此外，银杏还有助于脑梗塞引起的中风患者的脑功能改善。但是，美国阿尔茨海默氏病协会强调，把银杏浸膏推荐为特效药还"不成熟"，尚需"更为

严格的研究"。而且，银杏浸膏降低血液凝固的能力也可能产生副作用。

在自然药物中，银杏叶提取物的副作用相对较小，主要是轻度的胃肠道反应，如引起胃部不适、恶心、腹泻，还有晕眩、头痛。罕见的严重不良反应是过敏、不正常出血与昏晕。一些专家认为，如果出于治疗的目的需要较大剂量，那么对那些有轻度头疼和头晕的老年患者，可以从小剂量服用开始，6个星期之后再加大剂量。当然这一切都必须在医生的指导之下。

此外，临床上也有不少报道，银杏制剂与一些药物合用时可能发生交互作用。以下是部分例子：银杏制剂可能会降低治溃疡病药奥美拉唑（omeprazole）的血中浓度；强化抗抑郁药曲唑酮（trazodone）镇定效果而增加昏迷危险；延缓抗精神病药利培酮（risperidone）代谢，增加其副作用；增加非类固醇抗炎药的出血风险；增加抗凝血药西洛他唑（cilostazol）或前列腺素类药的出血风险；可能减少血管扩张药尼卡地平（nicardipine）的降压作用；可能降低胰岛素作用。此外，银杏制剂与噻嗪类利尿药合用时，反而造成血压上升；与抗癫痫药丙戊酸钠（valproate sodium）合用时，可能使癫痫复发。

总之，正在遵医嘱服用其他药物或有血栓问题的患者，在服用银杏制剂之前必须先咨询医生的意见。一般说来，银杏叶提取物会延长正常的出血时间，故不能用于正接受抗凝治疗的病人。

（4）胡萝卜素能防癌吗？

只要一提起"防癌食品"，许多人立刻就会联想到"黄绿色蔬菜"，浮现出胡萝卜素来。胡萝卜素作为具有防癌效果的"营养补助剂"，被一般人所认识。除此之外，因其具有抗氧化作用，人们还期待其能够抑制癌症发生。

的确，已经有体外和动物实验的研究支持胡萝卜素防癌的结论，故期待在人体内有同样的作用。然而，在临床干预实验中其结果尚不

尽如人意：除在我国林县的
研究外，在美国和冰岛进行
的一系列研究中，不仅均未
显示出胡萝卜素的防癌作
用，反而得出了"使吸烟者
肺癌罹患率上升"的出人意
料结果。对此，存在着各种
解释，如认为一般饮食情况
下只可增补5～10倍的胡萝
卜素，过量反而有害；具有
防癌效果的并非胡萝卜素，

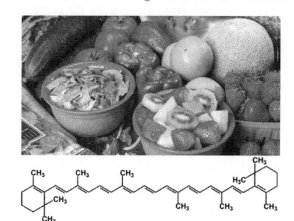

胡萝卜素分子结构及富含它的食物

而是存在于黄绿色蔬菜中的其他物质等。综合这些临床研究以外的试
验做判断，其结论应当是：经普通饮食摄取胡萝卜素低水平（2～3毫
克/天）范围内，食用它较多的人群的癌症发生率低，但如果已经从食
物中摄取足够数量，那么即使再怎么超量增补也不会使癌症发生率
下降。

此外，最近的有关荟萃分析也并不认为"摄取胡萝卜素等抗氧化
营养补助剂，可使消化道癌（食道癌、胃癌、大肠癌、胰腺癌和肝癌）
的发生率下降"。相反，由于胡萝卜素和维生素 A 或者胡萝卜素和维生
素 E 的组合应用，出现了使癌症患者死亡率增加的结果。因此，尽管
至今尚未见单独应用胡萝卜素导致癌症患者死亡率上升的报道，但今
后摄取胡萝卜素时，恐怕须比以往更加慎重。

（5）该服多少维生素 E?

许多以体外研究为主的报告认为，作为脂溶性维生素的维生素 E
具有抑制氧化低密度脂蛋白（LDL）生成等抗氧化作用，故对其预防
心脑血管疾病寄予厚望。但就"维生素 E 是否可抑制人类的动脉硬化

和冠心病发病"的试验结果尚不一致。来自这些临床及动物实验的评价，可说是"毁誉参半"，无法做出最后结论。证明有效的如剑桥心脏抗氧化研究（CHAOS），证明无效的如意大利急性心梗静脉溶栓治疗临床试验（GISSI）和心脏后果预防评估（HOPE）。有研究者指出，维生素 E 未被认可的理由，除它实际上可能无效以外，还必须考虑给药期间的其他问题，以及有可能组合了其他具有抗氧化作用的食品等因素。

但是在临床干预试验中，也有意外的发现。比如，芬兰进行的以吸烟男性为对象的预防肺癌效果研究，虽然未见维生素 E 对肺癌具有抑制效果，但前列腺癌发生率下降了 32%。当然，不否定有偶然性的成分在里头。所以，2001 年美国着手实施的"以预防前列腺癌作为终点指标的临床实验（硒和维生素 E 组合）"开始受到重视。但另一方面，也有动物实验中维生素 E 引发癌症的报道。

由于维生素 E 和其他脂溶性维生素不一样，在人体内贮存的时间比较短；一天摄取量的 60%～70% 将随着排泄物排出体外。一般认为，维生素 E 常用口服量应为每天 10～100 毫克。其实，一般饮食中所含维生素 E，完全可以满足人体的需要，故老年人长期服用维生素 E 不仅是不需要的，而且是不安全的，还能产生副作用。以预防心血管疾病和癌症为目的随机化对照等试验指出，与安慰剂组相比，当维生素 E 每日用量超过 400IU（267 毫克）时，其总死亡率的相对风险度呈有意义的增高。美国医学专家罗伯特指出，长期服用大剂量维生素 E 可引起各种疾病，其中较严重的有：血栓性静脉炎或肺栓塞、血压升高（停药后血压可以降低或恢复正常）、乳房肥大（男、女两性均可出现）、头痛、头晕、眩晕、视力模糊、肌肉衰弱等。大剂量服用指每日 400 毫克以上，长期服用指连续服用 6 个月以上。

（6）营养补充品也有潜在危险吗？

近些年来，营养补充品行业是一个蓬勃发展的工业领域。在美国，它每年增长数十亿美元。越来越多的人正在服用一种或多种维生素、矿物质、草药以维持或改善他们的健康。许多人也转向应用这些营养补充品来治疗疾病。

然而，2011 年发表在美国《内科医学文档案》的一项新研究石破天惊，使众多天天在服用维生素或微量元素的人们，尤其是老年女性一下子不知所措。因为这项研究发现，老年妇女为改善健康所服用的某些营养补充品实际上可能提高她们的死亡风险。

这是一项调查性的研究。参加该项研究的妇女，在 1986 年开始接受调查时平均 61.6 岁。她们一直回应自己使用营养补充品的调查问卷直到 80 岁。该调查发现，补充多种维生素、叶酸、维生素 B_6、铁、铜、镁、锌的老年妇女比没有服用这些营养补充品的死亡率高，最大的风险是补铁，而补钙似乎可以降低妇女的死亡风险。较多的妇女在上年龄后开始摄取营养补充品。有趣的是，摄取这些营养补充品的死亡率较高的女性，比没有额外补充维生素或矿物质的女性有较健康的习惯和生活方式。补充营养品，似乎不是健康变坏或疾病发生的指标。

必须指出，由于该研究仅是一项观测试验，而不是因果律试验，故尽管有如此发现，尚不能说就一定是这些营养补充品增加了女性的死亡率。但是，该研究给方兴未艾的营养补充品热潮敲响了警钟：热门的营养补充品，反而可能会导致健康危险！

结束语

　　疾病与健康，是身体状态的两个对立面。自生命降生的那一刻起，它们就与每个人常相伴。它们相互转化的基础在于身体本身的智慧——稳态或者说系统的强健性。稳态是健康的本质。强健性的对立面是脆弱性。由于脆弱性的存在或是强健性被劫持，在内外环境的扰动下会导致机体稳态的持续偏离，那就是病态。病态发生后，机体会启动自身的强健机制来纠正稳态的偏离，这就是自我康复的玄机。当病态发生迅速而且严重时，及时、适当的医疗干预可以为自我康复争取到必需的条件与时间。所谓适当的医疗干预必须遵循维持机体结构稳定性的原则，以强化自我康复能力为首要，尽量减少或避免过度干预。当一些慢性疾病如高血压、糖尿病乃至癌症无法治愈时，身体则又必须学会与病"和平共处"，预防疾病恶化并保障一定的生活质量。这些处置疾病的对策，体现了系统医学的保健新理念。对于我们每一个人，尤其中老年人来说，"有病易，无病难"，故认真学习一下这些新理念，不仅能在自己或家人患病时驾轻就熟地配合医生的决策，而且可在鱼目混珠的保健市场心知肚明，不再随波逐流于众说纷纭的"养生秘诀"。

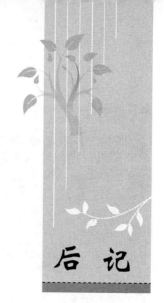

后 记

　　2012 年 2 月 12 日，我正在为本书付梓做最后修改之际，国内家里传来噩耗，我的母亲以 93 岁高龄平静地在家中睡眠中辞世。

　　母亲毛瑞雯，浙江义乌人，生于 1919 年。抗日战争期间，她作为一名护士，曾单独一人成功护送军队医院药品向后方的转移。母亲的生命力十分旺盛，毕生与多种严重疾病进行了顽强的抗争：1950 年前后患重症肺结核，当时应用人工气胸的治疗方法，以牺牲一侧肺功能（肺硬化）的代价止住了频繁大咳血；1963 年患泪腺癌，又以摘除一只眼球的代价战胜了癌症的转移；1970 年后患更年期高血压；80 岁高龄后得房颤与心功能不全；90 岁后又开始老年性记忆力降低……但她从未退却，一方面积极治疗，另一方面努力改善自己的生活方

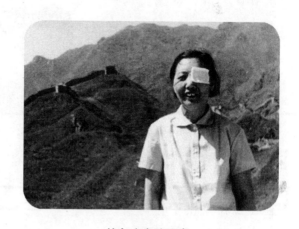

抗争病魔敢称豪

（1973 年，54 岁的母亲登上八达岭）

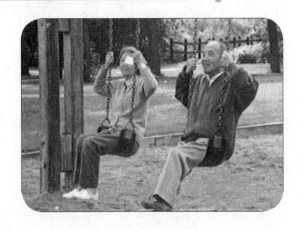

荡漾起童年的梦

（1994 年，75 岁的母亲与父亲在美国探亲）

式，提高防治疾病的抵抗力。在长期只有一侧肺与一只眼工作、生活的岁月里，她不仅全力支持丈夫工作，照料、培养子女长大成人，甚至还要帮助照料孙辈；她一直到临终前不仅生活都能自理，还要为同龄的父亲读报。有谁可以想象，母亲在长达近 50 年的时间中，每天用一块纱布遮盖住手术与放疗后始终未愈的眼眶伤口，并坚持每隔 1～2 天就要为自己换药，却从未抱怨，依然对自己的健康生活充满着信心与情趣。

母亲抗争病魔的经历，是各种慢性病人能够做到"与病长相存"，或者说"病得健康"的一个典例。我之所以坚信许多慢性病的患者都有可能做到"与病长相存"，首先是受到母亲长期患病经历的启发。母亲知晓我要写本书之后，不仅一直关注本书的写作与出版，而且还为我提供了她与疾病作斗争的各种体验，如在"'三堂会诊'来决策"

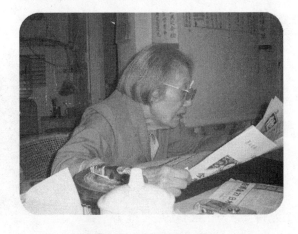

相濡以沫，尽教授夫人之职

（2009 年，90 岁的母亲天天为视力减退的父亲读报）

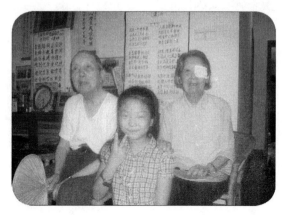

孙女海归，其乐融融

（2011 年，92 岁的母亲在杭州家中）

一节中关于她患泪腺癌的真实故事。所以，本书的出版，将告慰母亲的在天之灵，也是对母亲平凡而伟大一生最好的纪念。

此外，我还要为本书提供例证的其他各位患者表示衷心的感谢，他（她）们中有的是我的亲人、亲戚、朋友，有的是我治疗过的病人，有的已经在与病魔的抗争中取得了胜利，有的却已不幸故世或付出了沉重的身体损伤代价。后人将吸取他们的患病经历中所隐含的深刻医学教训，永远记住他们对医学发展所做的巨大贡献。

金观源

2012 年 3 月 26 日

参考文献

[1] 坎农. 躯体的智慧. 范岳年，魏有仁译. 北京：商务印书馆，1985.

[2] Wiener N. Cybernetics：Or Control and Communication in the Animal and the Machine. MIT Press，Cambridge，Massachusetts，1948.

[3] Hiroaki Kitano. Foundations of Systems Biology. MIT Press，Cambridge，Massachusetts，2001.

[4] Hiroaki Kitano. Computational systems biology. Nature，2002，420：206 – 210.

[5] Zerhouni EA. Strategic vision for the future from curative to preemptive medicine. http：// www. nih. gov. ［March 5，2008］.

[6] 金观涛. 系统的哲学. 北京：新星出版社，2005.

[7] 金观涛. 现代医学的两种范式. 第三次系统医学研讨会（China – INI 哲学小组主办），北京，2010. 08. 16.

[8] 凌锋. 整体自洽理论在医疗实践中的应用探索. 科技中国，2005，3.

[9] 金观源. 高血压的魔咒. 北京：中国科学技术出版社，2011.

[10] 金观源. 系统医学的若干诊治原则//China – INI 哲学小组主编. 现代医学的困惑——系统医学理念的探讨. 北京：中国科学技术出版社，2010，47 – 92.

[11] 金观涛. 系统医学的理论基础//China – INI 哲学小组主编. 现代医学的困惑——系统医学理念的探讨. 北京：中国科学技术出版社，2010，23 – 46.

[12] Hiroaki Kitano，et al. Metabolic Syndrome and Robustness Tradeoffs. Diabetes，2004，53 （Suppl3）：6 – 15.

[13] Huntington F. Willard，Geoffrey S. Ginsburg. Genomic and Personalized Medicine. Academic Press. 2008.

[14] Frederik Joelving. Doctors don't always take their own advice：survey. Reuters Health，2011. 04. 12.

［15］ Ubel PA, et al. Physicians recommend different treatments for patients than they would choose for themselves. Arch Intern Med, 2011, 171 (7): 630 – 634.

［16］ 何裕民. 癌症只是慢性病. 上海: 上海科学技术出版社, 2008.

［17］ Joe Kita. Global Poll: A Look at Weight Around the World. Reader's Digest, 2010, 2.

［18］ Lesley Fallowfield. What is quality of life? Health Economics (Second edition), 2009, 5.

［19］ Wester K, Jönsson AK, Spigset O, Druid H, Hägg S. Incidence of fatal adverse drug reactions: a population based study. British Journal of Clinical Pharmacology, 2008, 65 (4): 573 – 579.

［20］ Porrello ER, Mahmoud AI, Simpson E, Hill JA, Richardson JA, Olson EN, Sadek HA. Transient regenerative potential of the neonatal mouse heart. Science, 2011, 331 (6020): 1078 – 1080.

［21］ 金观源, 相嘉嘉. 现代时间医学. 长沙: 湖南科技出版社, 1993.

［22］ 金观源, 相嘉嘉, 金雷. 临床针灸反射学. 北京: 北京科技出版社, 2004.

［23］ Goldman N, Chen M, Fujita T, Xu Q, Peng W, Liu W, Jensen TK, Pei Y, Wang F, Han X, Chen JF, Schnermann J, Takano T, Bekar L, Tieu K, Nedergaard M. Denosine A1 receptors mediate local anti – nociceptive effects of acupuncture. Nat Neurosci, 2010, 13 (7): 883 – 888.

［24］ Herdman SJ, Tusa RJ, Zee DS, Proctor LR, Mattox DE. Single treatment approaches to benign paroxysmal positional vertigo. Arch Otolaryngol Head Neck Surg, 1993, 119 (4): 450 – 454.

［25］ Brenner DJ, Hall EJ. Current concepts – Computed tomography – An increasing source of radiation exposure. New England Journal of Medicine, 2007, 357: 2277 – 2284.

［26］ Sharon Begley. New research on tests and treatments reveals a must – know lesson. Newsweek, 2011, 4: 30 – 35.

［27］ Sarah Cain. Death Rates Drop When Doctors Go on Strike. The Health Wyze Report. http://www.healthwyze.org. ［Octember. 8, 2010］.

［28］ Goodwin JS, Singh A, Reddy N, Riall TS, Kuo YF. Overuse of Screening Colonoscopy in the Medicare Population. Arch Intern Med, 2011, 171 (15): 1335 – 1343.

［29］ Frederik Joelving. Overtreatment of thyroid cancer rampant: study. Reuters Health, 2011. 08. 16.

［30］ Moseley JB, O'Malley K, Petersen NJ, Menke TJ, Brody BA, Kuykendall DH, Hollingsworth JC, Ashton CM, Wray NP. A controlled trial of arthroscopic surgery for osteoarthritis of the knee. N Engl J Med, 2002, 347 (2): 81 –88.

[31] Fairbank J, et al. Randomised controlled trial to compare surgical stabilisation of the lumbar spine with an intensive rehabilitation programme for patients with chronic low back pain: the MRC spine stabilisation trial. BMJ, 2005, 330: 1233 – 1238.

[32] Mertz D, Tjam EY, Poss J, Hirdes JP, Arai B, Johnstone J, Jantzi M, Loeb M. Prevalence and predictors of antibiotic use in community – based elderly in Ontario, Canada. Infect Control Hosp Epidemiol. 2011, 32 (7): 710 –713.

[33] Starko KM. Salicylates and pandemic influenza mortality, 1918 – 1919 pharmacology, pathology, and historic evidence. Clin Infect Dis, 2009, 49 (9): 1405 –1410.

[34] Megan R. Haymart, et al. Use of Radioactive Iodine for Thyroid Cancer. JAMA, 2011, 306 (7): 721 –728.

[35] Chan PS, Patel MR, Klein LW, Krone RJ, Dehmer GJ, Kennedy K, Nallamothu BK, Weaver WD, Masoudi FA, Rumsfeld JS, Brindis RG, Spertus JA. Appropriateness of percutaneous coronary intervention. JAMA, 2011, 306 (1): 53 –61.

[36] Epstein AJ, Polsky D, Yang F, Yang L, Groeneveld PW. Coronary revascularization trends in the United States, 2001 – 2008. JAMA, 2011, 305 (17): 1769 – 1776.

[37] Chimowitz MI, et al. Stenting versus Aggressive Medical Therapy for Intracranial Arterial Stenosis. N Engl J Med, 2011, 9: 7.

[38] Belleville G. Mortality hazard associated with anxiolytic and hypnotic drug use in the National Population Health Survey. Can J Psychiatry, 2011, 55 (9): 558 –567.

[39] The Good Stewardship Working Group. The "Top 5" Lists in Primary Care: Meeting the Responsibility of Professionalism. Arch Intern Med, 2011, 171 (15): 1385 – 1390.

[40] P. J. Skerrett. Harvard to USDA: Check out the Healthy Eating Plate. http: //www. health. harvard. edu/blog/Posted [September 14, 2011].

[41] Craft S, Baker LD, Montine TJ, et al. Intranasal Insulin Therapy for Alzheimer Disease and Amnestic Mild Cognitive Impairment: A Pilot Clinical Trial. Arch Neurol, 2011, 12.

[42] 金观源. 气功真解. 国际传统医学大会论文摘要汇编, 北京, 2000: 1508.

[43] Denise Mann. Can Supplements Increase a Woman's Risk of Dying? http://www. webmd. com/ vitamins – and – supplements/news.

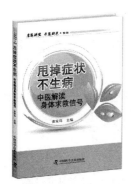

张家玮 主编

《甩掉症状不生病——中医解读身体求救信号》

张家玮，北京中医药大学医学博士，副教授，硕士研究生导师。擅长运用中医传统诊疗思维及方法辨治临床常见病、多发病，对于传统中医学理论的认知和临床应用有深刻体会。

日常生活中，我们的身体经常会出现这样那样的不适。如何正确看待身体出现的各种症状，进而采取合理有效的自我调理方法？怎样从这些错综复杂的"求救信号"当中，找到身体发病的根本原因？如何才能根据自己的身体状况，"量体裁衣"地制订适合自己的养生保健方法，从而达到"甩掉症状不生病"的目的……相信，读完这本科普指南，您一定会找到答案。

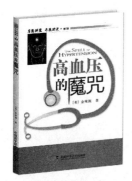

[美] 金观源 著

《高血压的魔咒》

金观源，美国国际整体医学研究所所长，广州中医药大学名誉教授，北京开放大学客座教授，是国内外系统医学和时间医学的积极倡导者之一。

这是一本警示高血压危险的科普指南，深入浅出地解读其发病与防治的最新研究成果。它将指导您摆脱高血压困扰，防范脑中风恶魔，远离各种并发症杀手。早一点知晓它，明天将少一位危重（偏瘫、心梗或肾衰）患者，高一份生活质量，多一家天伦之乐，避免无知的自责与遗憾……

《挺起健康的脊梁——颈肩腰腿痛防治手册》

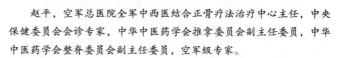

赵平，空军总医院全军中西医结合正骨疗法治疗中心主任，中央保健委员会会诊专家，中华中医药学会推拿委员会副主任委员，中华中医药学会整脊委员会副主任委员，空军级专家。

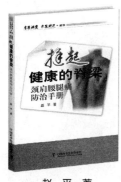

赵平 著

作者根据二十余年脊柱专病诊治的临床经验，用通俗、理性的语言，从脊柱相关疾病的症状出发，依循病人患病后的逻辑思路，围绕求医问药的始动因素——"症状群"，以非常现实的角度对脊柱源性颈肩腰腿痛进行通俗的剖析。其中以症状为中心的疾病阐述和求医导读分析具有十分鲜明的实用特点和临床实效性，避免了既往的以"诊断病名"为中心的科普教育可能造成患者强制对号和削足适履的阅读误解，帮助患者明确最佳的治疗和康复方案，获得个性化的脊柱保健习惯，从而真正挺起健康的脊梁。

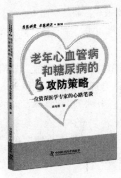

《老年心血管病和糖尿病的攻防策略——一位资深医学专家的心路笔谈》

徐南图，内科主任医师、教授，知名心脏病内科和超声心动图专家，享受国务院特殊津贴。1979年首批公费赴法国访问学者。2002年从北京协和医院离职后，至今仍在从事临床工作。

本书在坚持公益性和科学性的同时，很有针对性，主要针对心血管病预防的关键问题与患者和公众认识中的常见误区。文字通俗易懂，生动活泼，看得懂，记得住，用得上。

——胡大一

关心老人，就是关心自己！老人的健康就是家人和社会的幸福！
知识交给病人，健康自我管理！最好的医生是自己！
资深专家的解答，必定会使您受益匪浅，健康长寿！

徐南图 著